개정3판

발 관리학

Fußpflege

최영순 · 강경호 · 한채정 · 이채미

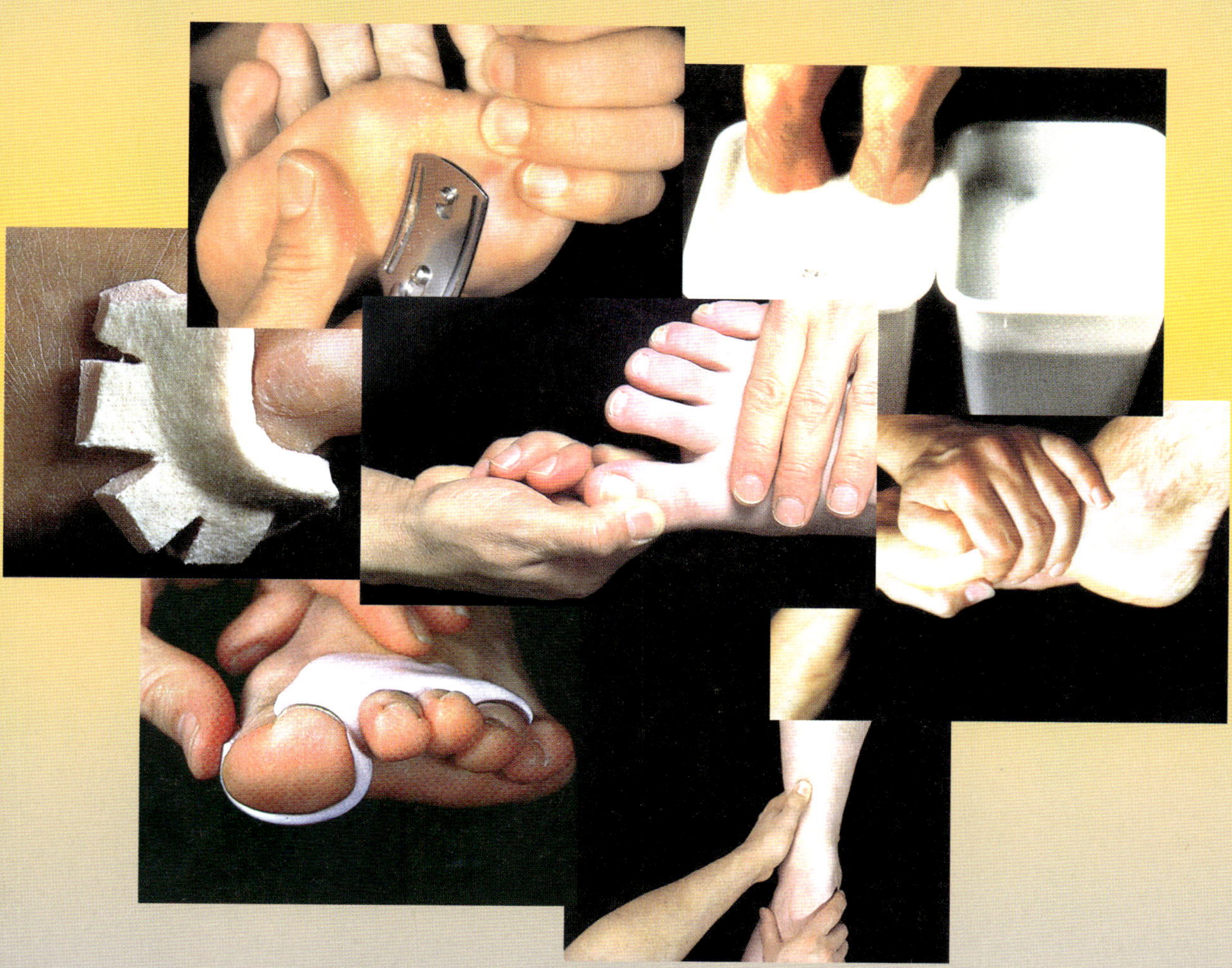

Chung-Ku Publisher

머 리 말

인간의 발은 전신의 체중을 지탱하고 균형을 유지하면서 걸어 갈 수 있도록 정밀하게 구성되어 있는 보행기관이다.

이미 오천년전 중국 고대의 황제내경에 기록되어 있는 발관리법으로부터 중국의 역사 변천과 더불어 오늘에 이르기까지, 그리고 전세계 선진 각 국에서 과학적이고 물리적인 효과와 연구결과에 따라 점점 대체의학의 일환으로서 발관리에 대한 관심이 고조되고 있다.

우리 나라에서도 1994년부터 발반사요법에 대한 본격적인 연구가 시작되면서 점점 알려지기 시작해서 현재에는 발관리에 관심을 갖고 열심히 노력하는 동호인들이 증가하는 추세에 있으며, 최근에 이르러서는 대학의 피부미용 관련학과에서 발관리에 대한 교과과정을 도입하기에 이르렀다.

그러나 발관리학이라는 새로운 분야에 적합한 교재가 없어 많은 분들이 어려움을 겪었으며, 필자 또한 군장대학 피부미용과와 발반사 학회의 교육분과에서 학문적인 이론과 테크닉에 관한 강의를 하면서 늘 아쉬운 마음을 갖고 있었다.

그러던 중, 독일의 발관리 1인자 Hellmut Ruck의 학교와 필자가 몸담고 있는 군장대학이 자매결연을 맺고 기술교류 및 강사진의 교환연수를 갖는 것을 계기로, 독일에서 푸쓰플레게(발관리)를 전공하고 군장대에서 발관리를 강의하는, 우리 나라에서는 유일한 Hellmut Ruck의 수제자인 강경호 박사와, 국민대학교 미용예술 아카데미와 충청대학에서 발관리를 강의하는 한말란 교수, 경북외국어테크노대학에서 발관리를 강의하는 이인호 교수와 함께 발관리학이라는 교재를 출판하기에 이르렀다.

이 책은 발관리의 역사부터 발관리의 분석, 발의 해부학, 반사요법의 이론 및 실기과정, 발운동법 등 이론에서 현장 실무에까지 바로 도입할 수 있도록 구성하여 내용을 이해하기 쉽게 편집하였다.

원고를 마무리하고 보니 아직 부족하고 미비한 점들이 많음을 절감한다. 이러한 점들은 여러 선배제현들의 지도편달을 받아 계속적으로 수정·보완해 나갈 것이며, 대학 교과과정의 발관리 발전을 위해 끊임없이 신기술 교류와 학술적인 부분을 보강할 예정이다.

부디 이 작은 책이 공부하는 학생들이나 발관리 동호인들에게 조금이나마 도움이 되기를 바라며, 우리 나라의 발관리학 발전에 초석이 되기를 간절히 바라는 바이다.

끝으로 이 책의 출간을 위해 애써 주신 靑丘文化社 李相泰 사장님과 임직원들께 감사를 드리며, 감수를 맡아 주신 이학박사 최정숙 교수님, 그리고 끊임없는 성원과 열정으로 작업을 도와준 이용호, 최은영, 이미화에게도 감사를 드린다.

2007년 3월

저자 일동

“추천의 글”

군장대학 피부미용과의 최영순 학과장과 강경호 박사, 한말란, 이인호 교수가 공동으로, 한국에서는 그 동안 미개척 분야였던 푸쓰플레게(발관리)에 관한 책자를 저술하는데 많은 어려움이 있으리라 생각됩니다. 그러나 독일에서의 풍부한 경험과 전문적인 지식을 바탕으로 한국의 발관리를 접목한다면 좋은 교재가 되리라 생각합니다.

이미 우리 학교는 일본에 있는 발관리 학교와 자매 결연을 맺어서 70년의 전통을 가지고 있는 푸쓰플레게 기술을 전수하고 있습니다. 또한 한국의 자매결연 학교인 군장대학에도 앞으로 발관리를 배우는데 있어 우리의 기술을 전수할 뿐만 아니라, 생산제품과 강사진의 교환 및 학생들이 우리 학교를 방문하는데 환영하는 바입니다.

또한 발반사요법의 권위자이신 최영순 교수와 강경호 박사가 발관리학 책을 다른 선생님들과 공동으로 저술하는데 있어서 본인이 저술한 “Das Buch der Fußpflege” (푸쓰플레게에 관한 책)의 인용을 허락하는 바입니다.

앞으로 한국의 발관리가 우리 학교와의 좋은 유대관계 속에 많은 발전이 있기를 기원합니다.

독일 발관리 1인자
Hellmut Ruck

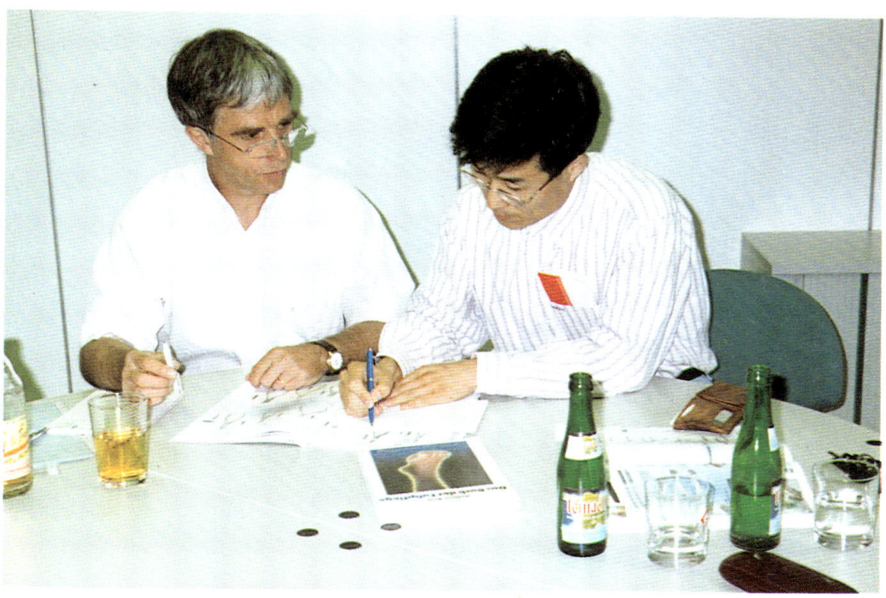

Hellmut Ruck과 강경호 박사의 근황

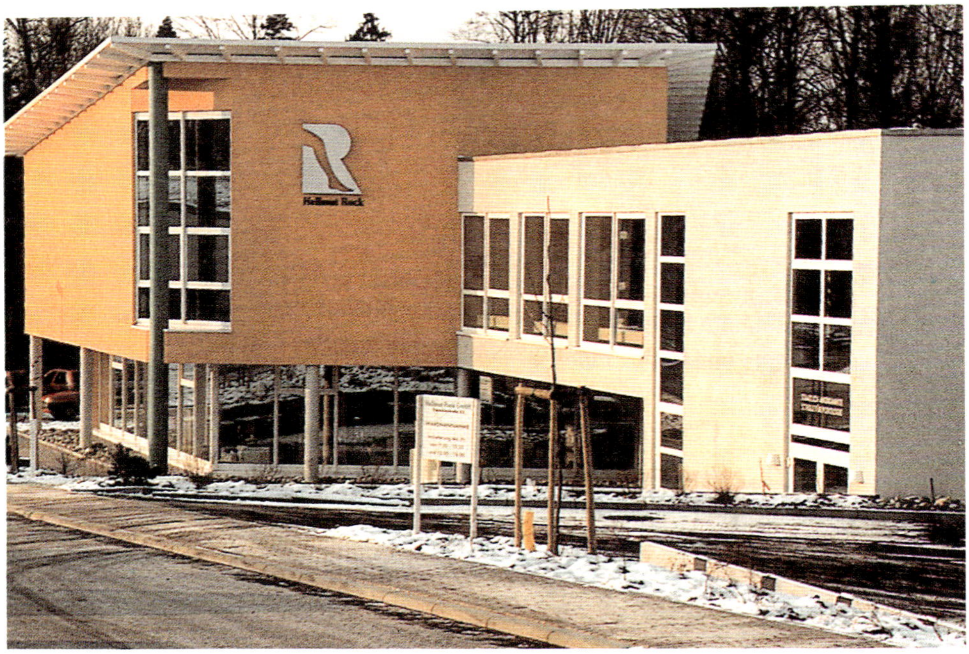

독일 Hellmut Ruck박사의 발관리 학교의 전경

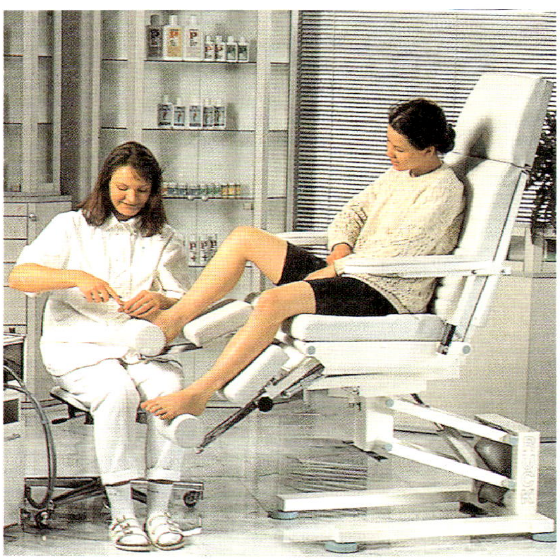

발관리 학교의 실습현장

목 차

제 4 장 세균 및 소독

제 5 장 발의 구조와 생리 해부학

제 6 장 고객상담과 발분석

제 10 장 발관리

제 1 장 발관리 개론

1. 건강과 발관리

인체를 지키는 수문장으로서의 발을 잘 가꾼다는 것은 건강하게 오래 살고 싶은 모든 사람에게는 아무리 강조해도 지나치지 않을 것 같다.

자기 몸의 하중을 받치고 있는 행동기관으로서의 발의 중요함을 이미 5천년전의 중국인들은 알았다. 그러나 최근에 물질문명이 동양보다 앞선 서양에서 이 발관리가 많은 사람들에게 커다란 사랑을 받고 있는 것은 건강하게 살기 위한 노력이 약이나 물질문명이 아님을 여실히 보여주는 것이 아닌가 생각한다.

예로부터 구전되어 오는 발에 관한 많은 이야기 중에 노화는 발로부터 온다, 사람은 죽게 되면 발부터 식어진다, 건강하게 살려면 맨발로 걸어라 같은 이야기가 있다. 이것 말고도 갓 결혼한 새신랑이 신행을 가면 친구들이 발목을 묶어 천장에 매단 후 발바닥을 방망이로 내려치며 주위 사람들과 함께 웃고 즐기는 아름다운 풍속에서도 우리는 발바닥이 인체에 미치는 의미심장함을 엿볼 수 있다.

"인간의 생명은 지구보다 무겁다" 라는 말은 그 무엇과도 바꿀 수 없는 소중한 생명의 존엄성을 일깨워 주는 말이 아닌가 싶다. 어떤 심리학자의 말에 의하면 사람은 의, 식, 주 에 관한 기본적인 생리적 욕구가 충족되어지면 2차 발달단계인 사회적인 욕구로 이어진다고 한다. 이 사회적인 욕구 중의 하나가 건강하게 살고 싶다는 것인데 이 것은 인간의 자연스럽고도 본능적인 욕구라는 것이다.

'80년대까지는 경제발전에만 힘써 왔던 우리 민족도 국민소득이 만불시대에 접어들면서 의식주 보다는 자신의 건강에 더 적극적인 관심을 갖게 되었다. 즉 '90년대 이전에는 발이 불편해도 조금만 참고 견디면 되는 것이라고 믿었던 사람들도 이제 점진적으로 발의 문제가 자신의 건강과 직결된다는 생각으로 이해하기에 이르렀다.

따라서 곳곳에서 자연치유력을 증가시키는 요법으로서의 희귀성이 높은 이론이나 학문이 크게 환영받고 있는 것은, 인체의 면역력을 이용한 피로회복과 질병예방이 최우선이라는 기조에서 본다면 그리 놀랄 일이 아니다.

중국인들은 이미 오천년 전부터 대우주에 대하여 인간을 소우주에 비해 이를테면 머리를 하늘, 발을 땅으로 생각했다. 이런 소우주를 축소하여 인체의 여기저기에 투영하는 발반사 이론은 대단히 흥미가 있는 테마이며, 앞으로 더욱 검토하고 연구할 가치가 있다고 본다.

발관리의 목적은 혈액순환을 촉진시켜 인체 혈액의 흐름을 원활하게 하여 건강을 지키게 하는 자연치유요법으로써 신이 인간에게 준 최고의 선물이자 면역력을 증가시키는 방법이기도 하다.

유럽에서도 자연으로 돌아가자는 여론이 지배적인데 약물치료가 주는 여러 가지 부작용을 염두에 두고 하는 말이 아닌가 한다. 물론 질병의 판단과 유무는 의사의 지시에 따라야 옳지만, 필요 없는 약의 남용을 막기 위한 자연요법은 방법을 익히면 언제 어디서나 피로회복이나 혈액순환을 원활히 할 수 있어 좋다.

우리가 어떤 약을 먹고 감기가 나았느냐가 중요한 것이 아니라 감기에 걸리지 않는 것이 중요한 것처럼, 발관리는 예방의학 차원에서 자신이 갖고 있는 자연치유력을 높여 질병에 걸리지 않도록 하는 것이 대단히 중요한 의미를 지닌다고 보겠다.

인간은 울퉁불퉁한 땅바닥을 맨발로 걸음으로써 발 밑바닥의 각기관 반사부위를 자연스럽게 자극하여 혈액순환의 효과를 얻고 있다. 그러나 불행히도 인류는 이제 물질문명의 발달로 인하여 맨발로 걷는 시대를 마감함으로써 발바닥에서부터 새로운 문명의 질병인 발가락 변형의 외반모지, 살을 파고드는 발톱, 양말만 벗으면 고약한 냄새가 나는 무좀, 발바닥에서 열이 화끈화끈 나는 증상, 발뒤꿈치의 갈라짐, 발바닥의 굳은 살, 발바닥의 혈액순환 둔화로 천근만근 무거워지는 부은 종아리 등 수많은 발의 질병을 예고하는 증상들이 나타나기 시작한 지가 오래이다.

서양에서는 발과 다리에 나타나는 이러한 증상들을 완화시키는 요법들을 아주 약하게 시술하는 것으로 되어 있으나, 중국에서 행해지는 족심도는 안마사가 시술하는 지압만큼이나 아주 강력한 압력을 이용하는 것으로 시술 받는 동안에 고객이 너무 통증이 심해 웬만한 인내심을 갖지 않고는 참아 내기가 쉽지 않아 몇 번 시도하다가 중간에 그만두는 사례가 적지 않다고 한다.

발관리는 동서양이 동일한 반사요법 이론을 갖고서도 Reflex Zone Massage가 테크닉 면에서 다른 시술 방법들과 크게 다른 점을 찾아내고 보완하여 REFLEX ZONE MASSAGE를 실시한 결과 유럽식 LYMPE MASSAGE는 단순한 테크닉으로 관리를 받았다는 만족감을 얻을 수 없었고 중국식 족심도는 발관리 시술 당시의 고통이 심하다는 이론이 다수였다. 발관리는 기분이 좋은 편안한 상태에서 한국인의 체질이나 정서에 맞는 방법이 시술되어야 한다고 생각한다.

2. 발관리의 시대별 고찰

발반사요법에 있어서 반사라고 하는 것은 신경학적으로 흔히 신경을 자극하여 반응하는 각 운동 또는 자율신경계 등에서 말하는 반사의 의미라기보다 인체의 전체적인 구조가 인 체중 어떤 일부분에 반사 투영돼 축소되어 보여진다는 이론이다.

독일의 마르카트 여사는 리플렉스 카메라와 같은 작은 스크린에 반사되어진 인체라는 표현을 쓰고 있다. 이 반사이론은 잘 알려진 바와 같이 예로부터 중국에서부터 인지되었던 것으로 예를 들면 진맥 및 혀의 안쪽이 각기 인체의 장기를 나타내고 있는데 이는 반사이론이 최신의 학문이 아니고 옛날부터 있어 온 이론이었음을 알 수 있다. 인체의 어느 국소에 인체가 반사되어져 그 부분의 문제를 피드백(Feed Back) 하여 알아내고 진단하고 치료라고 하는 방법이 수없이 알려져 중국에서는 침으로 마취하는 방법에도 응용되었다.

1) 두침(頭針)-주로 중국에서
2) 면침(面針)-주로 중국에서
3) 비침(費針)-주로 중국에서
4) 이침(耳針)-중국방식과 프랑스의 노지에 씨의 방식이다
5) 수침(手針)-중국방식 고려수지침(중국방식 고려수지침)대만의
6) 족침(足針)-주로 중국에서

그 외에 진단만으로 치유에는 응용되어지지 않았지만 헝가리의 팩쥬리의 홍채(虹彩)진단법과 폴(Voll)과 크라마(Kramer)씨의 치진단법(齒診斷法)이라는 것이 있다. 즉 상하좌우의 문치(文齒, 앞니)에서 지치(知齒, 사랑니)까지 장기(음양으로 분류되어지고 있다), 척추, 척수, 내분비기관, 감각기, 관절과 관계가 있다고 하는 것이다.

이러한 우리들이 통상 쓰이고 있는 침구요법도 경혈(經穴, 급소)이나, 경락(經樂)이 신체의 어느 장기를 대표하거나 그 기능의 상태를 알려주기도 한다는 것을 생각하면 이것도 역시 반사이론의 한 맥락이라고 할 수 있다.

인체의 전체가 어느 국소에 반사 투영되어 축소화되어 진다는 것이 반사요법의 논리이다. 현재 우리가 갖고 있는 증거에 의하면, 반사요법은 4,000년 이전으로 거슬러 올라간다. 기원전 2,300년경 이집트의 사카라에 있는 의사의 무덤(Physician Tomb)에서 발견된 그림들은 실질적으로 반사요법이 진행되고 있었음을 보여준다.

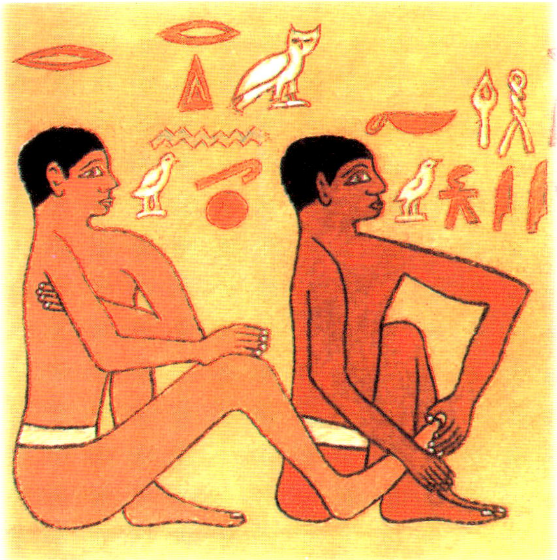

그림 1-1 기원전 2,300년경의 이집트 벽화에 나타난 발관리

1) 중국의 발관리

발반사요법은 발바닥의 반사부위를 자극하는 자연요법으로서 침술이나 뜸과 같은 경험의학과 거의 비슷한 약 5천여년의 역사를 갖고 있다. 이 발반사요법은 중국의 전통의학 가운데 하나로, 중국의 고대의 의학서인 황제내경의 소녀경 편에 기록되어 있는 관지법(觀趾法), 혹은 족심도(足心道)는 발의 혈도(血道)를 자극하고 그 반사원리를 이용하여 치료 효과를 얻어내는 발반사요법의 원형이라고 할 수 있다.

이것을 한(漢)나라의 화타(華墮)가 상고시대, 즉 진나라 이전의 관지법을 다시 연구하여 그 시대 상황에 맞도록 족심도를 다시 저술하였으나, 중국 특유의 잦은 왕조교체와 천재지변, 그리고 진시황의 분서갱유 등을 거치면서 그 소중한 문화유산이 소실되었다. 또한, 중국인 특유의 기질인 자기비법(秘法)을 타인에게 전수하지 않는 배타적인 관습으로 인하여 족심도는 중국의학에서 그 맥을 찾기가 어렵게 되었다.

그러나 수 천년 전부터 신체의 피부 각 부위별 압력 마사지 기술이 중국에서부터 실제로 행해져 왔으며, 이 것들이 지압이나 자극법의 시초라는 것은 의심의 여지가 없는 듯하다.

2) 인디언들의 발관리

인디언들이 질병의 징후가 나타나면 신체 상응부위를 자극하는 상응부위 마사지를 했었다는 기록도 있다.

3) 16세기의 발관리

유럽에서는 16세기에 처음으로 라이프찌히 출신의 Dr. Ball에 의해 발반사요법이 학문적 이론의 체계를 갖추면서 서서히 일반인에게 알려지기 시작하였다.

4) 19세기의 발관리

1883년 파블로프와 그 동료 Dr. Speransing은 뇌는 외부로부터 오는 자극을 받아들이고 응답하는 방식을 통해 보다 많은 반사기관들을 돕는다고 처음으로 발표하였으며, 영국의 신경학자인 Henry Head 경은 Head Schen부분의 통증을 느끼는 내부부위와 관련된 상응부위를 처음으로 지적했다.

이후 미국인 내과 의사인 Dr. Riley 일정한 신체 부위가 발에서 신경반사가 이루어지고 있다는 것을 경험과 임상을 통해 발표하여 Reflex Zone Therapy의 이론을 확립하기에 이르렀다.

이렇게 발의 상응부위에 대한 주름과 마사지는 단 [몇 초간의 징후]라는 제목으로 발간돼 유럽에서 차츰 발의 반사부위에 관심을 갖기 시작하였다.

5) 20세기의 발관리

20세기에 접어들면서 독일의 Hanne Marquard는 1975년 [발의 상응부위]라는 책을 펴내 본격적으로 독일에서의 발관리에 관한 방향제시를 해주었으며, 오늘날 발반사요법의 독보적인 존재로 군림하고 있다.

발반사요법의 근대사에 가장 큰 영향을 준 사람은 Dr. William Hope Fitzgerald 박사이다. 그는 1872년에 미국의 미들 타운에서 태어나 1895년에 university of Vermont 의학부를 졸업, 그후 2년간 빈에서 이비인후과 의사로 일했으며 st. Francis Hospital에서 역시 이비인후과와 외과 의사로 근무한 바 있다.

이때 그는 수술한 환자 중 어떤 사람은 전혀 또는 거의 통증을 호소하고 있지 않다는 사실을 발견했다. 잘 관찰해 보니 이러한 환자들은 너무나 긴장한 나머지 수술의자를 지나치게 세게 잡아 팔걸이의 뾰족한 모서리가 손가락의 안쪽 부분을 강하게 누르고 있는 것을 발견했다. 즉 환자는 수술의 통증에 대해 스스로 신체의 다른 부분을 지속적으로 세게 누름으로써 통증과 씨름하고 있었다.

그 환자들은 그러한 방법을 빈 태생의 부인에게 배웠다고 했으며, 인디언 노인으로부터도 들은 적도 있다고 했다. 또한 이것은 치과 등에서 이에 구멍을 뚫는 수술을 할 때도 볼 수 있다고 한다.

Fitzgerald 박사는 신체의 표면 및 이비인후과 영역에 압력을 가하면 신체의 다른 부위의 통증을 가라앉히거나 멎게 하는 마취효과에 대한 연구를 시작했다.

어떤 사례에서는 그의 조수가 실수로 무심코 환자를 너무 힘껏 눌러 버린 결과 통증이 사라져 버린 적도 있었으며, 또 다른 사례에서는 수술 전이나 수술 중에 전혀 마취를 할 필요가 없었던 일도 있었다는 것을 알게 된 것이다.

이를 통해 Fitzgerald 박사는 손과 발의 일정한 부분을 누르면 연관된 기관의 순환 효과를 얻게 된다는 것을 알았으며, 이를 통해 그는 인체에서 100개의 수직 Zone을 발표하기에 이르렀다. 이것이 반사요법(Zone Therapy)의 첫걸음이었던 것이다.

결국 그의 이러한 경험을 바탕으로 인간의 신체를 구분해서 보는 일이 가능하게 되었는데, 이 방법은 일반적으로 알려져 있던 헤드씨의 구분법과는 전혀 달랐으며 우리들이 알고 있는 경락과도 달랐던 것이다.

그는 신체의 중앙을 경계로 해서 머리부터 발끝까지를 좌우 각각 5줄의 수직 존으로 구분하였으며, 그 각 영역은 팔 다리의 손가락, 발가락 끝까지 계속되고 있다.

예를 들어 제 1영역은 팔다리의 엄지손가락, 발가락이며, 제5영역은 팔다리의 새끼손가락, 발가락으로 나누어지고 있다. 이것이 그림 1-2의 그 유명한 피츠제랄드 박사의 부위요법의 도면인데 어떤 영역에 나타난 질환은 같은 영역의 내장 기관이나 신체의 부분에 영향을 미친다는 이론이다.

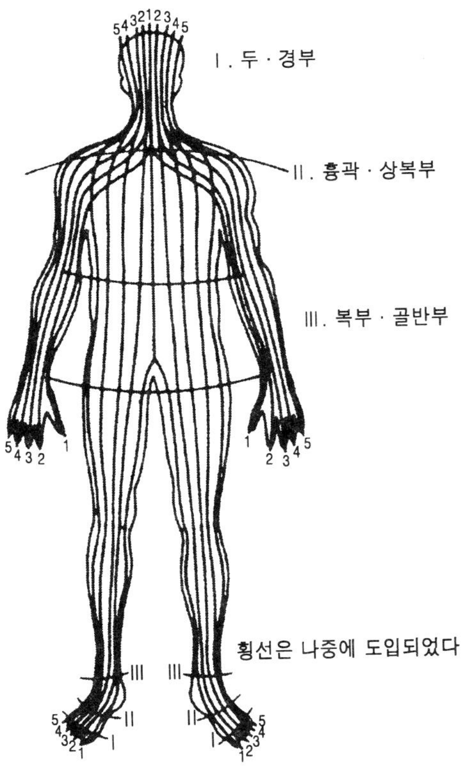

그림 1-2 신체의 반사구

그는 이러한 발견과 이론에 대해서 1917년 Eawn F. Bowers박사와 공동으로 반사요법(Zone Therapy)이라고 하는 책으로 엮어 오하이오주 콜롬부스 I. W. Long출판사에서 출판했다. 이 책의 부제목이「가정에서 통증을 가라앉힌다」로 되어 있는 것만 보아도 알 수 있듯이 누구라도 할 수 있는 방법으로써, 제1장은 누름으로서 통증을 없애는 방법으로 되어 있다.

압력을 가하는 부위는 먼저 손가락, 손, 입술, 혀, 구강, 목 뒤쪽 부분, 코와 피부의 점막 경계부, 안와의 뼈, 발가락 등을 들고 있으며, 여러 가지 도구를 이용해서도 행할 수 있다고 하였다.

피츠제랄드 박사는 1924년 스탠포드에서 일생을 마쳤다.

물론 그의 연구방법을 통하여 많은 사람들이 임상체험 효과를 발표했으나 당시는 제대로 인정받지 못했고 받아들여지지도 않았다. 그러나 오늘날 그가 발표한 발바닥 자극방법이 상당한 설득력을 가지고 있다는 것은 많은 사람들은 믿고 있으며 현대 여러 분야에서 연구대상이 되고 있다.

그에 이어서 이 요법을 연구한 바아스 박사는 어느 날 동료에 손에 압력을 가하는 한편 그의 얼굴에 핀을 꽂아 마취적 효과를 보여주어 모두를 놀라게 했다고 한다. 그렇게 하여 Zone Therapy는 사람들에게 알려져 퍼져 나갔다.

바아스 박사 외에도 1920년대에는 George Starr White박사가 미국의 로스앤젤리스에서 활약했으며 Joseph Selbey Riley박사는 간단한 반사요법(Zone Therapy simplified)이라고 하는 책을 1919년 펴냈다.

1930년대에 와서 죤 요법은 더욱 완벽한 체계를 갖추어 갔으며 발에 관한 관계도 연구되었다. 이후 Riley박사의 조수였던 로체스타 출신의 Eunice Ingham 여사가 있는데 바로 그녀에 의해 발의 반사요법은 확립되어졌다고 해도 과언이 아닐 것이다. 즉 발 안쪽에서는 인체의 장기 기관을 표시하여 그려 넣은 챠트를 완성했으며 그때까지 단지 지속적으로 손가락을 사용 강하게 계속 눌러 주는 방법에서 압력을 변화시켜 나가며 누름으로써 더욱 효과가 있다는 것을 찾아냈던 것이다.

그녀는 1938년에 유명한 발은 말한다(Stories the feet have told thru reflexology)라고 하는 저서를 펴냈는데 이는 오늘날 발반사요법의 원전으로 불러지고 있다. 그녀는 각지에서 세미나를 개최 그의 이론을 보급에 노력해 왔다.

그 중에서 자기요법에 심취하는 사람들과 시술자와 환자라고 하는 맨투맨 방식을 고수하는 사람 등 두 부류로 나뉘어지게 되었는데, 유럽 등지에서는 후자가 받아 들여져 그 역사가 이어져 왔다고 할 수 있다.

유럽에서 후자의 입장을 갖게 된 것은 [발의 반사요법]의 원저자인 마르카트 여사에 의해서인데 그녀는 1958년에 처음으로 Eunice Ingham 여사의 [발은 말한다]를 읽고 깊은 관심을 갖게 되었다고 한다.

그로부터 얼마 후 이미 팔십 고령이 되어 있던 Eunice Ingham 여사에게 직접 가르쳐 받기 위해 캐나다의 토론토시에까지 찾아가 강의를 듣고 했는데 듣는 이의 대부분이 평범한 일반인이라는 사실에 실망했다고 한다.

마르카트 여사는 연구와 임상실험에 더욱 열중하여 1975년 독일의 하이델베르크의 하그 출판사에서 [발의 반사요법]을 펴냈다. 이것이 지금에 와서는 18판을 거듭한 베스트 셀러로 10만부 이상이 일반인들에게 읽어져 왔다. 10판 째부터는 칼라 판이 되었고 15판부터는 사례발표를 싣게 되었다. 이를 계기로 그녀는 각 지역에서 세미나를 개최하는 등의 세계적으로 발반사요법의 대가로서 확고부동한 위치를 얻게 된 것이다.

미국에서는 Ingham 여사의 뒤를 잇는 연구자로서는 그녀의 질녀인 Eusebia B. Messenger와 친조카인 Dwight C. Byers가 그녀의 뒤를 이어 플로리다의 세인트 피터스버그에서 [국제 반사학 연구소]를 운영하고 있다.

유럽에서는 독일의 마르카트 여사 외에, 스위스의 Hedi Masafret여사가 역시 세미나를 개최하고 있으며 미래를 위한 좋은 건강법(Good health for the future)이라고 하는 책도 펴내 많은 독자층을 이루고 있다.

일본에서도 나라 지방에 천년 이전에 것으로 보여지는 불족석(佛足石)이라고 하는 것이 남겨져 있다. 일설에 의하면 발바닥에 그려져 있는 그림은 오장육부를 나타낸다고도 전해지고 있다. 어쨌든 이 불족석은 불상보다도 오래된 신앙의 대상물로 인도가 그 원류인 것으로 추측된다.

이 불족석과 발의 반사요법이 직접적인 관계는 없을 지도 모르지만 꽤 유사하다는 점이 매우 흥미 있고 또한 일본에서는 족심도(足心道)라고 민간요법으로 전래되고 있다.

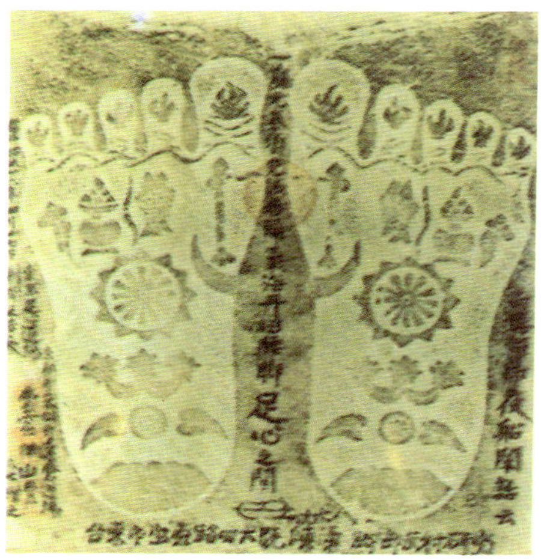

그림 1-3 불족적

중국의 역사 변천과 더불어 오늘에 이르기까지 침구술과 지압요법 등 민속 전래요법과 더불어 발전을 거듭해 온 족심도는 선진국에서 관심 있게 연구되어 왔으며, 최근 미국의 Christino Lissel여사가 족심도 반사구요법(Reflexology-Art Science and History ; 1990)이라는 과학적이고 물리적인 효과의 연구 결과를 발표하면서 선진 각국의 의학자들에게도 알려지게 되었다.

또한 대만에서 선교활동을 하고 있던 스위스인 오약석신부(본명 Fr.Josef Eugster)는 류마티스에 걸려 장기간 고통을 당하다가 반사요법으로 효과를 본 뒤 헤디 마자플렛의 〈미래의 건강〉 이라는 책을 <Good health for the Future>라는 제목의 영문판으로 번역하였으며, 대만인 이백령에 의해 중문판 <병리안마법>으로 1928년에 동시 번역, 출판된다.

'족부 반사구 건강법'이라는 부제가 붙은 병리안마법은 대만 전역에 큰 센세이션을 일으켰으며, 이에 힘입은 오약석신부는 발반사이론의 학술연구와 그의 보급을 목적으로 하는 국제약석건강연구회를 발족시켜 세계 50여개국에 지회를 두는 단체로 발전시켰다.

우리 나라의 일간지들은 1984년부터 일본과 미국의 잡지에 실린 발건강학을 간헐적으로 소개하고 있다. 이후 1987년에 약석건강법이 우리 나라에 유입되어 발건강관리법의 주류를 이루는 가운데 미국, 일본, 중국 등에서 출간되는 관련서적들이 꾸준히 번역출판되며 세간의 상당한 관심과 주목을 받아 왔다. 또 우리 나라와 비슷한 시기에 발건강 관리법을 받아들인 일본은 이를 대중화시켜 이미 수백만의 동호인을 확보하고 있다.

반사요법은 인체 내의 조직, 기관, 선 등에 각각 일치하는 어떤 상응하는 지점 또는 반사점이 손과 발에 분포해 있다는 원리에 기초하고 있다. 발반사요법의 시술자들은 이들 반사점들의 반사작용을 이용하여 인체의 모든 긴장을 감소시킨다. 에너지가 인체내의 어떤 지점이나 회로를 통해 끊임없이 흐르고 있으면, 손과 발에 반사점이 형성된다는 견해를 고수하고 있는 것이다.

이러한 에너지의 흐름이 방해받지 않으면 사람은 항상 건강할 수 있다. 하지만 이 흐름이 긴장이나 어떤 울혈로 인하여 막혀 버리면 병이 발생하게 된다. 반사 요법의 주된 효과는 긴장의 이완에 있다. 하지만 긴장을 감소시킴에 있어서 다른 신경작용이 방해받지 말아야 하며, 모든 인체의 기능 가운데서 조화나 항상성을 다시 일으켜 세우는 혈액공급 능력을 향상시켜야만 한다.

오늘날 질병의 근간이 되는 대부분의 증상들은 스트레스에 의한 것들이 많기 때문에 자격을 갖춘 시술자에 의한 반사요법은 광범위한 각종 상황에 대해 엄청난 효과를 가져다준다. 그러나 발반사요법 시술자들이 의학적인 증상들을 치료하거나 진단하는 것은 아직 시기상조이다. 따라서 어떠한 의학적 증상에 대해 조금이라고 의심이 난다면 먼저 의사와 상의하는 것이 좋을 것이다.

6) 우리 선조의 발반사요법

예전에는 새신랑이 결혼해서 처갓집으로 신행을 가면 친척과 친구들이 새신랑의 다리를 천장을 향해 매달아 놓고 발바닥을 때리던 풍습이 있었다. 이는 심장에서 가장 먼 발바닥을 나무막대기로 두드려 혈액순환을 돕는 방법의 하나였으며 또 하나는 생식기 부위의 신경반사대를 자극하여 아들 딸 낳고 잘 살라는 기원이 깃들어 있는, 그야말로 세계에서는 유래를 찾아볼 수 없는 우리 고유의 발반사요법 문화의 일부였던 것이다.

우리 나라 역사 속에 발에 관한 에피소드나 민간요법에 관한 문헌을 찾아보면 유일하게 세종대왕에 관한 것이 있다. 봉건시대의 군주와 현대의 대통령이라는 차이에도 불구하고 후대에도 세종대왕의 인간상은 한국의 이상적인 국가지도자로 우리들의 가슴속에 살아 숨쉬고 있다. 이화여대 교수이신 이인나 선생님의 글에서 보면 세종대왕은 태어날 때부터 국가지도자의 자질을 갖춘 건강한 인재는 아니었다고 한다. 오히려 그는 남들보다 건강도 좋지 않았고 인간적인 취약점을 가지고 있었으나 분초를 아껴 가며 32년에 걸쳐 인내와 끈기로 극복하고 치적을 쌓아올린 초인적인 노력의 대가였다고 한다. 실제로 27살 때부터는 악화된 건강을 신하들에게 숨기기 위해 노심초사했다고 한다.

그의 가장 큰 질환으로는 30살이던 세종8년 5월 당뇨병으로 인한 풍기(고혈압)와 소갈증이었으며, 이밖에도 다리의 관절염, 신장염, 방광염, 안질, 어깨 등의 심한 피부염, 천식, 수전증, 신경쇠약, 이질, 위궤양 등으로 참혹한 고통을 겪었다고 한다.

세종대왕의 대표적인 발반사요법은 일상 생활 중에서도 자신의 건강을 유지하기 위하여 버선 속에 날콩을 한 움큼 집어넣어 지압효과를 본 것이라고 한다.

7) 현재 우리 나라의 실정

발관리에 대한 사회적 인식이 증대되면서 대한반사미용학회에서는 매년 학술 세미나를 홍콩의 임적문박사, 독일의 발관리 명사인 명자 부르이어(M,J Breuer), 일본의 요시모또 쇼지, 독일의 루츠코우버 등 선진국의 전문가들을 초빙하여 전문적이고 폭넓은 교육을 실시하고 있다. 이런 기대에 부응하여 이 밖에도 여러 단체를 설립하여 발건강 동호인들이 늘어나고 있으며, 대학의 미용전문 학과, 재활보건학과, 체육학과, 간호학과에서도 발관리에 대한(발관리 및 반사요법)학문적 교과과정의 도입으로 새로운 계기를 마련하고 이론과 실습 효과를 충분히 얻을 수 있는 교재출판을 통해 독일의 전통적인 발의 위생관리와 함께 발관리의 기준을 제시하고 있다.

제 2 장 발관리사의 전망

1. 발관리의 관심

1) 자연치유력과 발반사요법

발반사요법은 두뇌의 뇌하수체로부터 혈액으로 분비되는 자연적인 통증억제제인 엔돌핀의 분비를 촉진시켜 통증의 인식을 조절한다. 그러나 반사요법은 특정한 상태보다는 신체 전체를 치료하는데 사용되어졌을 때 가장 큰 효력을 발휘한다. 즉 발반사요법은 신체의 기능을 개선시키고 자연치유 과정을 더욱 빠르고 효과적으로 향상시킨다.

발반사요법을 알기 전에는 질병이 생기면 약을 먹거나 병원에 가서 수술을 받는 것이 전부인 것처럼 알고 있다. 그러나 질병 치유의 근본은 자연요법에서부터 출발해야 한다는 것을 알게 된다. 말하자면 인삼을 달여서 마신다든지, 더운 목욕을 하고 공기 좋은 곳에서 충분히 휴식하며, 너무 자극적인 음식을 피하고 양질의 단백질 섭취와 비타민 등을 섭취하는 것 등이 우선되어야 한다는 것이다.

2) 서양의학과 발반사요법

서양의학의 장점은 논리적이고 병리학적으로 질병의 원인과 치유과정을 일목요연하게 설명할 수 있는 근거가 있으며, X-ray를 찍거나 각종 검사를 통해 데이터를 뽑아서 정확한 수치의 설명을 할 수 있다는 것이다.

그러나 자연요법은 인간이 질병이 걸리기 전에 자신이 가지고 있는 자연치유력을 높여 질병에 걸리지 않도록 하는 것이므로 논리적이거나 병리학적인 근거를 확보할 수는 없다. 다만 인간의 체내에는 모든 질환에 대한 충분한 방어기능을 갖고 있으며 이 기능을 최대한 활용하면 여러 질병을 사전에 예방하거나 감소시킬 수 있다는 논리에 근거를 두고 있다. 그렇다면 질병에 걸리지 않도록 할 수 있는 방법이란 자신이 가지고 있는 자연치유력을 잘 간수하는 일일 것이다.

실제로 다음과 같은 사례는 좋은 예이다. 즉 결혼을 앞둔 28세의 남성이 병원에 103kg의 비만체질로서 입원했는데 단순히 그의 약혼녀가 뚱뚱한 것은 싫다라는 말을 듣고 단순히 다이어트 목적으로 입원하게 되었다고 한다.

환자도 아닌 사람이 입원하는 것을 사치라고 할지 모르나 병에 걸리지 않게 하는 것이 자연요법의 궁극적인 목표이므로 그는 입원후 40일간 약 15kg의 몸무게를 줄여 약 80kg 정도에서 퇴원을 했다고 한다. 이렇게 체중을 줄였다는 것은 젊은 나이의 비만상태는 위험한 질병의 발병을 예고하는 것이므로, 아직 질병에 걸리지 않았지만 질병에 걸리지 않도록 정상인의 상태로 퇴원시키는 것은, 이미 질병에 걸려 치유를 한 것보다는 질병에 걸리지 않도록 하는 자연요법의 훌륭한 사례가 될 것이다.

2. 미용분야 발관리

신체의 전체적인 안정감을 위하여 발 미용 건강은 매우 중요하다. 발은 전신을 충실히 보조하는 기능을 가지고 있으며 무엇보다 중요한 것은 혈액의 전체적인 순환을 보조하는 대단히 중요한 기관이다.

'발은 제2의 심장'이라고 하며 발에는 유기체의 직접적, 간접적인 활력기능에 영향을 줄 수 있는 내부기관과 연결된 말초신경들이 있기 때문이다. 건강한 발은 편안함을 뜻하며 또한 건강하다는 것은 발의 미용과도 직결된다.

수세기 동안 발은 여성신체에 있어서 필수적인 매력 포인트로 상징되어 왔다. 오늘날 모든 여성들이 발의 미적 관리에 많은 관심을 가지고 있는 것을 보면 발미용의 중요성을 쉽게 알 수 있을 것이다. 그러나 발은 과도한 땀, 발의 냄새, 발의 열, 또는 꽉 끼는 신에 시달리며 혹사당하고 있으며, 너무나 소홀히 취급되고 있는 실정이다.

따라서 일상생활에서 조금만 관심을 갖고 발의 건강과 미용을 유지할 수 있도록 전문적인 지식을 지닌 발관리사로부터 미용상 발의 문제성을 해소하고 피로를 풀어 준다면, 건강 유지에 활력소가 될 것이다.

3. 미용 산업으로서의 발관리

1) 발관리 전문점

인체의 축소판으로 불리는 발의 미용과 건강을 돌봐 주는 「발관리실」을 들 수 있다. 단순히 발을 씻어 주는 차원을 넘어 발 각 부위에 마찰과 지압을 통해 자극을 주는「발반사요법」이 건강에 유익하다는 인식이 확산되면서 발관리실을 찾는 사람이 늘고 있다.

발관리실은 발을 깨끗하게 해주는 발관리실로만 생각할 수 있지만 이보다는 마사지나 지압과 유사한 「반사요법」을 통해 성인병 예방 등 건강을 돌보는데 더 큰 목적을 두고 있다. 발관리실은 독일, 영국 등 유럽 선진국에서는 이미 미용실에 버금갈 정도로 보편화되어 있지만 우리 나라에서는 아직 초기단계이다. 여성이 대부분일 것이라는 일반적인 생각과는 달리 남성과 여성 고객이 절반 가량의 비율을 차지하고 있다.

2) 발관리실의 운영방법

우리 나라에서는 관습상 아직까지 발을 남에게 내맡기는 것을 쑥스럽게 생각하는 사람이 많다. 그러나 누구나 따뜻한 물에 발을 씻고 반사요법 등을 받으면 피로가 풀리면서 기분이 좋아지는 것을 느낄 수 있다. 이런 점에서 처음 발관리실 또는 Salon(샬) 찾은 사람들에게 파격적인 가격으로 발관리를 체험케 해주는 것도 요령이다. 회원제로 운영하는 것이 유리하며, 고객카드 등을 이용해 한번 발관리실 또는 Salon(샬)을 찾은 고객의 건강상태를 체크해 언제 어떤 서비스를 받았는지 상세히 기록, 차후 매장을 찾았을 때 잘 활용하는 것이 고객확보에 도움이 된다.

3) 발정기 간행물, 편집자

발관리사는 미용관련서적 편집자나 편집자의 보조원과 같은 직업에 종사하고 싶어 한다. 이 일은 독자들의 흥미를 자극하여 판매를 촉진하는 방법으로 제조업자의 제품에 대해 정확하게 설명하는 노력이 요구된다. 발미용서적 편집자가 일간지 또는 주간지에 칼럼을 쓰거나 교육적인 책과 소책자를 저술하기도 한다. 미용서적 편집자가 강의와 라디오나 TV에 출연을 하여 건강과 발관리의 조화에 대해 강의와 논평을 하기도 한다.

4) 산업체 거래 전문가

발전문가는 다양한 제품에서 사용된 공식과 원료에 대해서 철저한 지식을 습득, 새로운 제품을 도입하여 제품과 제품 사용법을 시사회, 발전문관리실, 교육실 등을 방문한다. 소비자의 질문과 불만을 처리하고 홍보 활동과 선전 활동의 여러 분야에 전념해야 한다.

5) 발제품 생산업체 연구원 및 보조원

발관련 제품의 담당 구성원은 화학, 물리학, 생물학 등에 대한 기초 지식을 갖추고 있어야 한다. 조사담당 연구원은 제품이 배급되기 전에 제품의 안전성에 관련된 실험을 실시할 책임이 있으며, 안면 트리트먼트 화장품과 새로운 모든 제품들은 실질적으로 시장에 나오기 전에 광범위한 테스트를 받아야 하고, 경우에 따라서는 알레르기에 과민성 반응이 있는 실험대상 자원자들에게 테스트가 행해지기도 한다.

식품의약품청은 철저한 실험을 통해 저자극성 임을 확인하여야 하며 제조업자들은 그들의 제품에 관련된 모든 사항을 반드시 기록해 두어야 한다.

6) 발관련 제품 판매자

판매 담당자는 판매 촉진을 해야 한다. 제품의 광고와 판매 촉진 활동에 종사하는 사람들은 때때로 상업용 광고 메시지를 만들기 위해 사진작가나 엔지니어와 함께 노력해야만 한다. 교육적인 목적을 위한 시청각 프로그램은 소비자 교육의 일부분으로 사용된다.

7) 강의와 자유기고가

많은 잡지와 신문은 자유기고가에 의해 쓰여진 기사를 언론 매체에 싣는다. 발미용분야에 대해 글을 쓸 수 있으며 그 일은 정보 책자, 소책자, 공과, 기사를 필요로 한다. 자유 기고가는 강의를 하기도 하고 모임이나 클럽, 학교, 또 다른 기관에 초청 연설을 하기도 한다.

제 3 장 발전문가로서의 이미지

1. 바른 자세

바른 자세는 자기 관리의 중요한 부분이다. 바른 자세는 피로를 예방하고 자신의 외양을 돋보이게 하며 규칙적인 연습이 신체 근육을 좋은 상태로 유지시키고 바른 자세를 취하는데 도움을 준다. 많은 연습을 통하여 신체를 바르게 지탱할 수 있도록 근육을 단련시킬 수 있다.

바른 자세는 습관들이기 나름이다. 구부정한 걸음걸이, 구부린 어깨 등은 피하는 것이 좋다. 긴장과 요통, 기타 다른 불편함을 방지하기 위해서는 좋은 자세로 바르게 서고, 앉고, 걷는 것을 배우는 것이 중요하다.

1) 피로 예방을 위한 바른 자세

등 근육의 피로를 예방하기 위해서는 몸을 구부릴 때 발을 나란히 붙이지 말고 약간 벌린 상태를 유지하며, 서 있을 때에도 약간 무릎을 구부려 척추의 피로를 예방한다. 또한 고객과 발관리사를 편하게 하려면 발관리사의 의자를 편한 높이로 조절한다.

오랫동안 서 있는 사람들은 발꿈치보다는 발의 앞부분에 몸무게가 분배되도록 양쪽 발을 가까이 두고 선다. 발을 평행하게 하고 서는 것은 균형 잡힌 신체 상태에 어긋난 자세로 피로를 일으킨다.

한발이 약간 다른 발의 앞에 위치한 상태로 무게의 중심을 잡는 것이 더 쉽다. 자세와 근육관리, 그리고 손과 발의 근육의 조화는 피로를 막아 준다.

발에 맞는 신발은 신체 자세가 바르도록 지탱시켜 주고 균형을 잡아 준다. 발에 맞는 신발을 신으면 신체가 편하고 오랫동안 서 있는 자세에서 오는 긴장을 없애 준다. 잘 맞지 않는 신발은 종종 자세를 나쁘게 하며 발의 기형과 요통을 일으킨다. 여성은 너무 높은 굽의 신발을 신으면 발과 등에 피곤이 가해져 체중이 앞으로 쏠리기 때문에 높은 굽은 피한다. 매일 몇 분씩 발을 관리하는 것은 바른자세와 건강 유지에 매우 중요하다. 건강한 발은 밝은 성격을 만드는 데에도 도움을 준다.

2) 바른 자세의 이점

① 자신감을 준다.
② 적절한 신체 조직은 적극적인 성격이 되도록 해 준다.
③ 신체의 내부 기관이 적절하게 가능하도록 하여 신체를 건강하게 유지시킨다.
④ 똑바로 선 자세는 목소리의 근원인 횡격막을 편하게 하여 말을 잘할 수 있도록 한다.

2. 개인위생 수칙

신체와 정신의 균형 잡힌 상태는 좋은 건강 때문이며 그것은 몸과 마음으로 하여금 정신적으로 가능하게 돕는다. 건전한 태도는 자제(self-control)에 의해 길러진다. 사고와 감정은 신체 활동에 영향을 준다. 화가 나는 생각을 하게 되면 얼굴이 붉어지게 되며, 심장 박동이 빨라진다. 정신적 압박감은 기관의 기능을 저하시키고 병에 대한 저항력을 감소시킨다. 걱정과 두려움 대신에 명랑함, 용기, 희망의 건강을 주는 자질들이 고무되어야 한다.

업무, 운동, 정신노동, 조바심, 걱정 등으로 인한 긴장의 결과로 피로가 나타나는데 이 때는 반드시 휴식시간을 가져야 한다.

1) 개인위생 수칙

① 적당한 수면과 휴식을 취한다.
② 바른 자세로 서고, 앉고, 걷는다.
③ 정기적으로 건강진단을 받는다.
④ 손과 손톱은 깨끗하고 양호한 상태로 유지한다.
⑤ 수건, 물컵, 화장품, 머리 빗은 공동으로 사용하지 않는다.
⑥ 균형 잡힌 식사를 한다.
⑦ 매일 충분한 양의 물을 섭취한다.
⑧ 매일 목욕이나 샤워로 몸을 깨끗하게 유지하며, 방취제로 체취를 없앤다.
⑨ 좋은 치약으로 하루에 적어도 3번 이상 양치질을 한다
⑩ 매일 깨끗한 속옷과 의복을 착용한다.
⑪ 머리는 잘 손질한다.
⑫ 신발은 깨끗하고 단정하게 신으며 깨끗한 양말을 신는다.
⑬ 고객에게 봉사하기 전이나 후에는 손을 깨끗이 씻는다.

3. 전문적인 태도육성

남을 즐겁게 해 주는 개성이 없다면 좋은 솜씨도 매력적인 외모도 쓸모가 없다. 태도는 개성과 상당히 밀접한 관계가 있으며 좋아하는 것과 싫어하는 것, 사람들, 사건, 일에 대한 반응에 영향을 끼친다.

사람들은 일상적인 문제에 부딪히는 방법에 따라 개성을 개발시키며 삶에 영향을 주는 좋은 상황과 나쁜 상황은 둘 다 개성을 강하게 만든다. 그러므로 얼굴을 찡그리거나 분노, 초조, 질투, 탐욕과 같은 무심코 드러내는 불쾌한 감정들을 내보이지 않으려고 노력해야 한다.

1) 공손함

다른 사람에 대한 사려 깊은 생각이 공손함의 근본이며 인사하기, 환영의 말 한마디, 새로운 상황에 적응하는 능력, 모르는 사람을 친밀감 있게 맞아들이는 일 등은 모두 직업적 근성의 발상이다. 자신의 행동을 콘트롤할 수 있을 때 비로소 스스로 취할 행동을 선택할 수 있다.

바람직한 특성은 개발하고 바람직하지 못한 특성은 과감히 버려야 한다. 또한 침착함이 가장 중요한 것임을 깨닫고 정서적 안정을 취하려고 노력해야 한다. 어려운 상황을 침착하게 처리하고 명랑, 쾌활하며 좋은 관계를 유지하고 있는 사람들은 삶의 긍정적 태도를 지녔다고 할 수 있다. 진실된 미소는 따뜻한 인간관계의 분위기를 조성한다. 좋은 개성은 성공의 열쇠이므로 최대한으로 개성을 활용하는 것을 잊지 않기로 한다.

관리실의 모든 것은 고객이 도착하기 전에 준비되어 있어야 하며, 발관리사는 필요할 때 즉시 시술할 자세를 갖추고 있어야 한다. 살롱과 고용인에 대한 첫인상이 좋으면 고객은 부딪힐지도 모르는 예기치 못했던 문제들을 수용하는데 있어서도 더 긍정적일 수 있다.

좋은 자세를 익혀서 항상 직업적인 매너를 갖춘 모습을 보여주어야 한다. 미용활동을 창조, 개발, 지도하는 사람들과 접촉할 수 있는 교제 모임, 무역 진시회, 집회 워크샵, 사회적 모임을 통해서도 이러한 필수 요건들을 잘 갖추어 놓는 것이 좋다.

민첩하고 명랑하고 열중하는 당신의 태도는 고객이 다시 방문을 하든, 안 하든 간에 서비스를 행하는데 어떠한 차등을 두어서는 안 된다.

2) 대화 요령

정직하고 신뢰성 있고 충실한 대화는 목소리, 말, 지능과 개성을 표출한다. 따라서 대화는 진실성, 이해력, 친절, 활기, 유연성, 표현력이 중요하다.

① 말투는 거칠지 않은 성량으로 깨끗하고 이해할 수 있어야 한다. 말하는 내용을 이해할 수 없으면 좋은 음색도 소용이 없다.
② 대화 시에 가장 유해 한 것은 비어(속어), 상스런 말, 서투른 문법의 사용이다.
③ 고객의 심리상태를 파악하고 분위기, 성격, 관심사에 맞는 대화를 이끌어 가도록 노력한다. 반드시 진실한 대화가 필요하다.
④ 사람들과 대화를 나눌 때나 개인 혹은 전화로 이야기를 나눌 때에도 올바른 언어를 사용하고 상냥한 말투로 말하라.
⑤ 인내와 공손함을 익혀라.
⑥ 일이 잘못되었을 때 유머 감각이 있음을 보여 주어라

4. 개성과 윤리

성공의 첫 번째 필요 조건은 사람들의 호감을 끄는 것이다. 성공한 발관리사가 되는 것은 고객들이 갖고 있는 호감도에 달려 있으므로 자신의 직업에 대해 배울 수 있는 모든 것은 기꺼이 배운다. 그리고 신체적·정신적 자질이 직업에 충분하다고 할 때까지 발전시킨다. 또 모든 고객에게 다정하고 예의 바르게 서비스를 해주고 어떤 상황에서도 위엄을 유지하며, 고객과 이야기할 때 친절한 태도로 대한다. 고객이 예의 바르지 않다 해도 정중해야 하며 무례하게 행동하지 않아야 한다.

이외에도 발관리사가 실시해야 할 세부사항은 다음과 같다.

① 항상 최고의 위생 기준을 실시하며, 고객을 기쁘게 하는 사소한 세부 사항에도 주의를 기울인다.
② 좋은 경청자가 되어야 하지만, 고객이 말이 없거나 조용히 휴식을 취할 때는 대화를 강요해서 는 안 된다.
③ 자신에 찬 훌륭한 예절로 자신의 개성에 대한 이미지를 심어 준다.
④ 고객에게 추가의 서비스를 제안할 때는 재치 있게 한다.
⑤ 유쾌하고 교양 있는 목소리로 말한다.
⑥ 고객의 불편과 불만을 조정할 때는 정확하고 공정해야 한다.
⑦ 바른 행동과 전문인으로서의 모범을 보여 주며 자신에 대한 평판을 소중히 생각한다.
⑧ 법, 규칙, 규제에 대해 잘 알아야 하며 준수해야 한다.

제 4 장 세균 및 소독

1. 세균(bacteria)의 이해

1) 세균이란 어떤 생물인가

우리 주위에서 증식하고 있는 수많은 미생물 중에서 인체에 질병을 일으키는 미생물을 병원미생물이라고 하며, 생물학적으로 세균(bacteria), 바이러스(virus), 리켓치아(rickettsia), 클라미디아(chlamydia), 진균(fungi), 원충(protozoa) 등 6가지로 분류한다.

이중에서 박테리아는 어느 곳에서나 발견되는 단세포 미생물로 특히 먼지, 쓰레기 더미나 병에 걸린 생체 조직에 무수히 존재한다. 박테리아에 관한 수많은 이론이 있지만 세균, 효모, 원생동물에 관한 관찰들을 처음으로 기록한 사람은 네덜란드의 현미경 제조자인 Antony Van Leeuwenhoek(1632-1723)였다.

그러나 이와 같은 미생물의 존재를 전염병과 결부시켜 생각하게 된 사람은 그로부터 200년후에 태어난 프랑스의 세균학자이며 화학자인 Louis Pasteur(1822-1895)와 독일의 R. Koch에 의해서였다, 그들은 미생물의 활동은 물질이 발효되거나 부패로 인해서 발생한다는 것을 증명했다.

한편 영국의 물리학자 Joseph Lister(1827-1912)는 전염성이 있는 미생물의 활동을 제어하는 방독처치의 수술법을 발견했다. 특히 박테리아는 신체의 피부나 수중 또는 대기중, 부패한 물질, 신체에 난 상처에서 나오는 분비물, 옷, 손톱의 밑부분에 무수히 존재한다.

박테리아의 외부는 얇은 세포막, 내부는 원형질로 이루어져 있다. 박테리아는 수백종이 있음에도 해로우냐, 해롭지 않느냐에 따라 2가지 유형으로 크게 분류할 수 있다. 비병원균(이롭거나 해롭지 않은 종류)와 병원균(유해한 타입)으로 나누어진다.

발관리실에서나 학교에서 청결함과 살균 소독이 특별히 필요한 것은 바로 병원균 때문이라 하겠다. 그러나 박테리아는 증식에 알맞은 조건이 존재하지 않게 되면, 죽거나 비활성화된다.

2) 세균의 형태

세균은 대개 0.5-3미크로의 미세한 단세포 동물로 다음과 같은 세가지로 구분하며 종류에 따라 뚜렷한 형태와 모양을 가지고 있어 확인하는데 도움이 된다.

(1) 간균(bacillus)

작고 얇거나, 작고 두꺼운 구조 중의 하나로 존재하는 막대기 모양의 유기체이다. 가장 흔하며 파상풍, 유행성 감기, 장티푸스, 결핵, 디프테리아와 같은 병을 유발시킨다. 많은 간균은 포자를 형성한다.

(2) 구균(coccus)

단독이나 떼를 지어 나타나는 둥근 모양의 유기체로, 대칭을 이루는 수에 따라 다음과 같이 구분한다.

① 쌍구균(diplococcus)
구균이 두 개씩 쌍으로 증식하며 폐렴을 유발시킨다.
② 포도상구균(staphylococcus)
구균이 포도송이 모양으로 증식하며 종기나 농포를 유발하여 고름을 형성한다.
③ 연쇄상구균(streptococcus)
구균이 고리(사슬)모양으로 성장하며 염증과 고름을 형성하는 유기체이다.

(3) 나선균(spirillum)

S자 모양의 곡선이나 나선형의 유기체로 운동기관과 형태에 따라 comma형의 vibrio, 나선수가 적고 경직된 spirillum, 나선수가 많고 잘 굴곡되는 spirochaeta 등이 있다. 매독을 일으키는 매독균이 가장 중요하다.

3) 세균의 생존 환경

모든 생물은 환경 조건에 적응하고 순화되는 특성이 있어 불리한 환경에 대해서도 이겨낼 수 있는 저항력을 형성해 나간다. 미생물의 생존에 필요한 기본 요소로는 영양소, 온도, 습도, pH, 산소 등이다.

그러나 이들 조건이 생존에 적합하게 구비되었다 하더라도 물리적 환경 및 생물학적 환경과 미생물 상호간의 관계 그리고 미생물이 증식됨으로써 형성되는 새로운 환경 등이 미생물의 생존과 번식을 좌우하는 환경 요소로 작용한다.

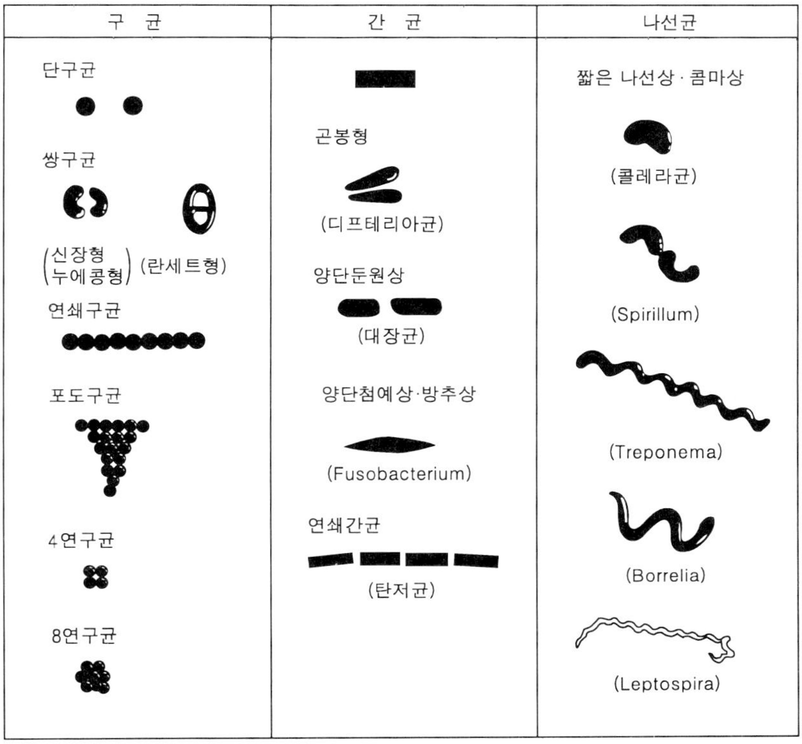

그림 4-1 세균의 형태

2. 진균(fungi)

세균은 세포로 이루어진 원핵생물이지만 진균은 곰팡이, 효모, 버섯 등과 같은 진핵 또는 단세포 생물을 말한다. 이 중에서도 광합성 능력이나 운동력이 없는 것을 균류라고 한다. 균류 중에서 세포벽이 없어 세포가 자유롭게 변형되는 것을 변형균(점균)이라고 하며, 견고한 세포벽이 있는 것을 진균이라고 한다. 변형균은 동물에게 질병을 일으키는 경우가 없으므로 세균학적으로 문제가 되는 것은 진균뿐이다.

진균은 진핵생물이므로 사람의 세포와 여러 가지로 유사한 점들이 많기 때문에 화학요법을 이용한 치료효과를 어렵게 하고 있다. 이 것을 선택독성이 낮다고 한다.

피부에 기생하는 진균은 죽은 세포의 각질에서 영양을 섭취하는 유기영양생물이며 대부분 호기성이므로 습기 있고 따뜻한 환경, 발이 물에 불었을 때, 발의 혈액순환이 잘 안될 때, 피부의 보호막 손상시, 당뇨병으로 인한 신진대사 장애, 치우친 영양섭취로 발생하기 쉽다.

3. 소독(Disinfection)

1) 소독의 용어 해설

· **소독**

소독이란 여러 가지 물리. 화학적 방법으로 유해 미생물의 감염 능력을 제거 하는 것을 의미한다. 약한 살균작용으로 세균의 포자까지는 죽이지 못한다.

· **살균**

유해 미생물을 여러 가지 물리·화학적 방법으로 신속히 죽여 없애는 것

· **멸균**

모든 병원성, 비병원성 미생물 및 진균을 전부 사멸시키거나 혹은 제거하는 것

· **방부**

미생물의 발육과 작용을 제거 또는 정지시켜서 부패와 발효를 방지하는 것

· **무균**

미생물이 전혀 들어 있지 않는 경우

· **위생(Hygiene)**

건강의 유지, 증진을 위하여 질병의 예방이나 치료에 힘쓰는 것

· **압력(Pressure)**

어떤 표면적에 수직으로 미치는 힘 또는 무게를 나타내는 것

· **절대압력(Absolute Pressure)**

절대 진공상태를 기준으로 측정한 압력. 지구상에는 항상 약 1kg/㎠ 무게의 압력이 존재한다.

· **독성**

세포를 구성하고 있는 원형질의 성분은 모두 비슷하기 때문에 이들 세포를 자극하는 물질들이 표면에 닿으면 독성을 나타낸다.

· **오염**

세균이나 독성물질로 더럽혀진 것

· **저항력**

인체에 병원이 침투해도 항체 때문에 발병하지 않는 힘

· **표면장력**

미생물이나 조직에 소독제가 침투하기 위해서는 소독제가 가지는 표면장력이 주요한 역할을 한다. 액체의 표면이 스스로 수축하여 가능한 작은 면적을 취하려는 힘

· **요산**

미생물 중에서 발견되는 트립토페인의 대사산물이며 정상적인 포유동물의 요(尿) 중에도 존재한다.

2) 이상적인 소독제의 구비조건

살균효과가 우수할 것, 세균뿐 아니라 곰팡이, 바이러스에 대하여 유효하며 효과가 빠르게 나타나고 살균 소요시간이 짧은 것이 좋다.

(1) 높은 살균작용을 가지고 있어야 하며, 석탄산계수(Phenol Coefficient)가 높아야 한다.
(2) 소독작용은 짧은 시간에 확실하고 효과가 있어야 한다.
(3) 화학적으로 분해되기 어려운 유기화합물이나 금속에서도 효과적이어야 한다. (침투력이 강해야 한다)
(4) 소독할 물건과 소독약 사이에 충분한 접촉을 하여야 한다.
(5) 부식성과 표백성이 없어야 하며, 사용방법이 간편하고 값이 저렴해야 한다.
(6) 물품은 상하지 않아야 한다(농도표시 등 규칙을 준수할 것).
(7) 안정성이 있을 것(유기물질, 비누, 세제나 물의 경도 등에 의해 효과가 변화되거나 저하되지 않는 것이 좋다)
(8) 독성이 없고 자극성이 적을 것
(9) 물에 쉽게 용해될 것(물과 잘 섞여 희석이 용이하고 세척이 용이해야 한다)
(10) 냄새가 없거나 냄새가 나더라도 불쾌감을 주지 않을 것

석탄산계수

이 계수를 산정 할 때는 시험 균주는 주로 장티푸스균 또는 포도구균이 사용되며 일정한 온도, 시간, 농도 등을 적당히 맞추어야 한다. 즉, 석탄산계수는 피검소독제와 석탄산을 각각 단계별로 희석하여 시험균(보통 장티푸스균)을 가하고 5분 동안에 살균되지 않으며 10분 동안에는 완전히 살균시키는 최대 희석배수를 구한 다음 피검소독제의 희석배수를 석탄산의 희석배수로 나눈 수치를 석탄산계수라 한다(표 4-1).

$$\text{석탄산계수} = \frac{\text{10분내에 사멸되는 실험소독약의 최대희석배수}}{\text{10분내에 사멸되는 석탄산의 최대희석배수}}$$

$$\text{A 실험 소독제의 석탄산계수} = \frac{500}{50} = 10$$

$$\text{B 실험 소독제의 석탄산계수} = \frac{200}{20} = 4$$

EX) A와 B는 각각 Phenol 보다 10배, 4배의 살균력이 강하다. 석탄산계수가 클수록 살균력이 강하며 계수 1.0을 phenol과 같은 살균력을 가진다.

표 4-1 석탄산계수 측정방법

소 독 약	희석배수	2.5분	5.0분	10.0분	15.0분
석 탄 산	40x	+	-	-	-
	50x	+	+	-	-
	60x	+	+	+	-
	500x	+	+	-	-
A 실험 소독약	500x	+	+	+	-
B 실험 소독약	200x	+	+	-	-
	250x	+	+	+	-

(+ : 실험균주 생존 , - : 실험균주 사멸)

3) 소독제와 미생물과의 상호 관련성에 영향을 주는 요인

(1) 접촉

소독제가 미생물을 사멸시키려면 우선 미생물에 소독제가 직접 접촉되어야 한다. 소독 또는 멸균하여야 할 물체 속에 약제가 충분히 침투 되도록 하기 위해서는 유기물질 덩어리와 같은 고체는 적당한 크기로 깨뜨려야 하며 표면장력이 낮은 소독제를 사용하여야만 잘 접촉하고 침투된다.

(2) 시간

멸균소독에는 작용시간이 가장 중요하다. 멸균소독에 소요되는 시간의 장·단점은 미생물의 특성, 소독제의 화학적 성질, 농도, 표면장력 접촉, pH, 온도, 유기물질의 양과 요인에 따라 결정된다.

(3) 온도

열에 의한 멸균 시 온도는 시간에 반비례한다. 즉 온도가 높아지면 멸균에 요하는 시간은 짧아지고 온도가 낮으면 시간이 오래 걸린다. 온도는 소독제와 같은 화학물질의 효력을 증진시키는 데도 주요한 인자로 작용한다. 즉 온도가 어느 정도 상승함에 따라 표면장력이 하강하고 화학반응이 촉진되기 때문에 낮은 온도보다 높은 온도가 효과적이다.

(4) 유기물질의 존재

승홍수나 석탄산과 같이 단백질을 응고시키는 소독제는 혈액, 농, 점액, 객담, 혈청, 대변 등에 내재되어 있는 유기물질을 응고시켜 외막을 형성시키므로 소독제와 미생물체와의 직접적인 접촉이 되지 않아 유기물질인 혈액이나 원형질 속에 들어 있는 이와 비슷한 물질들과 쉽게 결합되어 소독제 자체가 불활성화 되므로 소독작용이 약해진다. 이런 경우에는 충분한 소독을 기대하기 곤란하므로 대량의 소독제를 사용해야 한다.

(5) pH

pH는 미생물의 증식과 밀접한 관계가 있다. 모든 병원체는 대개가 중성(pH 7.0) 전후에서 잘 증식된다. 그러므로 pH가 강산성이거나 강알카리성 일 때에는 발육이 정지되거나 사멸하게 된다. 소독제는 pH가 산성은 낮을수록, 알카리성은 높을 수록 살균력은 강하다.

4. 소독법의 종류

1) 자연적인 소독법

(1) 희석에 의한 자연적인 소독법

감염원이 될 수 있는 것을 무한히 희석시키면 세균은 군락을 형성할 수 없으므로 발육이 지연된다. 세척이 그 좋은 예이다.

(2) 햇볕에 의한 자연 소독법

태양광선에 의한 소독은 우리 주변에서 흔히 사용되는 소독법으로 태양광선 중의 자외선에 의한 살균작용과 미생물 발육에 필수 조건인 수분을 제거하는 건조 작용에 의해 소독효과를 나타낸다. 그러나 자외선은 침투력이 약하여 표면에 존재하는 미생물에 대한 살균력은 높으나 미생물이 분비물이나 수분 등에 들어가 있는 경우에는 살균 효과가 낮아진다.

(3) 한냉에 의한 자연 소독법

저온은 세균의 신진대사를 억제하고 증식을 저지하기는 하나 사멸시키지는 못한다. 냉장 혹은 냉동법에 의해 미생물의 증식을 억제할 수는 있으나 다시 적정온도에 노출되면 다시 증식하기 시작하므로 저온으로 살균시키고자 할 때에는 동결과 건조법(동결건조법)을 동시에 적용시키는 것이 좋다.

2) 화학적 소독제

소독목적으로 쓰이는 화학약품을 소독약(disinfectants)이라 하며 병원성 미생물의 아포(Spore)까지는 사멸시키지 못하나 주로 병원미생물을 죽이거나 성장을 억제하기 위해 광범위하게 사용된다.

소독을 목적으로 사용되는 화학소독제는 목적에 따라 여러 가지가 있으나 각각의 장・단점이 있으므로 그 특징을 잘 파악하여 두어야 한다.

(1) 석탄산수(Phenol)

영국의 리스터(Lister)가 1852년에 최초로 외과수술에 사용하였다. 인체에는 잘 사용하지 않고 소독제의 평가기준으로 사용한다.

작용기전은 단백질의 응고작용 또는 세포를 용해시키는 작용을 하며, 소독에 사용하는 농도는 3~5% 수용액으로 실험대, 의류, 용기, 배설물, 오물 등의 소독에 쓰인다.

석탄산수는 세균과 진균 등에는 유효하지만 virus나 아포에는 작용이 약하고, 피부점막에 자극성과 마비성이 있으며 금속제품을 부식시키는 등의 단점이 있다.

현재 혈청 vaccine 등에 0.5% 배율로 방부목적으로 첨가한다.

(2) 승홍수(Sublimatum)

승홍을 물에 1,000~5,000배 희석한 살균제로 살균력이 아주 강하며 동시에 독성도 매우 강하다. 0.1-0.5% 용액으로도 영양형의 세균은 수분내 사멸하며 아포는 2-3시간 내에 사멸된다. 혈청이나 단백, 황산염이 공존하면 살균력이 현저히 저하된다.

점막면에 대해서 자극성이 강하고 금속을 부식시키며, 고무를 경화시키고 단백질을 응고시키므로 혈액, 혈청, 객담, 분변 등의 소독에는 약제가 내부로 침투하기 어려우므로 적당치 않다.

또한 금속 부식성으로 수술용 금속기구 등의 소독에 부적합하다.

(3) 크레졸수(Cresol)

일반세균(녹농균, 결핵균을 포함)에 유효하지만 아포균 바이러스에는 무효하다.
일반 병원균은 0.3~0.6%의 크레졸 용액에서 10분 이내 살균되지만 구균은 조금 더 저항성이 강하고 포자의 살균보다 더 높은 농도와 긴 시간을 요한다.

1%의 용액은 손, 피부, 소독에 유효하며 의류, 마포, 고무제품,프라스틱, 금속 및 도자기 등은 1% 용액에 담그어 소독한다. 유기물이 존재해도 살균력이 저하되지 않기 때문에 환자의 배설물, 토사물, 소독에는 3% 용액을 동량 혼합하여 사용하고 결핵환자의 객담도 3% 용액에 3시간 소독한다. 손상된 피부에는 사용해서는 안 된다.

(4) 포름 알데히드(Formaldehyde)

포름알데히드는 그람음성, 양성, 결핵균, 세균포자 바이러스 및 사상균에 이르기까지 광범위한 미생물에 대해 강한 살균작용을 갖고 있다. 포름알데히드는 여러 가지 화학약제와 반응 할 수 있으며 미생물에 대한 살균작용의 농도지수는 0.9 ~ 1.5%의 범위이다. 주로 금속, 고무, 플라스틱 제품의 기계, 기구에 1-2%의 용액이 사용되나, 자극성과 독성이 문제가 될 수 있다.

배설물이나 체내 분비물 소독에는 침투성이 없어 부적당하며, 작용시간은 24시간 방치하여야 하고, 기준온도(22℃) 보다 낮아지면 살균력이 저하된다.

(5) 알코올(Alcohol)

알코올 중 살균제로 이용되어지는 것은 에탄올(Ethanol)과 이소프로판(Isopropanol)이다. 보통 70 ~ 80%의 농도를 사용하고 있다. 이소프로필 알코올은 30 ~ 70% 수용액에서 살균력이 강하다.

알코올의 살균력은 탄소수가 많을수록 증강된다. 살균작용의 기전은 단백질의 변성 lipoid용해 효소활성 저해로 살균작용을 나타낸다.

손소독, 주사할 때, 피부소독 등에 많이 쓰인다. 일반적으로 소독력은 약하며 어느 농도에서도 아포에는 효과가 없다.

(6) 계면활성제

① 음성비누(Anionic Soap) : 보통비누로 살균효과는 약하지만 표면장력에 의한 균의 제거에 이용된다. 세정작용은 높고 살균작용은 낮아 소독제로 쓰기 곤란하다.

② 양성비누(역성비누, Cationic Soap, invert Soap) : 자극성이나 독성이 약하고 강한 살균력을 가지고 있다. 보통 10% 원액으로 실제 사용할 때는 100~500배로 희석하여 손, 피부점막 그리고 식기, 금속기구 등을 소독한다.
물에 잘 녹고 무색무취하나 음성비누에 비하면 세정작용이 적다.

(7) 과산화수소(Hydrogen Peroxide, H_2O_2)

과산화수소수의 분해에 의해 발생되는 발생기 산소가 강력한 산화력을 가져 미생물을 살균할 수 있다. 과산화수소수는 살균 및 표백, 탈취작용을 나타내어 표백제 및 모발 등의 탈색제로도 사용된다. 시판되는 제품은 2.5-3.5%의 과산화수소수를 함유하고 있으며 무색 투명하고 냄새가 거의 없다. 보통 상처의 표면을 소독하는데 사용한다. 자극이 적어서 4-5배 희석하여 인두염 및 구내염 등에 이용되고 3-10배 희석하여 기구세척 등에 이용된다.

1881년 Thenard에 의해 발견되었으며, 강력한 산화력에 의하여 미생물을 살균할 수 있는 소독약제로서 표백, 탈취 및 살균 등의 작용을 나타내기도 한다.

순수한 과산화수소는 옅은 초산냄새가 나며, 무색 투명한 액체이며, 35%의 농도를 사용하고 있다. 살균력과 침투성은 약하고 지속성도 부족하지만 발포작용에 의해 상처 표면을 소독한다.

피부 창상, 궤양 부위, 구강, 이비인후의 살균소독에 사용하며 3-10배 희석하여 표백제 및 모발의 탈색제로 이용하기도 한다.

(8) 요오드 : 옥도정기(Iodine, tincture)

요오드 6%, 요오드 칼륨 4%를 70% 에탄올 100㎖에 용해 한 것은 강한 살균력이 있어 외과수술시 피부소독 등에 사용하며 점막이나 상처에는 자극성 때문에 쓰기 곤란하다. 요오드는 세균과 아포도 사멸시킬 수 있다.

요오드는 매우 강력한 살균력을 가지고 있어서 바이러스, 세균, 포자, 곰팡이, 원충류, 조류 등과 같이 광범위한 미생물에 대하여 살균력을 가지고 있다.

요오드는 pH가 낮은 산성하에서 살균력이 강하고 알카리성에서는 살균력이 현저하게 저하된다. 우리가 보통 사용하는 요오드 용액은 요오드 틴크(옥도정기)로 에탄올에 녹인 요오드액(2%)이다. 피부나 창상의 소독에 사용된다. 요오드는 살균력이 강력하다는 장점을 가지고 있으나 피부 자극과 금속의 부식성이 있어 주의해야 한다.

(9) 염소살균제

염소살균제의 살균효과는 차아염소산(HOCl)에 의해 나타나며 살균력이 매우 강력하여 바이러스, 세균, 항산성균, 포자, 사상균, 조류, 원충류와 같은 광범위한 미생물에 모두 유효하다.

염소가스는 강력한 살균력을 가지고 있어서 수돗물 및 하수의 소독에 이용된다. 전염병 발생시의 소독, 기구소독, 손 소독, 음료수의 소독, 수영장의 물 소독, 식기 소독 등 다양하게 사용된다. 이 살균제는 독성이 적고 값이 저렴하나 금속 부식성 및 피부 자극성이 있다.

(10) 중금속 화합물

수은, 은, 동 등의 이온은 각각 단백질과 결합하는 성질이 있기 때문에 염류 상태의 높은 농도에서 단백질 응고와 조직에 상해작용을 한다. 유기수은제는 인체 축적작용과 공해 때문에 제조가 금지되어 있다.

질산은($AgNO_3$)은 눈의 결막 및 요로 점막의 소독에 사용되며, 특히 1%의 질산은은 출산시 임질균에 의한 신생아의 안염예방에 사용된다.

14세기때 페스트에 걸려 많은 사람들이 희생되었지만, 귀족들은 은수저, 은그릇을 사용하였던 결과로 페스트로부터 무사하였다는 이야기도 있듯이, 은용액은 감기나 인플루엔자(독감)를 비롯한 모든 전염병과 박테리아, 진균류, 바이러스, 특히 감염상태에서 발견되는 연쇄상구균과 포도상구균에 의한 모든 부패에 예방효과가 있으며, 무독성이고 인체에 부작용이 없어 천연 항생제로 널리 쓰이고 있다.

3) 화학 소독약품을 사용할 때의 주의사항

(1) 취급시 주의

소독약품은 의약품으로서 약사법에 의해서 취급되고 있다. 약전에 기재되어 있는 것과 수록되지 않은 것이 있으며, 독성이 강한 극약품에 속하는 것들도 있다.

시판되고 있는 약품은 대부분 사용농도 보다 고농도이므로 희석 또는 상승효과를 위해 다른 약제를 첨가할 경우 그 취급에 상당한 주의를 해야 한다.

(2) 소독제 사용할 때 주의할 점

① 대부분의 소독제는 사용 농도보다 고농도로 시판되므로 사용할 때 적절한 농도로 희석하여 사용한다.

② 피부나 점막 자극 등의 독성이 있는 것이 많으므로 주의를 요한다.

③ 대부분의 소독약품은 고온, 산소, 광선 등에 불안정하여 살균효과가 저하될 수 있으므로 저온의 어두운 곳, 차광 용기에 밀봉하여 보관하는 것이 좋다.

④ 소독약품은 생물에 대한 작용이 강한 화학약품이므로 일정농도 이상이 폐수에 포함되면 여러 가지 환경오염을 일으킬 수 있으므로 남용하지 않도록 해야 하며 충분히 희석시켜 버리도록 한다.

(3) 농도표시

소독약품의 농도표시에는 중량 백분율(W/W %), 중량용량 백분율(W/V%), 용량용량 백분율(V/V %) 혹은 백만분율(PPM) 및 희석배수 등 여러 가지 단위가 이용되고 있다.

유효성분이 고형인 것은 중량용량 백분율(W/V %), 액체인 것은 용량백분율(V/V %), 미량인 것은 백만분율(PPM) 등으로 표시한다.

보관 중이거나 사용 중인 용기에는 약품 명, 농도, 조제 년. 월. 일 등을 정확하게 표시하고 독약이나 극약인 경우는 약사법 규정대로 「독(毒), 극(劇)」자로 표시한다.

(4) 소독약품의 부작용

① 조직 자극성이 있으므로 상처나 점막 자극에 주의해야 한다.

② 피부의 과민반응(홍반, 가려움증, 부종)을 일으키므로 이런 증상이 생길 때는 즉시 중단한다.
피부에 묻지 않도록 주의하며 인체에 직접 사용하는 것은 피하고 눈에 들어갔을 때는 즉시 물이나 증류수로 세척하고 전문의에게 상담을 한다.

③ 소독액 사용 시에는 마스크 착용과 고무장갑을 끼고 처리한다.

④ 알레르기 반응에 민감한 경우에는 신중히 소독약을 다루며 반드시 농도를 확인한 후에 정확한 희석배수를 적용하여 사용토록 한다.

4) 물리적 소독법

멸균(Sterilization)은 대표적인 물리적 소독법으로 병원성 및 비 병원성을 막론하고 모든 미생물의 영양형은 물론 포자까지도 파괴시키는 방법으로 멸균은 소독을 의미하지만 소독은 반드시 멸균을 의미하지는 않는다.

물리적 소독법에는 ①저온살균법, ②자비 멸균법, ③소각 멸균법, ④화염 멸균법, ⑤건열 멸균법, ⑥고압증기 멸균법, ⑦자외선 멸균법, ⑧방사선 조사법 등이 있다.

(1) 저온살균법(Pasteurization)

저온살균법은 포도주의 부패를 방지할 목적으로 프랑스의 세균학자인 루이 파스퇴르(Pasteur Louis, 1882-1895)에 의해서 고안된 살균법이다.

62~65℃에서 30분간, 또는 75℃에서 15분간 가열하여 아포를 형성하지 않는 세균을 영양가나 맛을 유지하면서 살균하는 방법이다. 현재는 결핵균, 살모넬라균의 감염방지를 목적으로 식품류, 즉 우유와 같은 것을 살균할 때 이용된다.

장점으로는 우유의 경우 영양가를 잃지 않으며 제 맛을 낼 수 있다는 점이며, 단점으로는 비 병원성 부패균은 죽이지 못하므로 부패하기 쉬워서 꼭 냉장고에 두어야 한다는 점이다.

(2) 자비 멸균법(Sterilization by Boiling)

완전한 멸균은 기대하지 못하나 가장 간편한 방법으로 물을 끓여서 사용하며 멸균에 널리 사용된다. 100℃ 온도에서 10~15분간 끓여서 아포를 형성하지 않는 세균을 사멸시키는 방법으로 일반적으로 영양형의 세균, 진균, 다수의 virus는 50~70℃에서 수분 내 사멸되므로 실제로 이용가치가 높다.

끓이는 물에 1~2%의 중조(중탄산나트륨)나 1~2%의 붕소, 5%의 석탄산(페놀), 혹은 2~3%의 크레졸 비누액을 가해 주면 세척작용과 살균력을 높이고 금속기구가 녹스는 것도 방지할 수 있다. 이 방법은 세균의 포자나 간염 바이러스, 원충류의 알(cyst) 등에는 효과가 없다.

(3) 소각 멸균법(Incineration Disinfection)

소각은 일종의 화염멸균법으로 미생물에 오염된 가운, 수건, 휴지, 침 등을 담았던 용기나 쓰레기 같은 재생가치가 없는 것을 불에 태워 멸균시키는 가장 쉽고도 안전한 방법이다.

태우는 장소는 일정한 시설과 안전기준에 부합한 곳이라야 하며, 다량의 물품을 소각시켜야 할 경우에는 소각 대행기관에 의뢰하거나 적법한 절차를 따라 허가를 받아야 한다.

(4) 화염 멸균법(Flaming Sterilization)

물체를 직접 불꽃에 접촉시켜서 표면에 붙어 있는 미생물을 태워 죽이는 방법으로 가스버너, 알코올램프 등의 불꽃으로 유리기구, 도자기 등의 표면이나 금속기구를 멸균할 때 사용된다. 핀셋이나 백금선 등을 불꽃 중에 직접 20초 이상 가열한다.

(5) 건열 멸균법(Dry Heat Sterilization)

건열 멸균기(Dry Oven)를 사용하여 미생물을 탄화시켜 멸균하는 방법이다. 보통 160~180℃에서 1~2시간 동안 건열하여 미생물을 산화 또는 탄화시켜 미생물 및 포자를 완전히 멸균하는 방법으로 사용하는 유리기구, 주사기, 금속 및 유지, 글리세린, 자기류, 탈쿰 분말(Talcum Powder) 등의 멸균에 이용된다.

(6) 고압증기 멸균법(Sterilization by High Pressure Steam Autoclaving)

현재 병원이나 실험실 등에서 가장 많이 이용되는 멸균법으로 100-135℃의 수증기로 멸균하는 방법이다. 여기에는 고압 멸균장치가 필요하다. 보통 많이 사용하는 방법은 121℃에서 15~20분간 가열하는 것이다. 100℃ 이상에서도 변질되지 않는 물품만을 멸균할 수 있다.

고압솥(Autoclave)을 사용하여 일반적으로 121℃에서 평방인치마다 15파운드 수증기압에서 15~20분간 멸균하는 방법으로 초자기구, 자기류, 의류, 거즈 및 약액 등의 멸균에 쓰인다. 미생물은 모두 사멸되지만 일부 바이러스는 멸균되지 않는다.

(7) 자외선(Ultraviolet)

자외선 중에서 파장 260~280nm 부분이 살균력이 강하다. 자외선은 세균의 핵산에 흡수되어 장애를 유발시킴으로써 살균작용을 한다.

자외선은 피부에 멜라닌 색소침착, 진피층에 vitamin D 형성, 혈구의 증가, 신진대사의 항진, 세균감염에 대한 저항력 항진 등의 효과가 있기 때문에 건강선(생명선)이라고도 하지만 파장이 260~280nm을 넘으면 반대로 설안염, 결막염 및 피부암 등을 유발하는 경우도 있다.

주로 자외선을 쪼여서 멸균하며 용도는 무균실, 발관리실, 수술실의 바닥 표면에 부착된 미생물이나 공기 중에 떠 있는 미생물을 파괴시킬 목적으로 이용된다. 또한, 햇빛을 이용한 미생물 파괴방법도 자외선 멸균의 좋은 예이다. 그러나 자외선은 침투력이 약하여 소독물의 내부와 빛이 닿지 않는 그늘진 곳에는 멸균되지 않는다.

(8) 방사선(Radiation)

X선 및 알파, 베타, 감마선은 살균력이 있으며 Cobalt 60의 감마선으로 건열이나 높은 습열로 멸균할 수 없는 plastic 제품이나 기구류, 특히 1회용품인 주사기, 장갑, 수혈 set 등의 멸균에 이용된다.

방사선은 물질에 대한 투과력이 극히 강하여 내부의 미생물도 사멸시킬 수 있으나 방사선에 장시간 노출되면 발암 등의 장애가 나타날 수 있으므로 주의해야 한다.

표 4-2 멸균과 소독의 차이점

멸 균	소 독
◦ 강한 개념	◦ 약한 개념
◦ 아포까지 사멸	◦ 감염력만 없앰
◦ 미생물이 전혀없는 무균상태	◦ 아포가 살아 있을 수 있다.

5. 발관리 분야의 위생

1) 발관리실 환경

(1) 관리실 내에서 질병을 일으키는 병원균

① 곰팡이류
② 효모 (칸디다)
③ 사상균
④ 박테리아
⑤ 바이러스

위의 것들은 모두 포자를 형성한다. 따라서 이러한 포자는 물리적, 화학적 변화에 강하다. 따라서 제거하기가 힘들다.

(2) 작업장(발관리실)의 환경조건

① 벽, 천장, 바닥, 장비는 먼지가 없어야 하고 닦을 수 있어야 한다.
② 작업장은 밝고 따뜻하고 환기가 잘되어야 한다.
③ 배관이 잘 소통되어야 한다.
④ 모든 쓰레기는 청소 후 뚜껑이 있는 용기에 담는다.
⑤ 버퍼, 파일링시에는 먼지가 나므로 마스크를 착용한다.
⑥ 바닥에 떨어진 물건은 반드시 소독하여 사용한다.
⑦ 발관리에 사용하는 족탕기, 각탕기, 스파 등은 사용 후 반드시 소독한다.
⑧ 베드의 겉면과 베드 위에 깔아 놓은 비닐 등은 70% 알코올을 사용하여 닦는다.
⑨ 그라인더(플레져)나 버퍼는 1회용을 개인용으로 사용한다. 공동으로 사용하면 버퍼 표면에 균이나 오염물질이 묻어 있어 다른 사람에게 직접적으로 전파시킬 수 있다.
⑩ 면도날(크레도, 호불)을 이용한 굳은살 제거시 면도날은 매 고객에게 사용할 때마다 교환하고, 사용 후 70% 알코올에 20분간 담갔다가 물기를 완전히 제거한 후 자외선 소독기에 보관한다.

※ 미국의 경우 면도날을 이용한 굳은살 제거는 1997년부터 법적으로 금지하고 있다.

⑪ 지압봉은 개인용 사용이 원칙이다. 사용 후에는 락스를 물과 1:10의 비율로 희석한 용액에 20분이상 담근 후 흐르는 물에 잘 헹구어 타올로 닦고 통풍이 잘 되는 그늘에서 말린다.

⑫ 족문 관찰기(Photo Scope)는 고객의 발이 닿는 부분은 70% 알코올을 적신 솜으로 닦아준다.

⑬ 발판은 온수에 항균세제를 희석한 용액으로 솔을 이용하여 깨끗이 씻어 준다. 특히 틈새에 먼지가 끼지 않도록 보관한다.

(3) 발관리사의 개인 위생

① 깨끗한 유니폼을 입는다.

② 손톱은 짧게 자르고 시술 시에는 반지를 뺀다.

③ 손에 상처가 나지 않게 하며, 시술 전후에는 반드시 손을 소독한다.

④ 입이나 몸에서 냄새가 나지 않도록 주의를 한다. 지나치게 강한 향수의 사용도 삼가야 할 것이다.

⑤ 감기 등의 질환을 앓고 있을 때에는 작업을 중지한다.

⑥ 고객의 건강상태에도 유의하여 질병의 전파에 조심한다.

2) 발관리실의 소독

(1) 발관리실의 고객

상담이나 관리에 들어가기 전에 우선 손님에 대한 발관리 기록카드를 작성한 후 발과 다리에 대한 검사에 들어가도록 한다. 손님에 대한 질문이나 검사결과를 작성하기 위해서는 발관리 기록카드를 준비해야 한다.

발관리 기록카드에는 손님의 발에 대한 전반적인 상태를 상세히 기록하도록 한다. 예를 들어 발의 종류, 피부의 변형, 발톱의 변형, 발가락의 변형 등을 작성한다. 또한 발관리 판매 제품이나 발관리자의 이름을 기록하여 손님의 발관리 상태나 문제점을 한눈에 알아볼 수 있도록 한다.

(2) 발관리실의 위생조건

발관리의 소독은 우선 예방 차원에서 전염성질병(무좀, 박테리아, 바이러스)요인을 제거하는데 의의가 있다. 발관리 도중에 피부접촉이나 기구에 의한 간접 접촉으로 인하여 전염되기 때문에 주의해야 한다. 따라서 발관리실은 다음과 같은 위생적인 조건을 갖추어야 한다.

① 개인적인 위생

발관리사의 개인적인 위생은 우선 몸을 깨끗이 하도록 한다. 특히 손을 청결하게 하고 손 소독액을 준비해 놓도록 한다. 손가락의 작은 상처는 1회용 밴드로서 다른 균이 침투하지 못하게 잘 감싸주도록 한다. 특히 발관리는 곰팡이나 바이러스, 박테리아 이외에도 직접적인 피부접촉에 의해서 또는 기구에 의한 간접적인 접촉으로 인하여 질병이 전염될 수 있기 때문에 소독에 주의해야 한다.

위생복은 신선하고 깨끗해야 하며 손톱은 짧게 자른다. 발반사요법을 할 때에는 반지를 손에 끼고 하지 않도록 유의하며, 입이나 몸에서 악취를 풍겨서 손님에게 불쾌감을 주지 않도록 한다.

관리 후에는 손을 다시 소독하고 씻은 후에 피부보호 크림을 발라 준다.

② 관리실의 위생

관리실은 밝고 환풍이 잘 이루어져야 한다. 바닥은 깨끗하고 나무로 된 바닥재를 깔거나 타일로 장식하면 좋다. 양탄자는 먼지를 많이 유발하기 때문에 발관리실의 바닥재로는 적합하지 못하다. 커텐은 자주 빨아서 청결하게 하며 관리실의 전체적인 색상조화에도 신경을 써야 한다. 조명 또한 공간과 작업실에 중요한 역할을 한다.

③ 발관리 기구의 위생

기구를 깨끗이 소독하여 병균을 옮기지 않도록 주의해야 한다. 만약 미처 소독을 하지 못할 경우를 대비해서 1회용 기구를 미리 준비해 두도록 한다. 특히 당뇨병 환자의 경우 일반 사람보다 관리 도중 기구에 의한 상처를 통해 감염될 우려가 많기 때문에 각별히 주의해야 한다. 이러한 사태를 방지하기 위하여 카비넷이나 입구에 혈우병 또는 당뇨환자는 관리사에게 미리 사전에 알려 주도록 부탁하는 문구를 붙여 놓도록 한다.

위생관리에 들어가기 전에 손님의 발에 소독약을 뿌려서 무좀이나 다른 병원균에 감염되지 않도록 유의한다. 또한 발에 땀이 나서 냄새가 나거나 더러운 상태일 경우에는 각탕기에 발을 약 5분 정도 담가 둔다.

(3) 발과 손 소독제

손, 발 소독제로 적당한 것은 포름알데히드나 은용액 등이 많이 쓰인다. 특히 발의 피부진균이나 세균에 효과적이며, 방취력이 뛰어나서 발이나 양말 또는 신발 등에 직접 뿌린다.

(4) 발관리실에서의 소독법

주로 관리실, 침대, 작업 테이블, 바닥 등에 적합한 소독제로서는 포름알데히드나, 알코올, sagrotan 등이며 바이러스, 효모균, 진균에 대해 효과적이다. 발 위생용 기구 소독에도 효과적이다.

3) 발관리 기구 소독

발관리 기구들의 소독을 철저히 하여 기구로 인해 병원균이 전염되지 않도록 유의해야 한다. 또한 기구의 재질이나 소독기의 사용법을 제대로 파악하여 기구가 변형되거나 손상되지 않도록 유의해야 한다. 기구를 소독하는 방법은 다음과 같다.

(1) 소독기의 종류

① 알코올 소독기

알코올이 담겨 있는 용기에 기구를 담가 두는 소독법으로 손, 발소독, 주사할 때, 피부소독 등에 많이 쓰인다. 일반적으로 소독력은 약하며 어느 농도에서도 아포에는 효과가 없다.

알코올의 살균력은 탄소수가 많을수록 증강된다. 살균작용의 기전은 단백질의 변성 lipoid용해 효소활성 저해로 살균작용을 나타낸다.

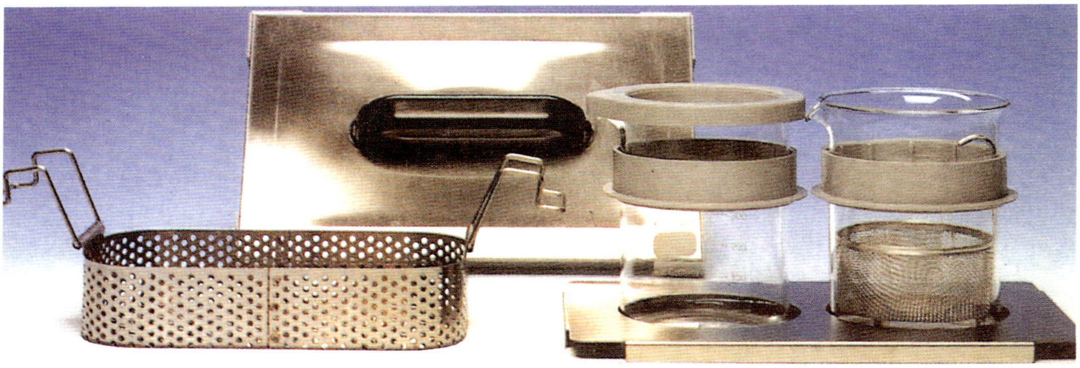

그림 4-2 알코올 소독기

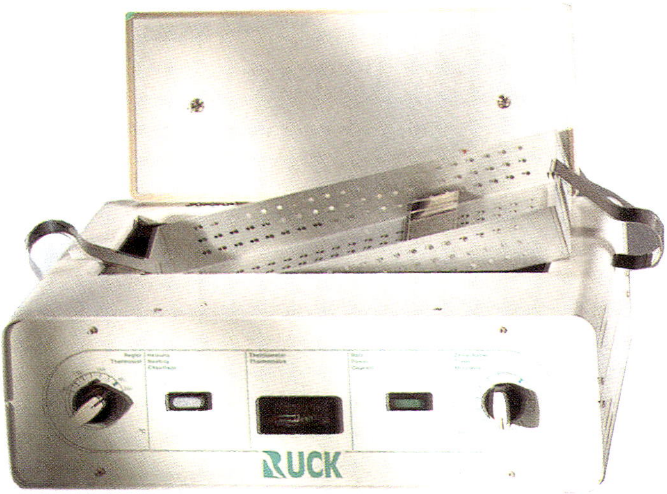

그림 4-3 건열 멸균기

② 건열 멸균기

기계 안에 기구를 넣어서 180-200℃의 온도에 맞춰 공기로 열을 가해서 기구를 소독하는 방법이다. 이때 소요되는 시간은 약 30분 정도이다. 이 소독기는 바깥쪽에 열 온도 조절 장치와 온도계가 장착되어 있다.

③ 고압증기 멸균기(Autoclave)

고압증기 멸균기에 삶아서 소독하는 방법으로서 120℃로 소독할 경우에는 약 20분 정도 소독하며 134℃일 때에는 약 5분 정도 소독한다. 이때 중탄산나트륨(소다)를 약 0.5%섞어 주면 더욱더 큰 효과를 볼 수 있다.

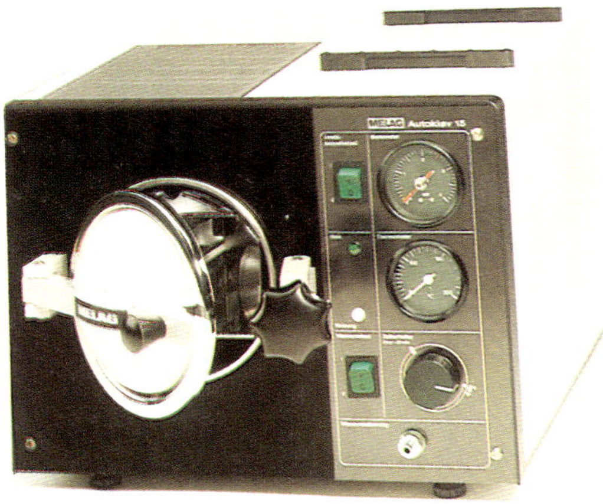

그림 4-4 고압증기 멸균기(Autoclave)

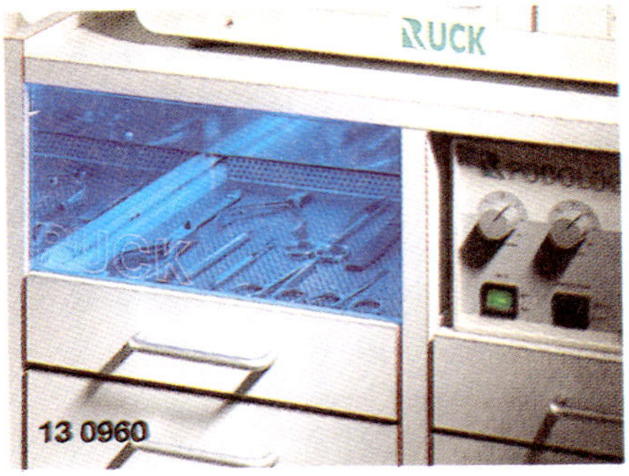

그림 4-5 자외선 소독기

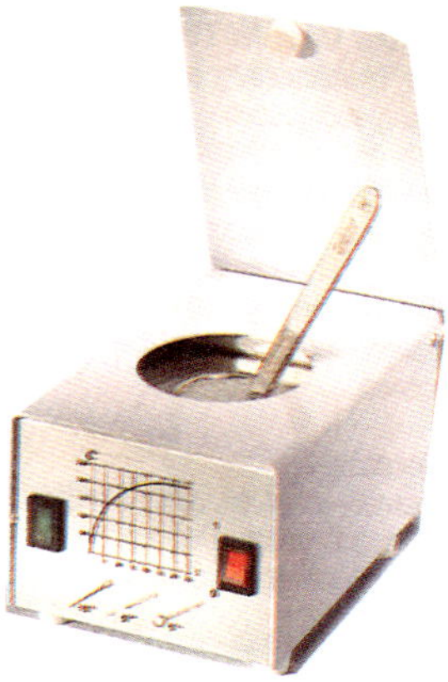

그림 4-6 크리스탈 소독기

④ 자외선 소독기

자외선 소독은 미리 기구를 소독 약품에 소독한 후 물기를 깨끗이 닦아 낸 다음 다시 자외선(UV)으로 소독하는 방법이다.

관리실에서 일반적으로 가장 많이 쓰이는 소독기구로서 고압증기 멸균기와 함께 많이 사용한다.

⑤ 크리스탈 소독기

용기 안에 크리스탈을 집어넣고 온도를 약 220-240℃로 가열시켜 멸균할 도구를 소독하는 기구이다. 이때 주의할 점은 기구를 너무 오래 동안 용기 안에 담가 두면 기구가 손상될 수 있다는 점이다.

높은 열을 이용하여 기구를 소독하기 때문에 재질이 약한 기구는 5초를 넘기기 않도록 하며, 금속제품이라고 해도 20-25초 정도 담가 두면 소독이 된다. 크리스탈이 가열되는 시간은 약 15-20분 정도 걸리며, 수백개의 조그마한 크리스탈이 사용되기 때문에 분실할 염려가 있으나 언제나 반복해서 쓸 수 있는 장점이 있다.

제 5 장 발의 구조와 해부생리학

심장에서 박출되어 나간 일정량만큼의 혈액이 회수되어 돌아오지 못한다면 신선한 혈액을 공급받아야 할 각 기관은 제 기능을 발휘할 수 없게 되어 일상생활에서 차츰 저항력의 감퇴로 몸이 허약해질 것이 자명한 이치이다.

- 발의 신비

일생 동안 체중을 감수하면서 지구의 4바퀴 정도를 도는 것만큼이나 걷거나 뛰는 데도 발바닥이 닳아 버린다거나 발목뼈가 부숴지지 않는다는 것이 첫번째 신비이고, 냄새나고 인체의 어느 부분보다도 소외된 부분인 발바닥에 자그만치 7,200개의 신경반사대가 있어, 피로하고 몸이 아플 때 발바닥을 주무르고 자극하면 곧 몸의 원기를 회복하게 된다는 것이 발이 가지고 있는 또 하나의 신비스러움이라 하겠다.

즉 발이 아프면 반드시 거기에 상응하는 몸이 아픈데 이런 관점에서 발이 있는지 없는지를 모르고 사는 사람은 진정으로 건강한 사람이라고 할 수 있다.

- 발의 기능

발의 기능은 인간이 살아 있는 일생 동안 체중을 감수하면서 이동하기 위한 보행기관이다. 직립 인간의 발은 ① 인체의 기초 구조역할(인체의 주춧돌 역할)을 하며, ② 인체에 가해지는 충격을 흡수하고 ③ 균형을 유지하며, ④ 지렛대 작용을 하는 복합기관이다.

인간은 2개의 다리로 신체를 지탱하며 걸어다닌다. 그것도 양쪽 발이 각각 한쪽 발에 3군데씩이나 하중을 분산하여, 세발 자전거처럼 넘어지지 않고 안전하게 움직이며 운동할 수 있는 것이다.

발과 손의 뼈는 구조적으로 닮아 있으나 그 기능이 다를 뿐이 아니라 구조도 손가락뼈가 더 짧은 것이 특징으로 그 기능면에서 볼 때 당연한 것이라고 본다. 발의 뼈는 좌우 도두 52개이며, 엄지발가락을 제1발가락이라 하고 순서대로 제2, 3, 4발가락, 그리고 새끼발가락을 제5발가락이라 한다.

이는 제1발가락이 발가락뼈가 2개로 관절이 하나로 되어 있는 반면 다른 4개에는 말절, 중절, 기절이 있고 각각 그 뼈 사이가 제1, 제2발가락 관절이 된다. 연이어 계속되어지는 발가락뼈에 대응해서 5개의 발바닥뼈가 있으며 그중 제1발바닥뼈가 가장 힘이 센 큰 뼈라고 볼 수 있다.

여기의 발가락뼈(제1발가락에서 제5발가락뼈)와 발바닥 뼈(제1발바닥 뼈에서 제6발바닥 뼈의)관절을 지나는 선은 발의 반사요법에서는 수평대, 즉 상지대라 하고 발바닥뼈와 발바닥뼈 사이의 발바닥뼈등은 반사요법에서 많이 사용하는 중요한 부위가 된다.

다음으로 제1, 제2, 제3의 발바닥뼈는 각각의 제1, 제2, 제3 쐐기골과 입방골로 연결되며 그 나열모습은 종적 방향보다는 차라리 횡적 방향으로 강하게 이어져 있다.

1. 인체의 구조와 기능

- 신체Body
  - 체간Trunk
    - 두(머리)Head
    - 경(목)Neck
    - 몸통 Trunk
      - 흉(가슴) Thorax
      - 복(배) Abdomen
      - 골반 Pelvis
  - 체지Limbs
    - 상지Upper limb
      - 상완 Arm
      - 전완 Forearm
      - 수(손) Hand-수지(손가락) Finger
    - 하지Lower limb
      - 대퇴 Thigh
      - 하퇴 Leg
      - 족(발) Foot - 족지(발가락) Toe

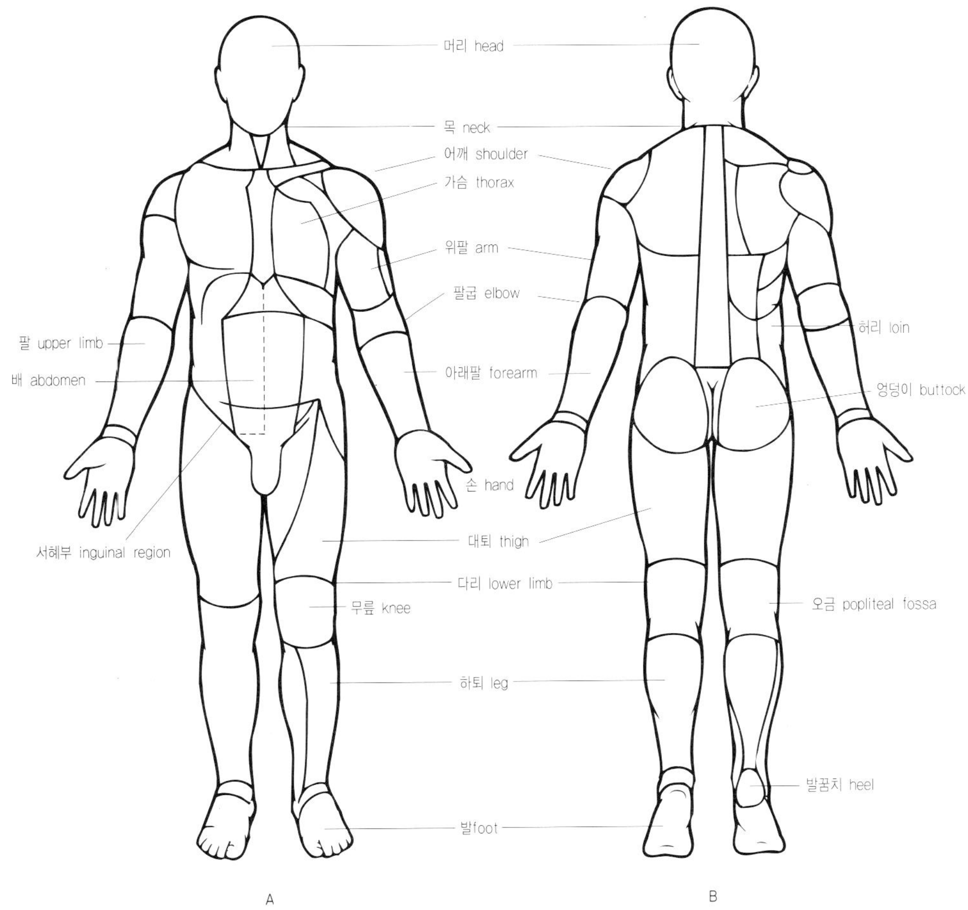

그림 5-1 인체의 구분 앞(A), 뒤(B)

1) 세포의 구조와 기능

세포는 생물체의 구성, 기능, 유전의 가장 기본이 되는 단위로 세포(Cell) → 조직(Tissue) → 기관(Organ) → 시스템(System)으로 형성되어 생명체가 하는 모든 기능을 담당하게 된다.

모든 세포들은 세포막(Cell membrane), 세포질(Cytoplasm) 그리고 핵(Nuclear)으로 구성되어 있다. 세포막은 이온의 물질통과를 조절하고 세포질은 물질대사 기능을 수행하며, 핵은 세포의 발생과 기능을 조절한다. 세포질 내에는 각각의 기능을 수행하는 세포 소기관(Cell organelles)이 존재해 있다.

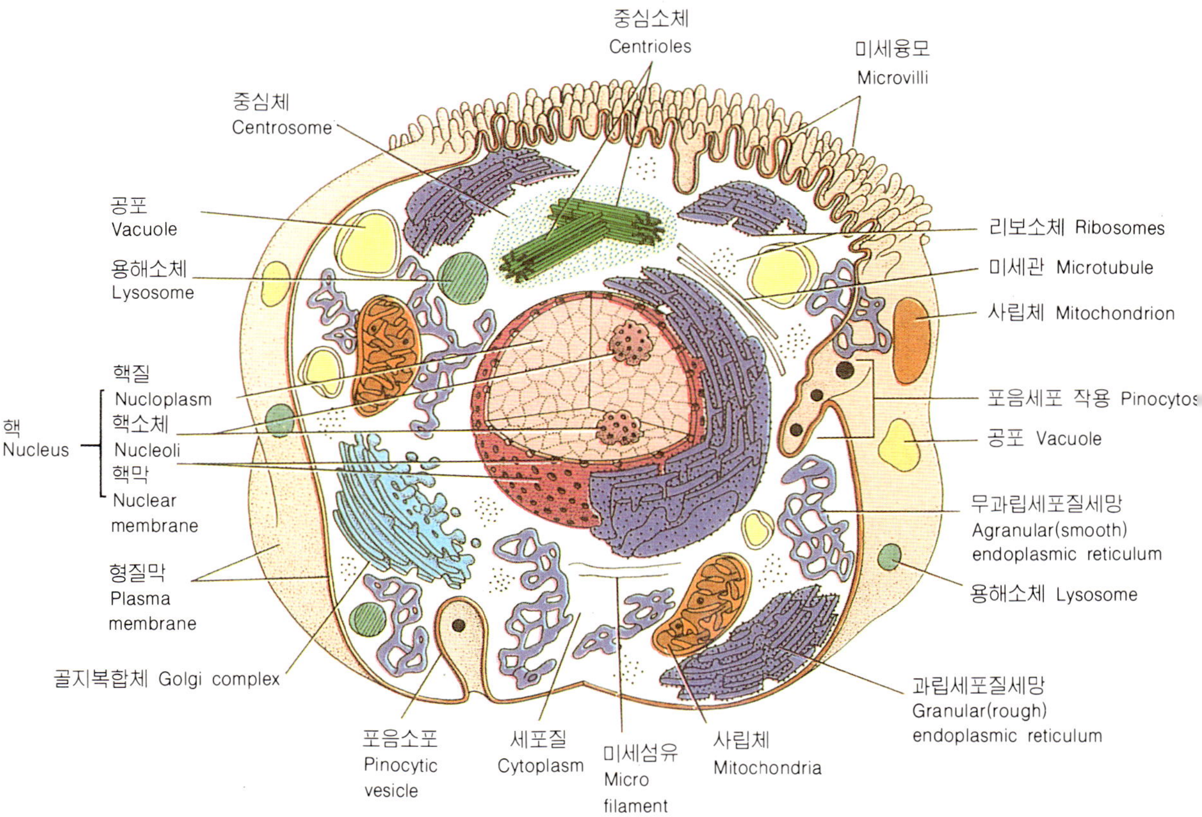

그림 5-2 세포의 구조

2) 생명체의 특성

(1) 대사(metabolism)

생명체는 섭취한 물질을 체내에서 분해 및 합성, 즉 이화(catabolism) 및 동화(anabolism)작용을 통해 열과 에너지 및 그 부산물을 계속적으로 생성하여 100조(兆) 이상의 세포가 에너지 평형을 유지하도록 하는데 이것을 대사라 한다. 즉 생체내에서 일어나는 화학반응과 그에 따른 에너지의 전환과정을 통틀어서 대사라고 하며, 이 작용이 중단되면 생명을 잃게 된다.

(2) 성장(growth)

동화작용이나 이화작용을 통한 흡수물질의 저장과 에너지 전환과정을 통한 기능적 역할의 결과로 생물체는 세포의 수, 크기, 무게, 복잡성이 증가되면서 성장하게 된다.

생물은 세포의 구성에 수치가 따르는데 단세포 생물의 성장은 세포의 크기만 증대되나 다세포 생물은 세포이 수가 증가할 뿐만 아니라 세포의 크기도 증대하게 된다.

(3) 생식(reproduction)

생물은 자기와 똑같은 후세를 남기려는 본능이 있다. 그와 같은 특성으로 개체수가 증가하는데, 모체로부터 둘 혹은 그 이상으로 나뉘어지는 이분법과 출아법부터 정자(sperm)와 난자(ovum)의 수정을 통한 생식까지 다양한 방법이 있다.

(4) 적응(adaptation)

주위환경의 변동에 대응하여 이에 알맞게 형태나 기능을 조정하여 대처할 수 있다. 장기간 번식에 의한 성장과 발달을 통해 환경적응 능력을 갖추어 가는 진화를 일으킨다. 따라서 생물체는 시시각각 일어나는 환경변화에 대한 반응을 하는 피자극성 또는 흥분성을 갖고 있다. 이것을 적응이라고 하며, 이러한 특성이 있기 때문에 생물의 개체 생존이나 번식에 유리한 상태를 갖게 되는 것이다.

(5) 유기적 개체(organization)

생물체는 그 생물체를 구성하고 있는 각 부분이 상호 연관을 맺으면서 지배와 피지배 및 조절과 협동 등의 상호 협조 체제를 이루면서 각 부분이 기관으로 통합되어 하나의 통일된 개체를 이룬다. 이것을 유기체라고도 한다.

(6) 항상성(homeostasis)

생물체는 체내·외를 불문하고 환경의 변화와 자극에 대한 반응을 적절히 하여 어떠한 경우에라도 내부기능을 일정하게 유지하려는 본능을 갖고 있는데, 이를 항상성이라고 한다. 따라서 항상성 균형의 감퇴현상이 노화현상으로 나타나며, 이 균형이 심하게 깨어지면 질병 등의 체내 이상 현상이 나타나게 된다. 이처럼 체내·외가 전체적인 기능을 일정하게 유지해 가는 기전을 총칭해서 coordination mechanism 이라고 하며, 여기에는 무의식 중의 모든 장기의 기능 조절, 즉 심장, 혈압, 호흡, 소화기계통의 기능조절을 담당하는 신경성조절(neural coordination)과 내분비계에서 생성·분비되는 호르몬이나 효소 등에 의해 조절되는 체액성조절(humoral coordination), 및 한의학에서 주장하는 "기"에 의해 조절되는 원기성조절(energic coordination)이 있다.

(7) 운동성(movement)

생물체는 강도와 간격의 차이는 있으나 변함없는 운동성에 의해 유지되고 있다. 즉 심장박동을 통한 혈액의 유동성이 있음으로 해서 혈액순환이 이루어지고 그 결과 대사작용을 일으켜 생명체의 특성을 유지해 나간다.

3) 조직

같은 형태의 세포들이 모여서 조직을 형성한다. 조직은 세포와 세포간질로 구성되며 상피조직, 결합조직, 근육조직, 신경조직을 4종류의 기본조직이라고 한다.

(1) 상피조직(Epithelial tissue)

상피조직은 인체의 표면과 여러 체강(body cavity), 관(duct), 혈관(vessel)의 내벽을 싸고 있으며, 보호작용, 흡수, 분비, 감각작용 등을 담당한다. 인체의 외부보호층을 형성하는 상피조직인 표피는 배아의 외배엽에서 발생된다.

(2) 근육조직(Muscular tissue)

근육조직은 수축하여 길이가 줄어들 수 있는 특이한 세포로 이루어져 있으며, 근육의 수축작용을 담당한다. 골격근, 심장근, 내장근 등 이들 3종류의 조직은 골격을 움직이고 혈액을 순환시키며 음식물을 이동시켜 소화를 돕는다. 이들은 배아의 중배엽에서 발생된다.

(3) 신경조직(Nervous tissue)

뇌, 척수, 말초신경을 이루는 신경조직은 긴 원형질성 돌기를 갖는 세포로 구성된다. 이 조직은 신체에 가해지는 자극을 받아 일정한 곳으로 정보를 받기도 하고 전달하기도 하는 고도로 발달된 조직으로서 재생기능이 없어 손상되면 회복이 어렵다. 이들은 배아의 외배엽에서 발생된다.

(4) 결합조직(Connective tissue)

결합조직은 전신에 널리 분포하는 조직으로 여러 형태의 세포가 여러 종류 결합조직을 이루고 인간의 신체를 유지할 수 있도록 한다. 즉 흉·복강내의 내장사이를 채우는 고유결합조직과, 근육이나 골격에 부착되는 지지조직의 기능을 담당 한다. 이들은 배아의 중배엽에서 형성된다.

2. 각 기관별 구조와 기능

1) 외피(integument)

신체의 표면을 덮고 있는 피부와 그의 부속기인 털(hair), 손·발톱(nail) 및 피부선(cutaneous gland)을 총칭하여 외피라고 한다. 외피의 기능은 다음과 같다.

-외부로부터의 자극을 감수
-세균이나 미생물의 침입으로부터 방어기능
-내면 장기의 보호기능
-외부 변화에 따른 체온 조절기능
-수분, 산소, 영양분, 분비물의 흡수와 배설기능
-지방 및 비타민D의 저장기능 등이다.

(1) 피부(Skin)

피부는 표피(epidermis), 진피(dermis), 피하조직(subcutaneous)으로 구분된다. 성인의 피부면적은 1.6~1.8m이고 가장 두꺼운 곳은 손바닥과 발바닥이며 눈꺼풀, 음경, 음낭, 고막이 가장 얇다. 피부색은 표피 기저층내의 색소와 모세혈관의 분포에 따라 다르며 인종, 성별, 연령, 생활상태에 따라 다르다.

① 표피(Epidermis)

피부의 가장 외층을 이루는 중층편평상피층으로 바깥으로부터 각질층, 투명층, 과립층, 배아층(가시층) 등 4층이며 분열과 증식이 활발하다.

a. 각질층은 두꺼운 층으로 세포의 핵이 없으며 케라틴(keratin)을 많이 함유하는 죽은 세포로 피부표면에서 박리 탈락한다.
b. 투명층은 과립이나 핵이 없으며 밝고 광택이 나는 층으로 손바닥에만 존재한다.
c. 과립층은 세포내에 케라토하이아린(keratohyaline)이라는 과립을 생산하며 각화가 시작하는 층으로 얇다.
d. 배아층은 멜라닌(melanin)색소를 함유하고 있으며 분열이 활발하고 진피내 색소세포와 더불어 피부색을 결정하는 요소가 된다.

② 진피(Dermis)

표피 아래에 있는 단단한 층으로 강한 섬유성 결합조직층으로 구성되어 있으며 혈관이 풍부하고 다량의 탄력섬유가 있다.

표피의 바로 밑에 있는 유두층은 작은 돌기가 표피의 배아층에 돌출하고 있고 유두안에 혈관, 림프관이 풍부하고 표피세포에 영양을 공급한다.

망상층은 심층이라고도 하며 유두층 밑에 있는 단단하고 불규칙한 결합조직으로 섬유의 방향은 일정하지 않으나 대체로 피부 표면과 평행하게 배열되어 있다. 망상층에는 혈관과 털뿌리가 많이 분포되어있다.

③ 피하조직(Subcutaneous, Hypoderm)

피하조직은 엉성한 결합조직으로 망상을 이루고 있는 층으로 근막, 건막, 골막 등과 느슨한 결합을 하고 있다. 혈관이나 림프관이 발달하고 특히 지방세포가 많이 있어 피하 지방조직이라고도 한다. 피하 지방조직의 세포 수는 성별, 연령, 부위, 영양상태에 따라 다르며 피하 지방조직에는 큰 혈관들이 관통하고 있기 때문에 지방을 축적하고, 절연체 역할과 체온조절을 한다.

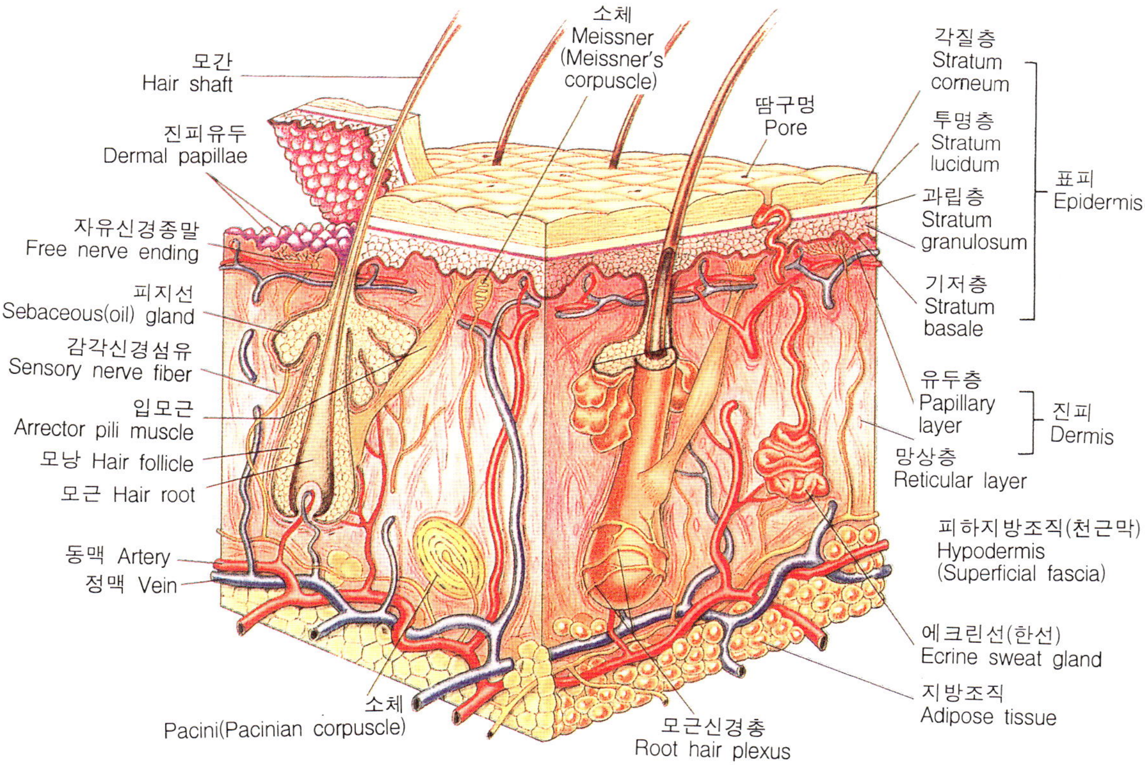

그림 5- 3 표피의 구조

(2) 피부의 부속기관(Appendage of skin)

피부의 부속기관으로는 모발, 한선, 피지선, 손톱, 발톱이 있다.

① 모발(Hair)

모발은 입술, 손, 발바닥, 귀두, 소음순, 유두 등을 제외한 피부에 분포하는 강인한 탄력성의 각화물로 체표의 보호 및 체온보존의 기능 이외에 촉각 감지도 한다.

피부 밖으로 나온 부분을 모간(hair shaft) 피부 내에 들어 있는 부분을 모근(root of hair)이라고 한다.

② 한선(Sweat gland)

한선은 하루에 약 700~900g의 땀을 분비하며 체온조절과 배설작용을 하는 코일 모양의 단순 관상선이다. 땀의 성분은 대부분 수분이며 염분, 무기 염류, 요소, 암모니아, 젖산 등 유기물질을 함유하는 약산성의 액체이다.

한선은 전신에 분포하는 에크린선(eccrine gland)과 액와, 유륜, 외이도, 음부, 항문 주위 에서 볼 수 있는 아포크린선(apocrine gland)으로 구분하는데 아포크린선은 특유한 냄새를 함유하여 체취의 주요소가 된다.

③ 피지선(Sebaceous gland)

피지선은 손바닥, 발바닥을 제외한 전신에 분포되어 있으며 피부 표면에 피지(sebum)를 분비하여 피지막을 형성함으로써 피부를 보호하고, 외부로부터의 이물질 침투를 억제하는 한편 털과 피부 표면을 매끄럽게 하여 건조한 상태를 막아 주는 기능을 한다.

피지선은 부위에 따라 다르다. 얼굴, 목, 가슴 등에 있는 큰 피지선과 전신에 분포하는 작은 피지선 그리고 입술, 성기, 유두, 손바닥 등 털과 관계없는 독립 피지선이 있다.

④ 손·발톱

피부의 부속기관 중 하나로 손·발등의 표피가 각화된 각질판(horny plate) 밖으로 노출되어 있는 부분을 조체(nail body), 피부 속에 파묻힌 부분을 조근(nail root)이라 하며, 이들을 받치고 있는 부분을 조상(nail bed)이라 한다.

조체와 조근의 경계부에 있는 반달 모양의 돌출부를 조반월(lunula)이라고 하는데 이것은 조판과 배아층 사이에 있는 각화섬유로 구성된 것으로 개인에 따라서 혹은 계절과 영양 상태에 따라 차이가 있다.

조상(nail bed)은 표피의 종자층과 진피로 되어 있는 연한 조직으로 특히 조근부의 아래층을 조기질(nail matrix)이라고 하는데, 손·발톱의 성장 및 재생을 주관하는 곳이다. 따라서 손·발톱이 여러 가지 원인으로 빠진다고 해도 조기질만 상하지 않는다면 재생이 가능하다.

2) 골격계(Skeletal system)

(1) 뼈의 구조와 기능

뼈조직은 특수화된 결합조직으로 골모세포, 파골세포 및 골세포 등의 세포와 석회화된 세포간질인 골기질로 구성되어 있다. 성인의 뼈는 206개로 구성되어 있으며 주로 관절에 의해서 연결되어 사람마다 특유의 골격이 형성된다. 골격은 인간이 장시간 서 있을 경우 몸을 지지하고 근육이나 조직을 부착시키며 내부장기를 보호한다.

(2) 뼈의 발생과 성장

뼈는 중배엽에서 발생된 결합조직의 특수한 형태로서 치아와 함께 인체에서 가장 단단한 조직이다. 신생아 때는 연골상태에서 성장하면서 점차 단단해지고 20~25세에 뼈의 성장이 끝난다.

뼈의 성장에 관여하는 요인으로는 호르몬, 영양분, 자극, 스트레스 등이 있다. 특히 부갑상선 호르몬은 혈중 칼슘농도를 조절하여 뼈의 발육을 돕는다.

(3) 뼈의 분류

① 장골(긴뼈, long bone)

관모양 뼈이며 폭보다 길이가 길다. 뼈끝과 뼈몸통으로 구분되며 뼈속에 골수가 많다.

② 단골(짧은뼈 〈short bone〉)

입방모양 뼈이며 뼈끝과 뼈몸통의 구별이 어렵다.

- 손목뼈 , 발목뼈

③ 편평골(납작뼈 〈flat bone〉)

편평하고 양면이 치밀하고 얇다. 근육의 부착이 필요하다.

- 뇌두개골, 견갑골, 늑골흉골

④ 불규칙골(불규칙뼈 〈 irregular bone〉)

모양이 불규칙하며 어느 모양에도 속하지 않는 뼈이다.

- 척추뼈 , 접형골 , 사골

(4) 하지의 골격

하지의 골격은 62개의 뼈로 이루어져 있다.

- 하지뼈
  - 하지연결대 —— 관골 · · · · · · 2개
  - 자유하지골
    - 대퇴골 · · · · · 2개
    - 무릎골 · · · · · 2개
    - 경골 · · · · · · 2개
    - 비골 · · · · · · 2개
    - 발목뼈 · · · · · 14개
    - 발바닥뼈 · · · · 10개
    - 발가락뼈 · · · · 28개

하지는 하지연결대, 대퇴, 하퇴 및 발의 4부분으로 구성된다. 하지연결대는 몸통(체간)과 자유하지골을 연결시키는 부분으로서 좌우 1쌍의 관골이 이에 속한다.

대퇴는 대퇴관절(고관절, hip joint)과 무릎관절(슬관절, knee joint)사이의 부분으로 경골, 비골 및 무릎뼈가 위치한다. 발은 발목관절 이하의 부위로서 발목뼈(족근골, tarsal bones), 발바닥뼈(중족골, metatarsal bones) 및 발가락뼈(지골, phalanges)로 구성된다.

① 관골(hip bone)

하지연결대의 뼈인 관골은 골화가 완전히 완성되기 전에는 장골, 치골 및 좌골의 3부분으로 구성되어 있으나 성인이 되면 서로 융합하여 하나의 뼈가 된다. 이들 3뼈의 융합부는 관골의 바깥면 중앙에 있는 관골절구(관골구, acetabulum)에서 볼 수 있다.

② 대퇴골(Femur)

대퇴의 지주가 되는 대퇴골은 하지연결대와의 관계를 보면 상완골과 동일하다. 대퇴골은 인체에서 가장 큰 관상골이며, 중앙의 대퇴골 몸통(대퇴골체, body of femur)과 위·아래의 뼈끝부분으로 세분된다.

대퇴골 몸통은 둥근 막대모양이고, 앞면과 양측면은 매끈하나 뒷면의 중앙에는 거친선(조선, linea aspera)이라는 거친 융기부가 길게 주행하고 있다. 거친선은 근육이 부착되는 부위로 원래 2개의 융선이 있으나 중앙에서는 서로 인접하여 있고 위아래 양쪽 끝에서 다시 갈라진다.

대퇴골의 위쪽뼈 끝에는 위내측으로 돌출되어 있는 공모양의 대퇴골머리(대퇴골두, head of femur)가 있고, 이것은 관골의 관골절구와 관절하여 대퇴관절을 형성한다. 대퇴골머리와 대퇴골몸통이 만나는 부위에 잘록한 대퇴골목(대퇴골경, neck of femur)이 있다. 대퇴골목의 바닥부분 뒷면에는 2개의 돌기가 있는데 이중 크고 외측 위쪽으로 향하는 것은 큰대퇴돌기(대전자, greater trochanter)이고, 작고 아래내측으로 향하는 것은 작은대퇴돌기(소전자, lesser trochanter)라 한다. 각 대퇴돌기에는 여러 근육이 부착된다.

대퇴골몸통의 아래끝부분에는 좌우로 비후된 내측관절융기(내측과, medial condyle) 및 외측관절융기(외측과, lateral condyle)가 있다. 양 관절융기의 외측면에는 다소 돌출된 부위가 있는데 이를 각각 내측상관절융기(내측상과, medial epicondyle) 및 외측상관절융기(외측상과, lateral epicondyle)라 한다.

③ 슬개골(patella)

대퇴 사두근건 속에 형성된 인체 최대의 종자골(sesamoid bone)로 모양은 3각형의 편평골이며 대퇴골의 슬개면에 관절하고 있다.

④ 경골(tibia)

경골은 다리에 있는 2개의 뼈중 안쪽에 위치한 크고 강한 뼈로서 길이는 30~33cm이며 몸통과 위쪽끝 아래쪽 끝으로 구분한다.

중앙의 경골몸통은 삼각기둥 모양이며 내측면과 앞모서리(전연, anterior border)는 피하에서 잘 만져지는 부분이다. 앞모서리의 위쪽끝에는 경골거친면(경골조면, tibial tuberosity)이 있어 무릎인대(슬개인대, patella ligament)가 부착된다. 경골몸통의 위쪽끝에는 좌우로 열린 내측 및 외측관절융기가 있고 그 윗면은 비교적 편평한 관절면이 있어 대퇴골의 아랫면과 관절한다. 경골몸통의 아래쪽 끝에는 아래 내측으로 비후된 내측복사(내과, medial malleolus)가 돌출되어 있다.

⑤ 비골(fibula)

비골은 다리의 바깥쪽에 있는 가늘고 긴뼈로서 경골에 비하여 매우 얇으며, 장단지뼈라고도 한다. 길이는 30~33cm이며 무게 지탱과는 무관하나 부목역할을 하면서 근육의 부착점이 되며 발목관절을 이룬다.

중앙부의 비골몸통은 약간 삼각기둥 모양이며 아래위 양끝은 비후되어 각각 비골머리(비골두, head of fibular) 및 외측복사(외과, lateral malleolus)를 형성하고 있다.

내측복사는 비골의 외측복사와 함께 흔히 복사뼈라고 통칭하나 복사뼈는 독립된 뼈가 아니라 경골이나 비골의 일부이다.

⑥ 발목뼈(족근골, Tarsal Bones)

7개의 뼈로 구성되어 있다.

근위발목뼈 ─┬─ 목말골
　　　　　　├─ 발굽골
　　　　　　└─ 발배골

원위발목뼈 ─┬─ 내측쐐기골
　　　　　　├─ 중간쐐기골
　　　　　　├─ 외측쐐기골
　　　　　　└─ 입방골

a. 목말골(거골, talus)

뒤쪽 윗부분, 하퇴뼈와 연결

b. 발굽골(종골, calcaneus)

목말골의 아래쪽, 발꿈치힘줄(아킬레스건, Achilus tendon)이 부착

c. 발배골(주상골, navicular bone)

목말골의 앞쪽

d. 내측, 중간 및 외측 쐐기골(내측, 중간 및 외측 설상골, medial, intermediate & lateral cuneiform bone)

발배골의 앞쪽, 내측·중간·외측의 순서로 배열

e. 입방골(cuboid bone)

발굽골의 앞쪽, 외측쐐기골의 외측

⑦ 발바닥뼈(중족골, Metatarsal Bones)

발바닥을 형성하는 5개의 작은 긴뼈로 이루어져 있다. 안쪽부터 제1~제5발바닥뼈라고 한다.

⑧ 발가락뼈(지골, phalanges)

몸무게를 지탱하며 첫째 발가락뼈는 2개의 마디이고 나머지는 3개의 마디로 되어 있다. 기절골(proximal phalanx), 중절골(middle phalanx), 및 말절골(distal phalanx)로 구분하며, 발톱은 말절골 밑단에 있는 조면에 부착한다.

⑨ 종자골

2-5개, 발바닥의 힘줄이나 인대속에 포함된다.

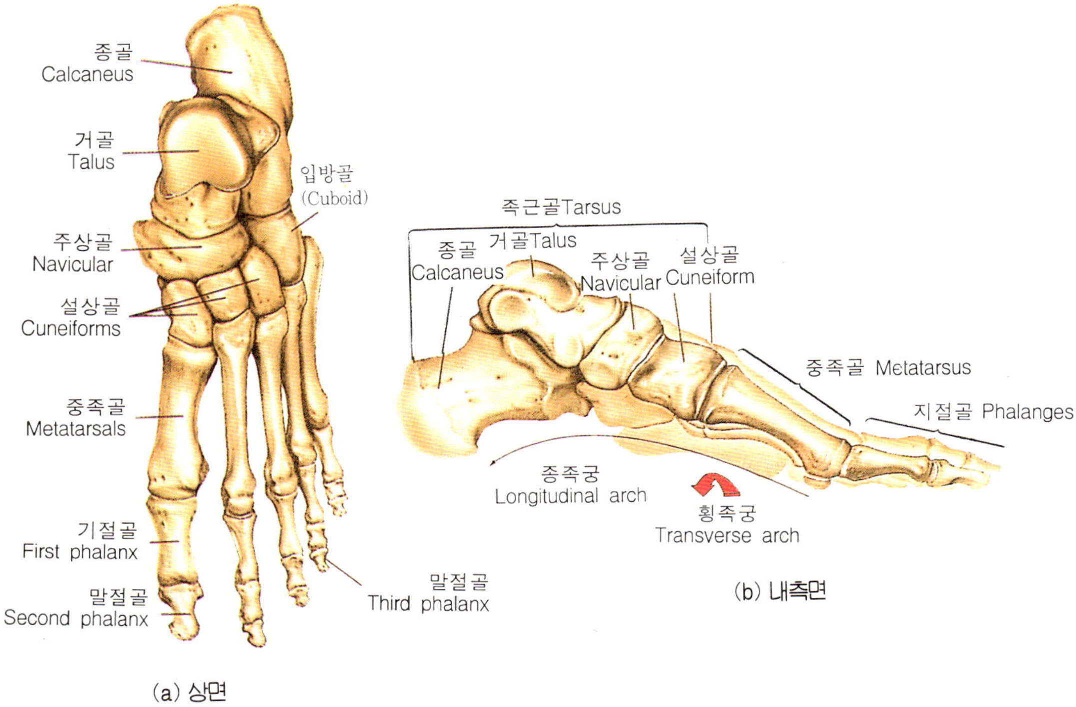

그림 5-4 발의 뼈

④ 족궁(Arch of the foot)

족궁은 활모양의 arch를 형성하여 걷거나 뛸 때 스프링과 같은 역할을 하여 대퇴관절과 무릎관절을 통해 전달되는 몸의 중력을 분산시킨다.

족궁은 발바닥 내측에 있는 높은 내측세로족궁(medial longitudinal arch)과 발외측에 있는 얕은 외측세로족궁(lateral longitudinal arch), 그리고 좌우로 걸쳐 있는 가로족궁(transverse arch)이 있다.

이들 족궁은 인대와 하퇴근의 건이 단단히 고정되어 있으나 뼈의 선천적인 기형이나 인대의 약화, 또는 부적절한 자세나 발에 잘 맞지 않는 신발을 오래 동안 신을 경우 족궁이 낮아져 평발(flat foot)이 될 수도 있다.

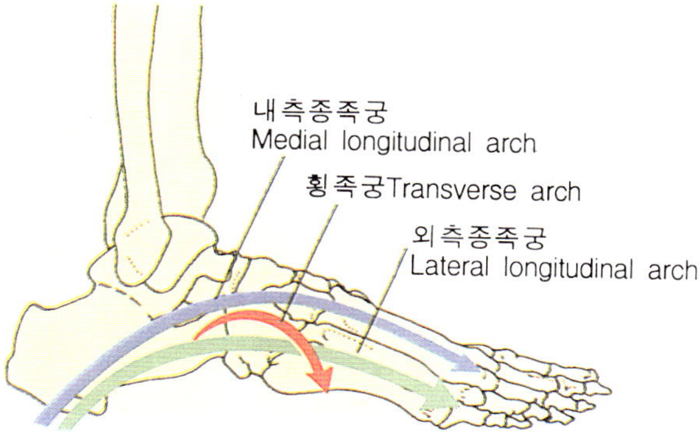

그림 5-5 족궁

(5) 하지의 관절(Joint of Lower Limb)

① 고관절(Hip Joint)

고관절은 구상관절이며, 운동은 굴곡 125°,신전 10°,내전 10°,외전 10°,외측회전 45° 및 내측 회전 45° 가 가능하다.

② 슬관절(Knee Joint)

대퇴골과 경골의 내측, 외측과 사이에 이루어지는 접번관절로, 전면에 슬개골이 부착된다. 슬관절이 운동은 굴곡 140°, 신전 0° 이다.

(6) 하퇴와 발의 관절

① 경골 비골 관절(경비관절, Tibiofibular Joint)

경골과 비골의 위와 아래에서 관절되는 것을 경골비골관절 이라고 한다.

② 발목 관절(거퇴관절, Talocrural joint 또는 ankle joint)

경골 및 비골의 아래쪽 끝과 목말골 사이의 관절을 발목관절이라 한다.

③ 발목뼈 사이 관절(족근간관절, Intertarsal joint)

발목뼈의 인접면 사이의 관절을 발목뼈사이관절이라 한다.

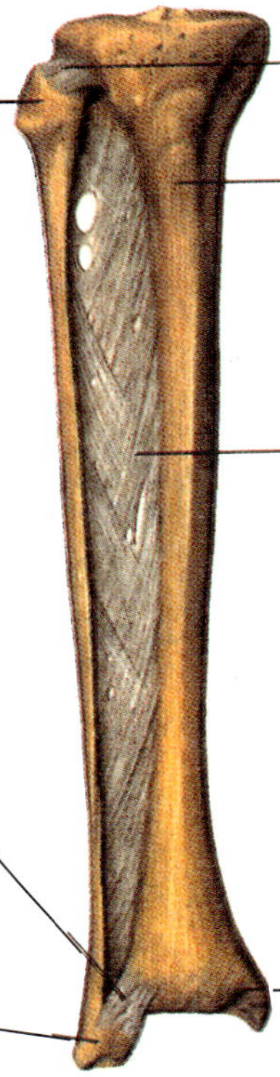

그림 5-6 경비관절

④ 발목 발바닥뼈 관절(족근중족관절, Tarsometatarsal joint)
3개의 쐐기골 및 입방골과 발바닥뼈 사이의 관절을 발목발바닥뼈관절이라 한다.

⑤ 발바닥 발가락뼈 관절(중족지골관절, Metatarsophalangeal joint)
5개의 발바닥뼈와 발가락뼈의 첫마디뼈 사이의 관절을 말한다.

⑥ 발가락뼈사이관절(지절간관절, Interphalangeal joint)
발가락뼈 사이의 관절을 발가락뼈사이관절이라 한다.

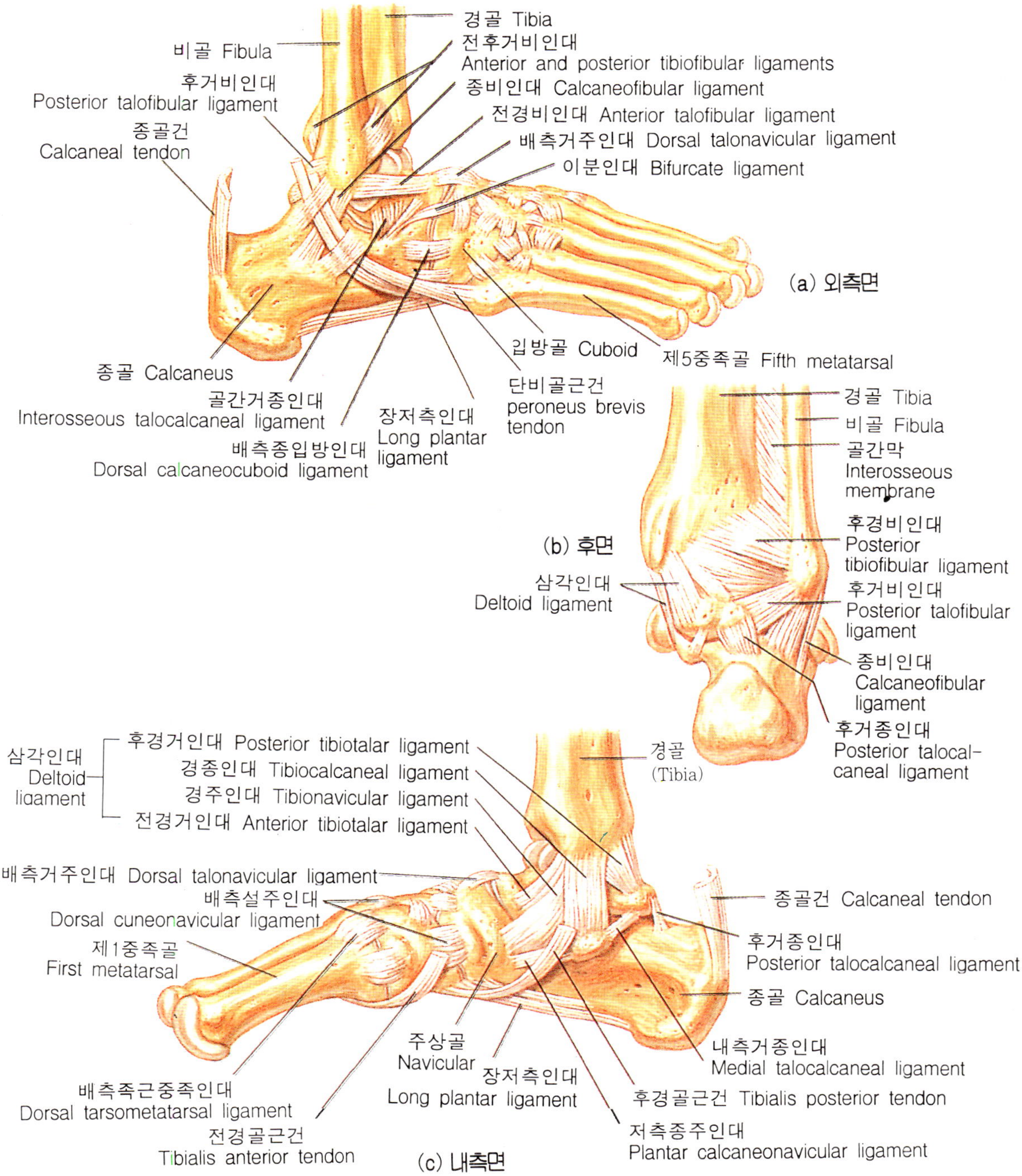
경골 Tibia
비골 Fibula
전후거비인대
Anterior and posterior tibiofibular ligaments
후거비인대
Posterior talofibular ligament
종비인대 Calcaneofibular ligament
전경비인대 Anterior talofibular ligament
종골건
Calcaneal tendon
배측거주인대 Dorsal talonavicular ligament
이분인대 Bifurcate ligament
(a) 외측면
입방골 Cuboid
제5중족골 Fifth metatarsal
종골 Calcaneus
단비골근건
peroneus brevis
tendon
골간거종인대
Interosseous talocalcaneal ligament
장저측인대
Long plantar
ligament
배측종입방인대
Dorsal calcaneocuboid ligament
경골 Tibia
비골 Fibula
골간막
Interosseous
membrane
후경비인대
Posterior
tibiofibular ligament
(b) 후면
삼각인대
Deltoid ligament
후거비인대
Posterior talofibular
ligament
종비인대
Calcaneofibular
ligament
후거종인대
Posterior talocal-
caneal ligament
삼각인대
Deltoid
ligament
후경거인대 Posterior tibiotalar ligament
경종인대 Tibiocalcaneal ligament
경주인대 Tibionavicular ligament
전경거인대 Anterior tibiotalar ligament
경골
(Tibia)
배측거주인대 Dorsal talonavicular ligament
배측설주인대
Dorsal cuneonavicular ligament
종골건 Calcaneal tendon
제1중족골
First metatarsal
후거종인대
Posterior talocalcaneal ligament
종골 Calcaneus
주상골
Navicular
내측거종인대
Medial talocalcaneal ligament
장저측인대
Long plantar ligament
배측족근중족인대
Dorsal tarsometatarsal ligament
후경골근건 Tibialis posterior tendon
전경골근건
Tibialis anterior tendon
저측종주인대
Plantar calcaneonavicular ligament
(c) 내측면

그림 5-7 족근관절

3) 근육계(Muscular system)

(1) 근육

신체의 운동은 뼈, 관절, 근육의 협동으로 이루어지지만 주요 역할은 근육이 관장한다. 운동은 근육이 수축하는 힘에 의해 이루어진다. 근세포가 자극을 받게 되면 흥분하고 그 자극이 근세포 막을 따라 전달되며 화학적 자극에 따라 근섬유가 수축하며 이때 많은 열을 발생시켜 정상적인 체온을 유지시킨다.

(2) 근육종류와 구조

근육은 근조직의 형태와 기능에 따라 평활근, 심장근, 골격근으로 나누어진다. 평활근은 소화기관이나 혈관운동에 관여하고 자율신경지배를 받으며 자신의 의지대로 움직일 수 없는 불수의근이다. 심장근, 골격근은 횡문근으로 전 근육의 대부분을 차지한다. 특히 골격근은 인체에서 체중의 40~50%를 차지한다. 인체 조직 중 가장 신축성이 강하며 감각신경 및 운동신경을 통해 중추신경에 지배를 받아 의지적으로 움직일 수 있다.

(3) 하지의 근육

골반의 근육, 대퇴의 근육, 하퇴의 근육, 발의 근육의 4무리로 형성되어 있다. 하지의 근육은 골발의 근육, 대퇴의 근육, 하퇴의 근육, 발의 근육 4군으로 형성되어 있다. 상지에서의 얕은 가슴근에 해당하는 근육군은 발달하지 않고 있다.

① 골반의 근육

하지연결대와 그 부분에서 일어나 대퇴골(femur)에 붙는 근육군으로서 대퇴의 운동을 관장한다. 이것은 다시 속골반근육(내골반근, internal pelvic muscle)과 바깥골반근육(외골반근, external pelv muscle)으로 나뉜다.

속골반근(internal pelvic muscle)으로는 허리근(요근, psoas muscle)과 장골근(iliac muscle)등 2종류가 있으며 바깥골반근육(external pelvic muscle)으로는 큰 둔부근(대둔근, gluteus maximus muscle), 중간둔부근(중둔근, gluteus medius muscle), 작은둔부근(소둔근, gluteus minimus muscle), 좌골구멍근(이상근, piriformis muscle), 속폐쇄근(내폐쇄근, internal obturator muscle), 쌍둥이근(쌍지근, gemellus muscle), 대퇴사각근(대퇴방형근, guadratus femoris muscle), 대퇴근막긴장근(대퇴근막장근, tensor fasciae latae muscle) 등 8종이 있다.

② 대퇴의 근육

편짐근, 내향근, 굽힘근의 3군으로 분류한다. 펴짐근으로는 대퇴비스듬근(봉공근, sartorius muscle), 대퇴네갈래근(대퇴사근,quadriceps femeoris muscle) 등이 있으며, 내향근으로는 치골근(pectineus muscle), 치골경골근(박근,gracilis muscie), 긴·짧은 큰내향근(장·단, 대내전근, adductor longus. maguns muscle), 바깥폐쇄근(외폐쇄근,external obturator muscle) 등이 있고, 굽힘근은 대퇴두갈래근(대퇴이두근, biceps femoris muscle), 반힘줄모양근(반건양근, semitendinosus muscle), 반막모양근(반막양근, semimemdranosus), 반힘줄모양근(반건양근, semitendinosus muscle)이 있다.

③ 하퇴 근육

하퇴의 근은 주로 발목과 발가락운동에 관여하는 근이다.

a. 전하퇴근(앞 종아리 근육, Anterior Crural Muscles)

하퇴의 전외측에 있는 전경골근, 장지신근(긴발가락 펴짐근), 제3비골근 및 장무지신근(긴엄지 폄근) 등 4개의 근으로 구성되며 깊은 비골신경의 지배하에 발목의 운동과 발가락의 펴짐에 관여한다.

전경골근은 발의 등쪽굽힘과 내번에 작용하고, 장지신근은 제 2~5지의 신전, 제 3 비골근은 발의 배굴(등쪽 굽힘), 외번 및 외전, 장무지 신근은 엄지의 펴짐과 발의 배굴에 작용한다.

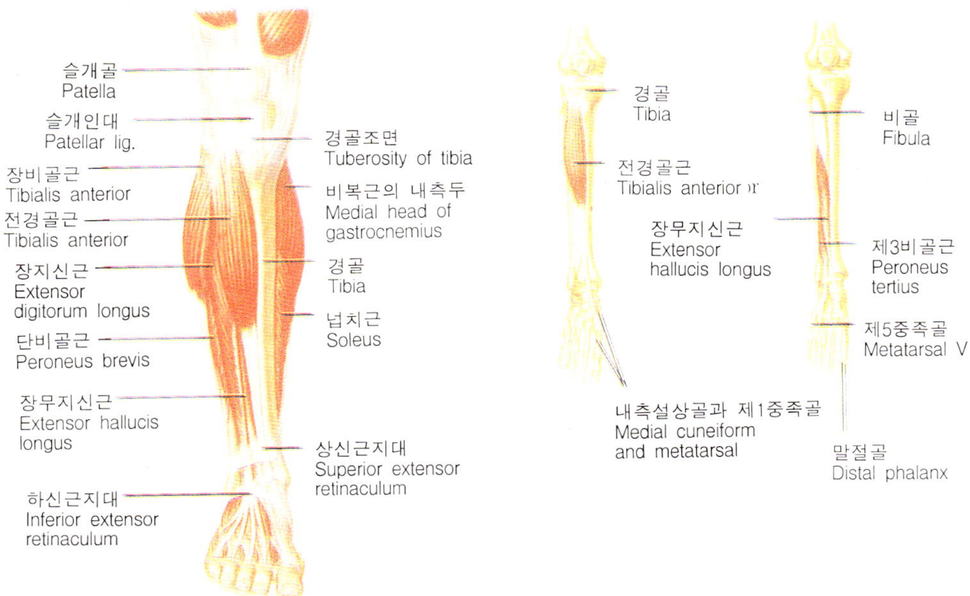

그림 5-8 전하퇴근

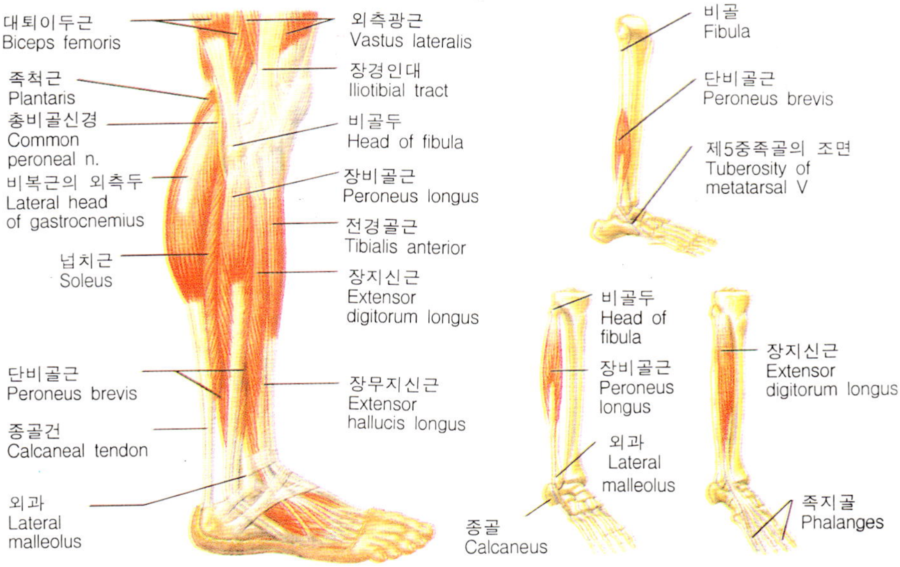

그림 5-9 외측하퇴근

b. 외측 하퇴근(Lateral Crural Muscles)

하퇴의 외측, 즉 비골에서 기시하는 장비골근과 단 비골근은 발목을 굽히거나 젖히는 작용을 한다.

c. 후하퇴근(Posterior Crural Muscles)

하퇴의 후면, 즉 종아리를 만드는 강력한 근육으로 얕은 층의 비복근, 가자미근 및 족척근과 깊은 층의 장지굴근, 장무지굴근 후경골근, 슬와근으로 구성된다.

하퇴세갈래근은 발바닥을 굽히고 발의 뒤축을 올리며, 무릎관절을 굽히는 작용을 한다. 비복근은 내측, 외측갈래로 대퇴골의 내측, 외측 상관절 융기에서 기시하며, 가자미근은 경골과 비골의 윗쪽 내측 모서리에서 기시하는데, 이 두 근육의 꼬리는 발꿈치 힘줄(아킬레스 건)이 되어 발꿈치 융기에 부착하여, 발뒤축을 들어올리는 운동과 발바닥을 굽히거나 무릎관절을 구부리는 운동에 관여한다. 아킬레스건은 강한 힘줄이지만 순간적으로 과도한 힘을 주면 끊어지는 경우도 있다.

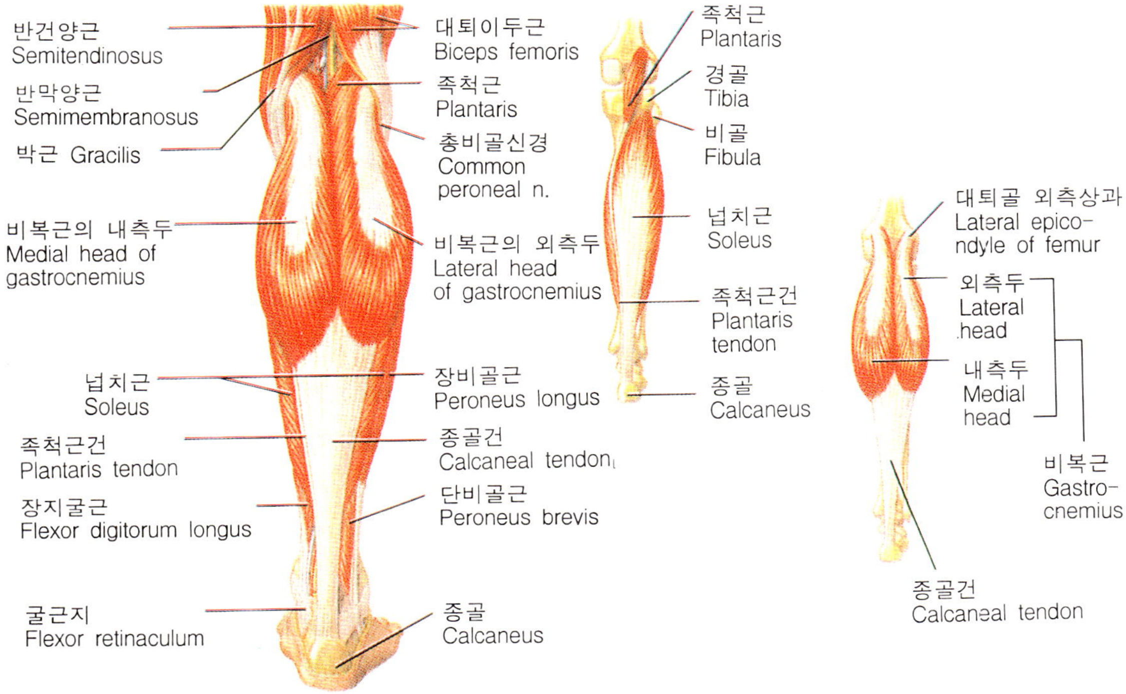

그림 5-10 후하퇴근

④ 발의 근육

발의 근육은 발등근육과 발바닥근육으로 나뉘어진다. 발등근육은 깊은 비골신경의 지배를 받고 발바닥 근육은 경골신경의 지배를 받는다. 발의 근육은 발등 근육보다 발바닥 근육이 더 발달되어 있다.

발등근육은 짧은 엄지펴짐근과 짧은 발가락펴짐근으로 구분한다. 엄지두덩근은 엄지발가락의 굽힘, 내향, 외향에 관여한다. 발바닥근육은 둘째~다섯째 발가락의 굽힘, 펴짐 ,내향 ,외향에 관여한다.

a. 발등 근육(족배근, Dorsal Muscles of Foot)

종골에서 기시하여 기절골에 정지하는 단지신근과 단무지신근이 있으며, 발가락 신전에 관여한다.

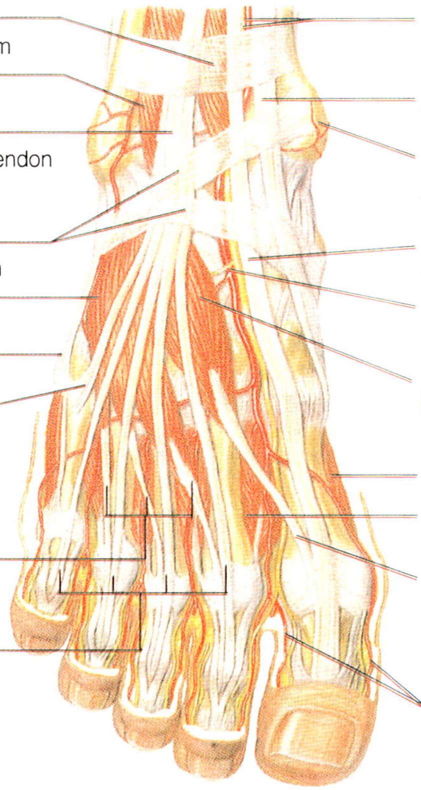

그림 5-11 발등의 근육

② 발바닥 근육(족척근, Plantar Muscles of Foot)

발바닥을 이루는 9개의 근으로 엄지두덩근, 새끼발가락 두덩근, 그리고 발바닥 근육무리로 구분된다. 엄지두덩근은 내측에 있는 발바닥 근육으로 엄지발가락의 굽힘, 내향, 외향에 관여한다. 새끼발가락 두덩근은 외측발바닥 근육으로 새끼발가락의 외향과 굽힘에 관여한다.

발바닥 근육무리는 중앙발바닥 근육으로 둘째~다섯째 발가락의 굽힘, 펴짐, 외향, 내향에 관여한다.

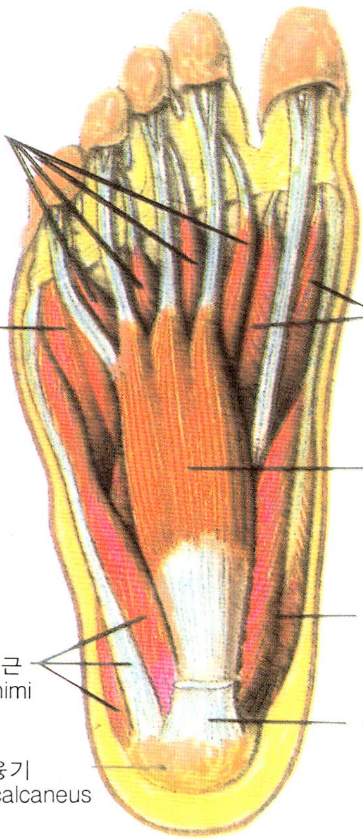

그림 5-12 발바닥의 근육

4) 신경계(Nervous System)

신경계는 뇌와 척수로 구성된 중추 신경계(central nerve system)와 여기서 출발하여 신체의 말초 조직에 이르는 뇌신경, 척수신경 및 자율신경으로 이루어진 말초 신경계(peripheral nerve system)로 구분한다.

(1) 중추신경계(central nerve system)

중추신경계통에는 뇌(brain)와 척수(spinal cord)가 있다. 뇌는 반난원형의 기관으로 두개강(cranian cavity)내에 있고 척수는 가늘고 둥근모양의 척주관(vertebral canal)내에 있다.

(2) 말초신경계(peripheral nerve system)

말초신경계통에는 뇌척수신경(craniospinal nerves)과 자율신경(autonomic nerves)이 있다

① 뇌척수신경(craniospinal nerves)

뇌척수신경은 뇌에서 나오는 뇌신경(cranial nerves)과 척수에서 나오는 척수신경(spinal nerves)으로 구성되어 있다.

a. 뇌신경(cranial nerves)

뇌신경은 12쌍의 말초신경으로 구성되어 있다.

제1뇌신경	후각신경(후신경, olfactory nerve)	제7뇌신경	얼굴신경(안면신경, facial nerve)
제2뇌신경	시각신경(시신경, optic nerve)	제8뇌신경	전정달팽이신경(내이신경, acoustic n.)
제3뇌신경	동안신경(oculomotor nerve)	제9뇌신경	설인신경(glossopharyngeal nerve)
제4뇌신경	도르래신경(활차신경, trochlear n.)	제10뇌신경	미주신경(vagus nerve)
제5뇌신경	삼차신경(trigeminal nerve)	제11뇌신경	부신경(accessory nerve)
제6뇌신경	외향신경(외전신경, abducens n.)	제12뇌신경	설하신경(hypoglossal nerve)

b. 척수신경(spinal Nerve)

척수신경은 척수분절에 대응해서 척수양쪽을 출입하는 31쌍의 말초신경으로 이들은 추간공을 통해서 척주관을 나오는데 경신경(cervical nerve) 8쌍(C_1~C_8), 흉신경(Thoracic nerve) 12쌍(T_1~T_{12}), 요신경(lumbar nerve) 5쌍(L_1~L_5), 천골신경(sacral nerve) 5쌍(S_1~S_5), 미골신경(coccygeal nerve) 1쌍 (C_0)으로 구분한다.

c. 척수신경의 피부지배

각각의 척수신경은 운동성인 전근(anterior root)과 감각성인 후근(posterior root)으로 구성되는데, 전근과 후근은 추간공속에서는 공동신경간을 형성하지만 추간공을 나온 후에는 다시 전지(anterior ramus)와 후지(posterior ramus)로 나누어진다.

일반적으로 전지는 후지보다 강하며, 그 분포 영역도 넓어서 경부와 체간 앞쪽에서부터 측방, 그리고 상하지의 모든 영역을 지배하고 후지는 그 분포범위가 좁아 주로 척수의 양측의 배근과 그 부위의 피부에 분포한다.

전지는 다시 척주의 외측에서 서로 문합하여 척수신경총(spinal plexus)을 형성하는데, 위치에 따라 경신경총(cervical plexus)(C_1~C_4), 완신경총(brachial plexus)(C_5~T_1), 요신경총(lambar plexus)(T_{12}~L_4) 및 천골신경총(sacral plexus)(L_4~S_5)으로 구분하며 각 척수 신경총에서 출발한 신경섬유는 말초 신경으로서의 고유명칭을 가지고 있고, 그 분지는 근육에 분포하여 운동에 관여하는 근지(muscular branches)와 피부에 분포하여 감각에 관여하는 피지(cutaneous branches)로 구분된다.

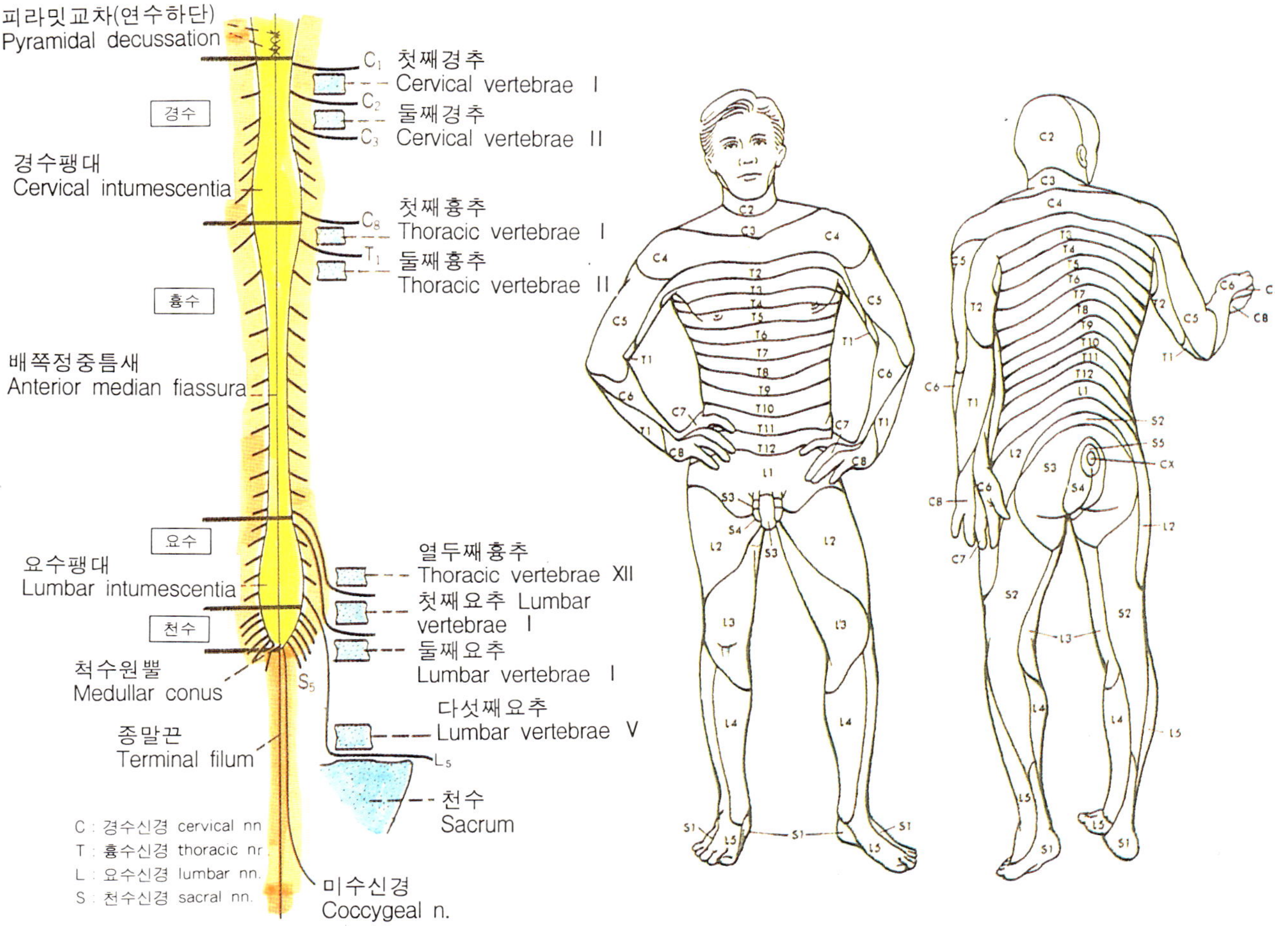

그림 5-13 척수신경과 척수신경의 피부지배

d. 천골 신경총(Sacral Plexus)

천골 신경총은 대퇴 전면을 제외한 하지 전체에 분포한다. 그중 좌골신경(sciatic nerve, L_4~S_3)은 전신에서 가장 큰 말초신경으로 골반에서 대퇴 후방으로 나와 무릎 슬와 상방에서 내측의 경골신경과 외측의 총 비골신경으로 갈라진다.

경골신경은 하퇴의 후면과 발의 외측면에 분포하고 하지의 모든 굴근과 발바닥의 족척근들을 지배한다. 총비골신경은 하퇴 상 최측부에서 비골두를 돌아 나가 천비골신경과 심비골신경으로 갈라진다. 이들은 하퇴외측과 하퇴 발등의 심근을 지배한다.

좌골신경 마비에 의한 운동장애는 골반근과 대퇴굴근들이 마비되기 때문에, 대퇴의 외전이나 무릎의 굴곡이 불가능하게 된다. 비골신경 마비는 전경골근과 장지신근 및 비골근 등의 마비로 발의 배측 굴곡이 불가능하게 된다. 경골신경마비는 후경골근, 하퇴삼두근, 장지굴근 등의 통제 상실로 족지의 척측 굴곡이 불가능하게 된다.

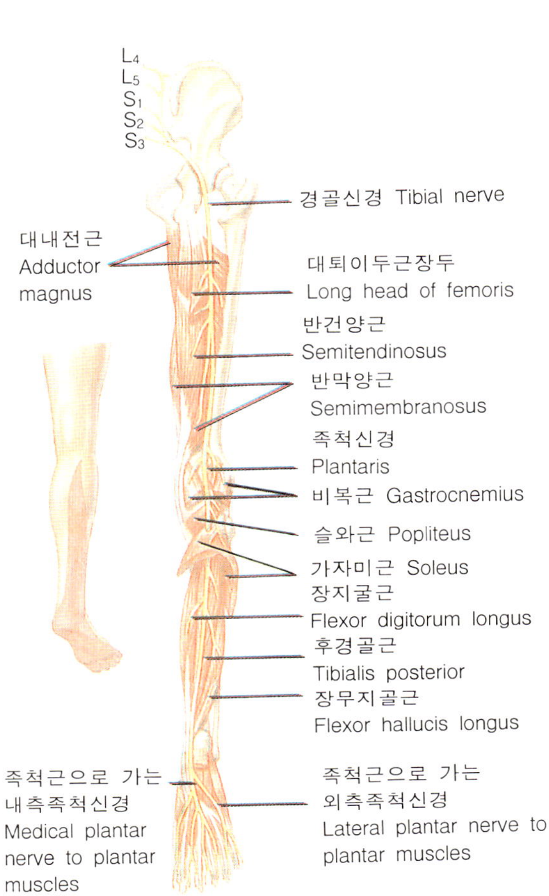

그림 5-14 경골신경

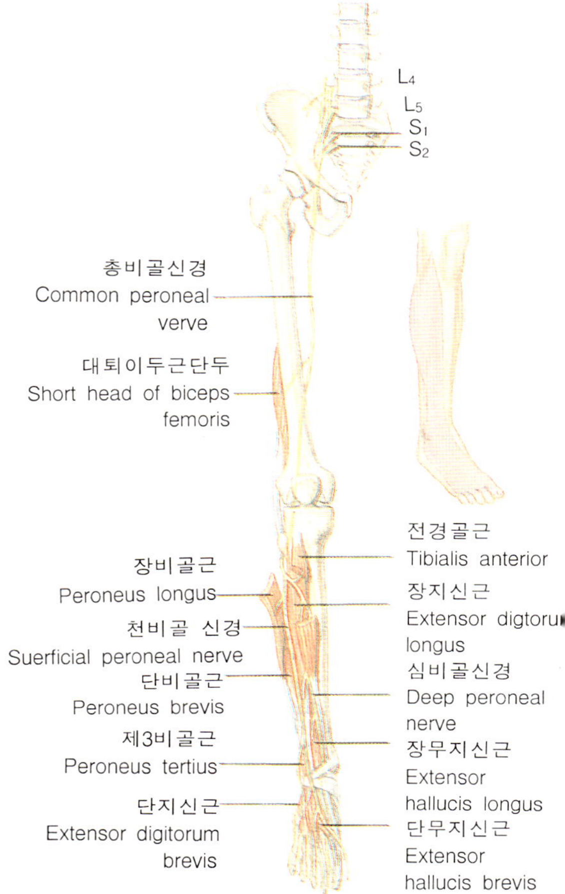

그림 5-15 총비골신경

② 자율신경(autonomic nerves)

자율신경계통은 내장과 혈관의 평활근, 심장근 및 샘(선, gland)등의 불수의근을 지배하여 소화, 호흡, 생식, 순환, 분비 등 생명유지에 필요한 작용을 무의식적으로 조절하므로 식물성 신경계(vegetative nervous system)라고도 한다.

자율신경계는 교감신경(sympathetic nerves)과 부교감신경(parasympatheitc nerves)으로 나뉜다. 즉 교감신경계통은 신경절이전섬유의 세포체가 척수의 흉수와 요수부분에 있어 흉수요수부분(흉요부, thoracolumbar division)이라 하며 부교감신경계통은 뇌부분과 천수부분에서 신경절이전섬유가 나오므로 뇌천수부분(뇌천부, craniosacral division)이라 한다. 흔히 흉수요수부분의 신경계통을 교감신경이라 하며 뇌천수부분의 부교감신경계통을 부교감신경이라 한다.

5) 순환계(circulatory system)

(1) 심장(Heart)

① 심장의 구조

심장은 흉강내의 좌우 폐의 하부 사이, 횡격막 위에 위치하며 크기는 자기의 주먹 정도이고 무게는 250~300g이다. 심장 속은 공간으로 되어 있고 공간은 중격에 의해서 좌우로 구분되어 있으며 좌심방, 좌심실, 우심방, 우심실로 구성된다. 좌측의 심방과 심실은 체순환(대순환) 우측의 심방과 심실은 폐순환(소순환)에 관여한다. 심실의 두께는 심방의 두께보다 두껍고 좌심실은 우심실보다 약2~3배 가량 두껍다.

② 심 박출량(Cardiac output)

심장이 1회 박동시 방출되는 혈액의 양을 1회의 심박출량이라 하며, 이의 혈액양은 60~70ml정도이고, 1분동안의 총 심박출량은 심박수에 1회 심박출량을 곱한값으로서 대략 5L정도가 된다.

(2) 혈액

혈액은 결합조직의 일종으로 체중의 약 8~9%(5ℓ)를 차지하는데 유형성분(혈구)과 액체성분(혈장)으로 이루어진다.

- 혈액
  - 혈구(血球)45%
    - 적혈구
      - 남자:500만/mm3
      - 여자:450만/mm3
    - 백혈구
    - 혈소판
  - 혈장(血漿)55%
    - 물(91%)
    - 무기염류(0.9%)(Na^+, K^+, Ca^{2+}, Cl^-, HCO^{-3})
    - 유기물
      - 단백질(7%)
        - 알부민
        - 글로블린
        - 피브리노겐
      - 당질(0.1%)
      - 지질(1%)
      - 노폐물(요소, 요산, 크레아틴)

그림 5-16 혈액의 성분

① 적혈구

유형성분 중 가장 많은 성분이며 양측이 오목한 원판같이 생긴 무핵(無核)세포로서 산소의 운반 및 방출을 위해 고도로 분화된 세포이며 운동성은 없다. 적혈구의 생성은 1초당 500~1000만개씩 적골수에서 형성되며 조직내에서 산소공급의 주기능을 마친 후 약120일 정도 후에 비장 등에서 사멸한다.

② 백혈구

백혈구는 핵이 있고 세포도 크며 종류로는 과립구, 단핵구, 림프구가 있다. 백혈구의 성질은 아메바 운동을 하여 침입한 세균이나 이물질에 대한 식세포 작용을 한다.

백혈구는 혈액1㎣에 5000~6000개가 있으며 수명은 약 1주일이다.

③ 혈소판

무색의 소체로서 신선한 혈액에서는 구형 또는 타원형이며 골수내에 있는 거대핵세포의 세포질이 분절되어 만들어진다. 그 수는 1㎣당 20~30만개이며 혈액응고에 관련하고 있다.

④ 혈장

혈액의 50~60%는 액체성분의 혈장인데 혈장의 90%는 수분이고 나머지는 여러가지 무기물이 함유되어 있다. 약 알카리성의 투명한 담황색을 띤 액체이며 삼투질농도에 관여하고 면역 및 특수물질의 운반 그리고 혈액응고에 관여하는 효소를 함유하고 있다.

(3) 순환계와 하지의 혈관

순환계는 일명 맥관계(vascular system)라고도 한다.

순환계는 혈액을 운반하는 혈관계(blood vascular system)와 림프를 운반하는 림프계(lymphatic system)로 구성되어 있다.

① 폐순환(소순환, pulmonary circulation)

우심방으로 들어온 정맥혈액은 우심실을 통하여 폐동맥으로 밀려나간다. 폐동맥은 좌우로 분지되어 폐문에서 기관과 함께 폐내로 들어가고 재차 분지되어 최후에는 폐포벽의 모세혈관으로 된다. 여기서 CO_2를 내보내고 O_2를 받아들인 동맥혈액이 차차 합류하여 좌우 두 쌍의 폐정맥으로 모이고 폐문으로 나와 좌심방으로 들어온다.

폐순환에서 혈관의 이름이 폐동맥 또는 폐정맥이지만 실제 내용물인 혈액은 폐동맥에서는 정맥성 혈액이 폐정맥에는 동맥성 혈액이 들어 있다.

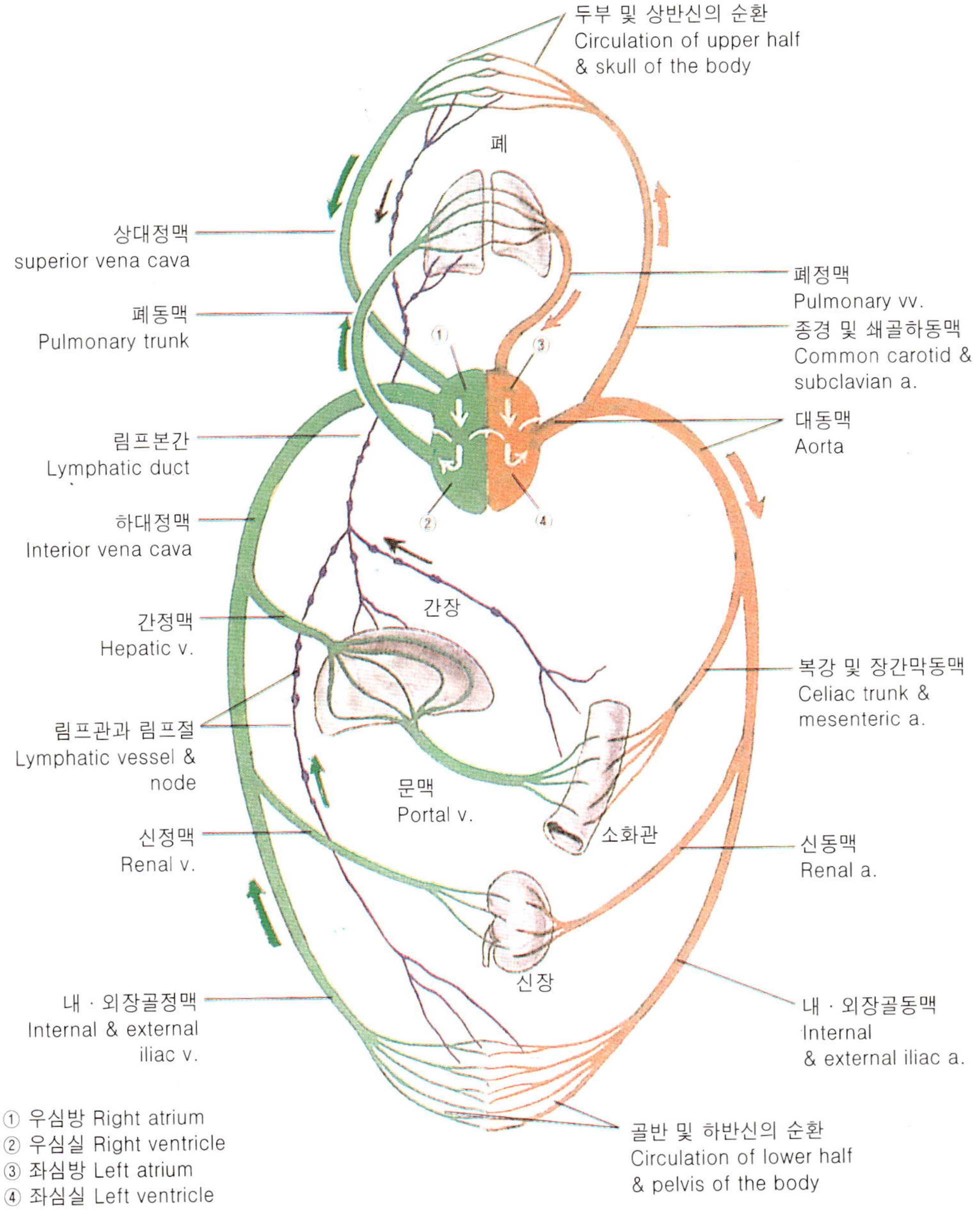

그림 5-17 체순환의 혈류모식도

② 전신순환(systemic circulation, 대순환, greater circulation)

폐에서 좌심방으로 들어온 동맥혈은 좌심실의 수축압력에 의해 대동맥으로 나와서 동맥을 흘러 전신의 기관과 조직의 모세혈관에 도달하여 동맥계와 모세혈관을 통한 물질교환을 이루고, 그 결과 정맥혈이 된 혈액이 정맥을 흘러 차례로 합류하고 이것이 대정맥을 경유하여 우심방으로 돌아오는 순환계이다.

대순환을 통한 물질교환에 의해 조직내에 산소와 영양소공급 그리고 조직내 대사의 결과 산물인 CO_2와 노폐물이 교환되어 정맥혈을 따라 외부로 배출된다.

(4) 하지의 혈관계

하지의 혈관계는 동맥, 정맥, 모세혈관으로 이루어져 있다.

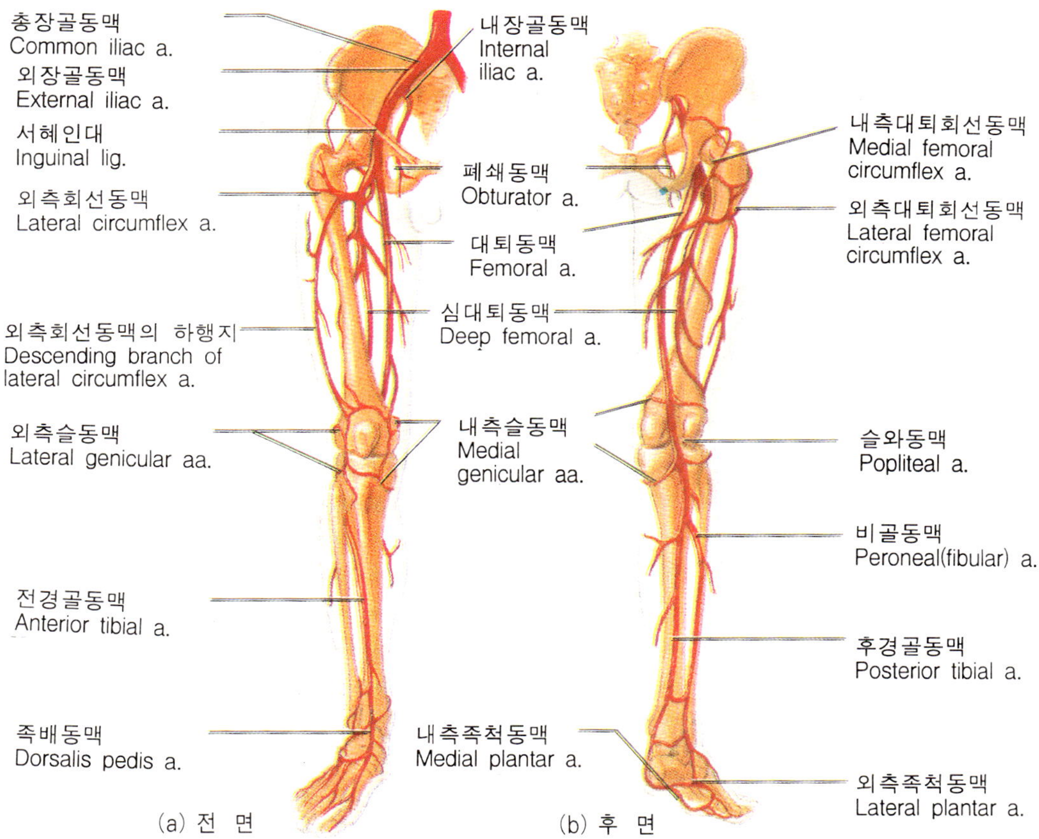

그림 5-18 하지의 동맥

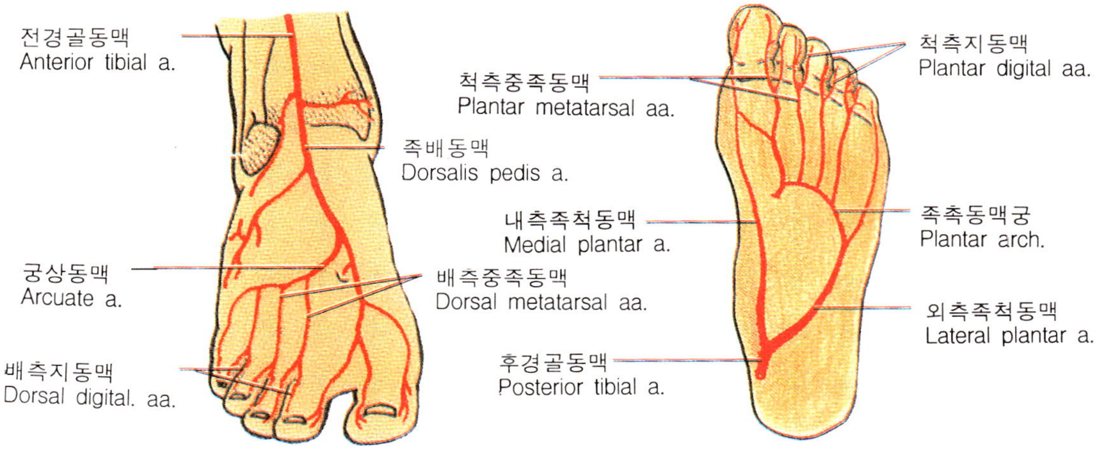

그림 5-19 발의 동맥

① 하지의 동맥(Arteries of Lower Limb)

하지에 분포하는 동맥은 대퇴동맥으로부터 시작되어 오금동맥(슬와동맥)→전·후 경골동맥→비골동맥→발등동맥(족배동맥) 및 발바닥동맥(족척동맥)으로 이어진다.

대퇴동맥(femoral artery)은 바깥장골동맥에 계속해서 아래로 가서 대퇴 안쪽에서 뒤로 가다가 오금동맥(슬와동맥, popliteal artery)이 된다.

오금동맥은 오금근(슬와근, popliteus muscle)밑면에서 앞경골동맥과 뒤경골동맥이 된후 경골과 비골사이막을 지나 앞쪽에서 아래로 가서 발등동맥(족배동맥, dorsal pedis artery)이 된다.

앞경골동맥(anterior tibial artery)은 하퇴뼈사이막에 있는 구멍을 통하여 하퇴의 앞면으로 나와 하퇴의 앞면을 따라 내려간다.

뒤경골동맥(posterior tibial artery)은 가자미근을 따라 아래로 가서 발바닥동맥(plantar artery)이 된다. 뒤경골동맥 시작부에서 갈라진 비골동맥(fibular artery)은 바깥쪽을 따라가 외측복사(외과, lateral malleolus)에 간다.

발등동맥은 궁상동맥(arcuate artery)이 되어 발등과 발가락에 가며 발바닥동맥은 발바닥 깊은 곳에서 발바닥동맥궁(족저동맥궁, plantar arch)이 되어 발과 발가락에 간다.

② 하지의 정맥(Veins of Lower Limb)

a. 깊은 정맥

발가락에서 오는 바닥쪽발가락정맥(족척지정맥, plantar digital vein)은 바닥쪽발허리정맥(족척족근정맥, plantar metatasal vein)이 되어 발바닥정맥궁(족저정맥궁, plantar venous arch)을 이룬 다음, 앞·뒤경골정맥(anterior posterior tibial vein)이 된 후 오금정맥(슬와정맥, popliteal vein)이 대퇴정맥(femoral vein)에 이어진다.

b. 얕은정맥

2개의 피부정맥이며 두 개 다 함께 깊은정맥으로 들어간다.

큰복재정맥(대복재정맥, great saphenous vein)은 발등정맥궁의 혈액을 받아 하퇴와 대퇴안쪽 피하를 따라 올라가 대퇴정맥에 들어가고, 작은복재정맥(소복재정맥, small saphenous vein)은 발등의 혈액을 모아 하퇴 뒤를 따라 올라가 오금정맥으로 들어간다.

(5) 림프계(Lymphatic System)

혈액의 일부는 전신의 모세혈관을 통하여 조직간극 또는 세포간극으로 들어가서 조직액(tissue fluid)의 기초가 된다. 이 조직액의 일부는 다시 모세혈관으로 되돌아오지만 나머지 부분은 모세림프관(lymphatic capillary)으로 들어가서 여러 개가 모여 림프관(lymphatic duct)이 되며, 또 림프관(lymphatic vessel)은 최종적으로 굵은 본간이 되어 정맥으로 유입한다. 이 경로를 림프계(lymphatic system)라 한다. 따라서 림프계는 혈관계, 특히 정맥과 나란히 달리고 있다.

림프관은 거의 모든 조직과 기관에 존재하지만 중추신경계, 뇌경막, 연골, 표피, 내이, 안구에는 없다. 림프관 속을 흐르는 림프는 물과 같이 맑은 액체로 조직액에서 모세림프관으로 스며들어간다.

림프계의 일반적인 기능은 식균작용과 이물질 제거에 의한 신체 방어작용, 특수한 면역작용과 조직액을 혈액으로 되돌리는 작용으로 대별 할 수 있다.

① 모세림프관(lymphatic capillary)

조직내에서 맹관(blind-end)으로 시작되는 모세림프관은 그 구조에 있어서 모세혈관과 유사하나 곳곳에 림프의 역류를 방지하기 위한 림프판막(lymphatic valve)이 있다.

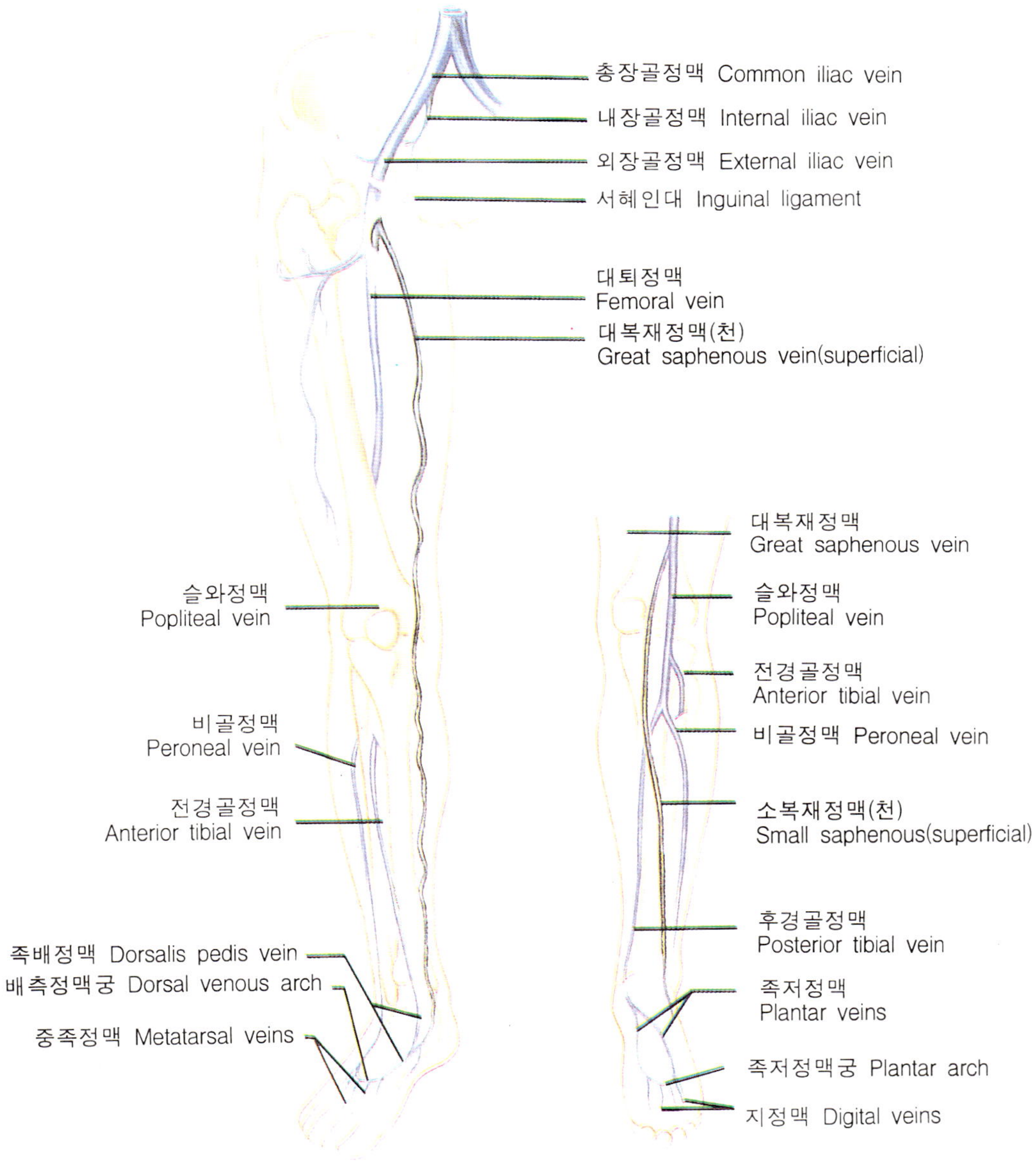
총장골정맥 Common iliac vein
내장골정맥 Internal iliac vein
외장골정맥 External iliac vein
서혜인대 Inguinal ligament
대퇴정맥
Femoral vein
대복재정맥(천)
Great saphenous vein(superficial)
슬와정맥
Popliteal vein
비골정맥
Peroneal vein
전경골정맥
Anterior tibial vein
족배정맥 Dorsalis pedis vein
배측정맥궁 Dorsal venous arch
중족정맥 Metatarsal veins
대복재정맥
Great saphenous vein
슬와정맥
Popliteal vein
전경골정맥
Anterior tibial vein
비골정맥 Peroneal vein
소복재정맥(천)
Small saphenous(superficial)
후경골정맥
Posterior tibial vein
족저정맥
Plantar veins
족저정맥궁 Plantar arch
지정맥 Digital veins

그림 5-20 하지의 정맥

② 림프절(lymph node)

림프관을 따라 전신에 산재하고 있는 림프절은 림프가 혈액순환계통으로 순환되기 전에 림프에 존재하는 이물질(antigen)을 제거하는 여과장치이다. 그래서 림프는 반드시 조직에서 흡수된 후 림프절을 거쳐 정맥으로 유입된다.

하지에서 생산된 림프는 서혜인대 아래에 있는 얕은서혜림프절(superficial inguinal lymph nodes)과 대퇴 정맥을 따라 있는 깊은서혜림프절(deep inguinal lymph nodes)에 모였다가 뇨림프 본간으로 유입된다.

③ 비장(Spleen)

복강 좌상방에 있으며 인체에서 가장 큰 림프 기관으로 림프구 생산, 적혈구 파괴 및 저장, 항체생산, 식작용 등의 작용이 있다.

④ 흉선(Thymus)

흉선은 종격 앞부위에 있는 림프성 상피기관으로 주로 림프구를 생산하고 항체 생산에도 관계한다.

⑤ 편도(Tonsils)

편도는 림프구를 생산함으로써 면역에 관여하고 신체방어의 역할을 한다.

제 6 장 고객상담과 발분석

1. 발관리 전문점 환경

고객과의 첫 만남은 종종 전화에 의해서 이루어지는데, 전화에 응답하는 사람의 태도에 따라 관리실의 이미지가 결정되므로 늘 상냥한 목소리와 전문적인 태도로 말할 필요가 있다.

발관리실은 전문적인 분위기와 은은한 효과를 자아내는 분위기가 항상 유지되어야 한다. 또한 모든 세부 사항은 고객이 도착하기 전에 질서정연하게 준비되어 있어야 하며, 고객을 맞이하는 사람은 고유한 유니폼이나 가운으로 청결하게 치장해야 하고 자신감 있고 친절한 태도를 보여야 한다. 실내장식은 산뜻하고 편안한 가구가 들어서야 하고 색의 조화와 계획이 전체적으로 이루어져야 한다. 한마디로 발관리실은 편안한 환경이어야 한다.

또한 고객이 살롱에 들어서는 순간부터 믿음과 자신감을 갖도록 하는 것이 중요하다. 고객을 지정된 시간보다 많이 기다리게 해서는 안되고 고객에게 서비스를 제공할 수 있어야 한다. 그리고 음악을 다양하게 준비하고, 고객과 고객의 발이 서로 보이지 않게 배려해 준다. 그것은 어떤 고객의 경우 자신의 발이 흉하다고 생각하여 남에게 절대로 보여주기 싫어하기 때문이다.

발관리실이 작든 수수한 장소이든 아니든 또는 최상의 사치를 반영하든 안하든 깨끗해야지 혼란해서는 안 된다. 그런 다음 고객에게 위생절차를 안내하고 고객이 안전하고 위생적인 환경에서 서비스를 받고 있다는 것을 인식시켜야 한다.

고객에게 발관리의 가치를 인식시켜, 발관리가 발의 문제점을 고치는 데 도움이 된다는 것을 느끼도록 유도한다. 종종 고객들은 안면 트리트먼트는 피부를 건강하고 매력적으로 보이게 하는데 이롭다라고 생각하면서도 발관리에 대해서는 비교적 인식이 약한 편이다.

2. 고객과의 상담

트리트먼트 실과 좀 떨어진 곳에 사무실이나 상담실 또는 사무실과 상담실 겸용으로 있는 것이 바람직하다. 상담은 사생활이 드러나지 않도록 응접실은 피한다.

고객은 살롱의 서비스에 대해 알지만 피부 트리트먼트를 취급하는 문제를 상담하는 동안에 발관리사가 답변할 수 있도록 도와주어야 한다. 접수계원은 고객들이 발관리실에 문의나 약속을 하러 올 때 그들에게 인사를 나누는 태도, 목소리, 모습에서 더 프로 정신을 보여줄 필요가 있다. 매력적인 상품전시는 흥미를 불러일으켜 판매를 촉진하기 때문이다.

고객은 상담 후에 곧바로 트리트먼트를 하고 싶어하지만 아무 때나 이용이 가능한 시간이 없다는 것을 알게 될 것이다. 그러므로 고객이 약속을 요구하거나 자유로운 상담을 원할 때에는 트리트먼트에도 시간이 개방되어 있다는 것을 재치 있게 암시한다. 일단 고객이 상담을 위해 발관리실에 오면 트리트먼트를 받는 것과 발관리를 집에서도 계속 유지하기 위해 제품 구매에 관심을 갖게 된다.

발관리실의 이윤과 발관리사의 봉급은 서비스와 제품의 판매에 의해서다. 가능할 때 사업확장을 위해 상담을 이용하는 것이 중요하다.

3. 시술 제품과 시술비용

상담실에는 발관련 도표가 참고 목적을 위해 있어야 한다.

면허증이나 증명서, 자격증과 같은 발관리사의 자격 증명서는 고객의 눈에 띄기 쉬운 벽에 전시되어야 한다. 그 것은 고객이 자질을 갖춘 발관리사의 서비스를 받고 있다는 것을 보장할 수 있다.

항상 손님과의 만남을 중요하게 여김으로써 지루한 반복작업이 되는 것을 피할 수 있다. 상담동안에 고객은 발관리 비용에 대해 질문할 것이다.

최선의 결과를 위해 발관리사는 1회 발관리를 제시하고 한번의 트리트먼트는 고객이 찾는 효과를 얻어내기에는 부족하므로 고객에게 한 시간에, 그것도 단 한번의 트리트먼트는 몇 개월 때때로 몇년 동안의 상태를 원상태로 돌릴 수 없다고 설명한다. 이 계획의 이점은 고객이 서비스와 제품을 위해 돌아오도록 할 뿐만 아니라 전문 피부관리사의 감독하게 충분한 트리트먼트의 이점을 고객에게 제공하기도 하다.
기술적인 면에서 손님이 만족할 수 있게 함과 동시에 고객과의 인간적인 교류를 깊게 함으로써 어느 분야보다도 발관리를 받는 고객은 더욱 감사의 마음을 갖게 되며, 꾸준한 단골고객이 되어 준다.

젊은이들 사이에서도 신발의 패션화로 인해 초래되는 발의 장애로 인해 발관리의 수요가 계속적으로 늘고 있으며 아울러 건강과 미용에 대한 관심이 발관리의 수요를 급증시키고 있는 실정이다.

전문인으로서 발관리사는 서비스와 제품을 추천할 때 주저하지 않는다. 고객이 발관리실에 오기 시작한 이래로 집에서의 발관리뿐만 아니라 트리트먼트와 제품에 대한 논의 기회가 없었다면 실망하게 될 것이다. 발관리 트리트먼트를 마친 후 사용된 제품과 과정을 기록한다. 발의 변형이나 발톱의 이상(티눈, 말리는 발톱)은 연령에 관계없이 모든 사람에게 보행의 장애를 가져온다. 고객이 살롱의 트리트먼트에서뿐만 아니라 집에서 사용하는 제품도 기록한다.

고객이 구입한 것에 대한 완벽한 기록이 참고 목적으로 보관되어야 한다. 사용된 제품에 대한 정확한 기록은 유익하다. 고객은 종종 전에 사용한 제품을 구입하고 싶어하지만 용기를 버려서 제품의 색깔이나 이름을 기억하지 못하는 경우도 있다.

고객은 일련의 트리트먼트로 계속적인 절약이 있다는 것을 깨닫는다. 제품에 대한 전문지식을 충분히 가지고, 한사람 한사람 손님의 필요에 맞는 제품을 권하는 판매라면 결코 강요에 의한 판매가 되지 않는다. 발관리사는 발관리 용품에 대한 충분한 지식을 갖고 있어 제조업체와 고객(소비자)과의 사이를 맺어 주는 역할도 해야 한다.

고객의 발에 필요한 제품은 발관리사가 가장 잘 알고 있다. 상품 구입에 관심이 있는 손님은, 적절한 용품이나 특매상품을 권해 줄 것을 기대하고 있다. 손님의 구매욕을 충족시키기 위해서, 우선 상품은 눈에 잘 띄는 장소에 보기 좋게 진열해 두는 것이 좋다. 대화 중에 상품을 들고, 그것을 설명해 주는 것도 고객에게 좋은 정보를 주는 마음으로 한다.

발은 무리하게 손질해서는 결코 안되며 발의 건강, 기능 및 쾌적감을 증진시키는 손질에 대해서 좋은 정보를 얻었다고 하는 자신감을 줄 수 있는 발관리사의 자세가 필요하다. 발관리사는 고객과 모든 대화를 리드한다. 유능한 발관리사는 손님의 모든 정보를 고객기록카드에 기록하고, 언제라도 전술한 대로 대화 중에 그 정보를 좀더 기억에 남는 서비스를 위해 활용할 수 가 있다.

4. 분석과정의 실제

각 트리트먼트 전에 발 분석을 한다. 발 분석의 목적은 발의 문제성을 찾아내어 적절한 트리트먼트를 선택하기 위해서 이다. 고객의 나이와 건강 상태를 관찰하여 발 분석의 중요한 요소로 삼는다. 상담 동안에 분석이 진행될 때 발관리사는 고객이 전문 발관리의 잇점에 대해 알도록 한다. 예를 들어 고객의 발 문제성과 트리트먼트가 얼마나 이로운지를 논의한다.

상담은 고객의 필요와 욕구를 알아보기 위해 필요하지만 고객의 발관리에 필요한 올바른 트리트먼트를 정해 주는 것은 발관리사가 하는 분석이다. 발관리사는 발 분석을 하는 동안에 무엇을 찾아야 할 것인가를 알기 위해 시각과 촉각을 훈련한다.

발관리사도 신중하지 않게 발을 보면 잘못 판단할 수 도 있다. 한번 보는 것으로도 고객의 발 문제를 찾아 낼 수 있지만 확대경을 이용한 완벽한 발 분석을 진행시킨다. 이 과정은 고객이 발관리사가 하고 있는 것과 고객의 특이한 발 문제성에 맞춰 적절한 트리트먼트를 받을 것이라는 확신을 줄 수 있다.

1) 시각적 판별

시각과 촉각은 둘다 관리를 행함에 있어 중요한 기본적 사항이며 여기에서 얻어진 정보 중에는 고객의 경과를 좌우하는 요소가 숨어 있는 경우도 있으므로 유의해야 한다. 일반적으로 발의 변형은 생체의 허약과 손상의 산물이다.

(1) 골격의 상태

발의 아치는 발을 보호함과 동시에 사람의 전 체중을 받져 주고 있다. 발의 골격 구조에 변화가 생기면 반사구 내의 에너지 분배에도 이상이 생긴 것을 의미한다. 즉, 골격 구조의 나열상 변화와 관련되는 신체 부위의 장애와는 밀접한 관계가 있다고 말할 수 있다.

① 평발은 상지대나 순환기계에 영향을 주는데 양쪽 모두일 경우에는 간장이나 당낭에, 왼발 만이라면 심장의 장애를 일으킨다.
② 평발은 척수에 영향을 주기도 하다.
③ 엄지발가락의 모지외반증은 경추와 갑상선의 반사구에 영향을 미친다.
④ 제1발가락이나 다른 발가락의 변형은 머리 및 치아 반사구의 이상을 의미한다.
⑤ 사상균증(이를테면 무좀), 또는 형태나 조직이 상한 발톱은 머리 반사구의 이상을 나타낸다.
⑥ 안팎 복사뼈의 손상이나 충혈은 골반과 고관절의 이상(장애)과 관계가 있다.
⑦ 손상된 쐐기골은 장(腸)질병을 나타낸다고 말한다.

(2) 조직의 상태

발의 림프가 막히는 증상이나 수종(水腫)은 주로 발목이나 복사뼈, 아킬레스건 부분 또는 발등 관절에 나타난다. 여기는 골반이나 상부흉골장기의 반사구이기도 하다.

(3) 피부의 상태

발에 나타나는 이상, 또는 변형의 중요성은 그 자제보다 그것이 어느 반사구에 있는가 하는 것이 중요한 것이다. 사진으로 알 수 있는 것은 갈라짐, 발가락 사이의 사마귀 균열, 냉해진 피부, 무좀, 외상, 티눈 ,수포, 열상, 정맥류, 악취, 색소침착, 발적, 박리, 땀, 농포, 여드름 ,궤양, 각화, 함몰, 유선염, 반흔, 그밖에 발의 변형, 색 및 구조의 변화 등이 있다.

발바닥에 나타나는 검은 점은 때로는 흑색종(melanoma)이라고 하는 악성종양일 경우도 있다. 이점은 경계가 선명하지 않으며 주위에 번져 있는 것처럼 보이는 일이 많다고 한다. 또한 발톱에도 흑색종이 있다. 이것들은 악성화 속도가 빠르며 악성도도 높은 것이 많으므로 의심되는 때는 전문의에게 검진을 받도록 해야 한다.

2) 촉각적 판별

고객의 시술자는 발을 촉진함으로써 다음과 같은 사항을 알 수 있다. 온도에 관한 것 이외에는 시진과 동일하다.

① 온도 : 고객의 발 온도가 냉한 것은 잠재적인 병이 있는 것은 아닌가 하는 의심을 불러온다.
② 발의 역학적 구조.
③ 세포조직의 긴장도
④ 피부의 상태

이에 대해서는 시진 부분에서 언급한 그대로이다.

통증의 종류에 따라 다음과 같이 나누어진다. 반사구에 이상이 있으면 환자는 아무리 부드럽고 주의 깊게 관리해도 통증을 느끼며 압력자극에 민감하게 반응한다.

(1) 쾌적한 통증

결합조직의 통증으로 넓은 범위에 걸쳐 나타난다.

(2) 격심하고 날카로운 통증

발톱 끝, 제5중족골의 뒷부분에 나타나며 쥐어짜는 듯한 통증이라고 한다. 이것은 대단히 좁은 부분에 집중해 일어나며 바늘이라든가 손톱 끝으로 찌르는 것과 같은 느낌이다. 특히 발톱 끝과 발뒤꿈치 부분만 나타난다.

일반적으로 자극에 의해 통증이 가벼워지거나 사라졌다면, 그곳의 반사구의 이상은 좋아진 것이라고 말할 수 있다.

3) 족문찍기

내 발의 아치형성은 제대로 되어 있는지, 너무 한쪽으로 치우쳐져 피곤한 형태의 발모습을 하고 있지나 않은지의 파악은 건강한 발을 가꾸기 이전에 더욱 중요한 사항이 아닌가 생각된다. 이럴 때에는 족문(발도장)을 간단하게 찍어 봄으로써 발의 문제점을 한눈에 알아볼 수가 있다.

(1) 족문 찍는 방법(Foot Print)

① 고무 pad 바닥의 망사 부위에 roller로 잉크(Dark Blue or Black)칠을 한다.
② 처방지를 망사 부위에 놓는다.
③ 고객이 자연스럽게 걸어서 Mat위를 지나가게 한다.
④ 찍지 않은 다른 발을 찍는다.

(2) 족문해석

① Print를 해석할 때 먼저 찾아야만 될 부분
크게 압력을 받는 부분, 평발과 같은 발의 모양으로 pronation된 부분과 high arch부분이다. 그 족문에서 bunion이나 callus같은 다른 특징을 찾아 낼 수 있다.
② 고객에게 어디가 민감한 부분인가를 보여주며 discussion을 한다.
③ 어느 Lynco가 환자들에게 필요한 것인가를 경청할 때에는 항상 염두에 두어야 될 것이 있는데 발의 민감한 부분에서 정상적인 부분으로 압력이 옮겨지도록 해야 한다.

다음의 Diagram이 실제 족문인데 이것은 족문 해석에 도움이 된다.

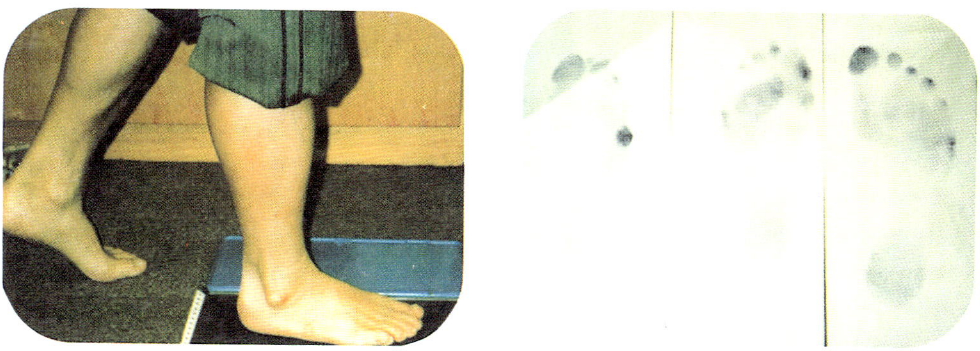

그림 6-1 실제 족문의 Diagram

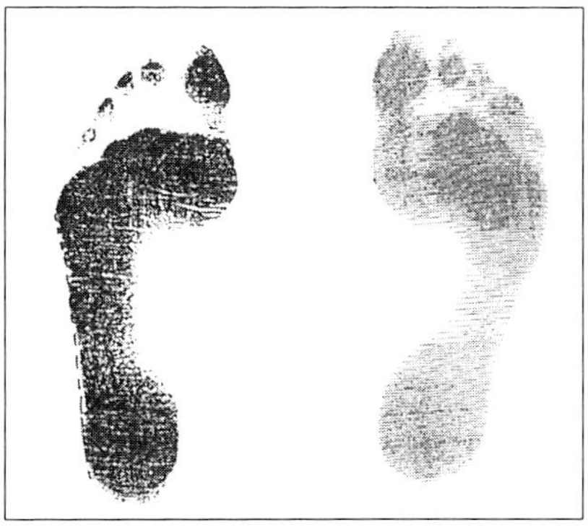

정상 발

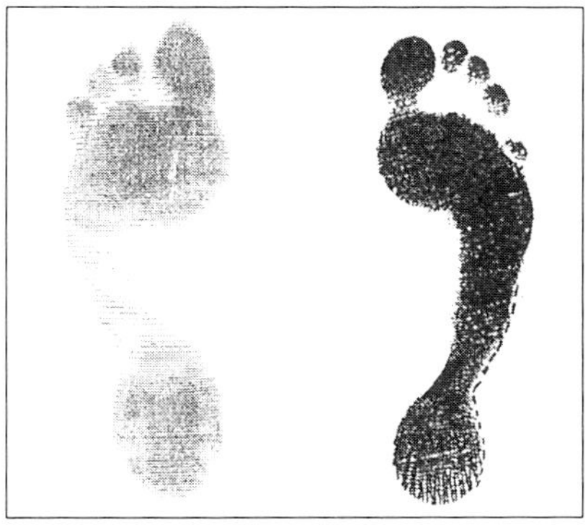

발바닥 내회전

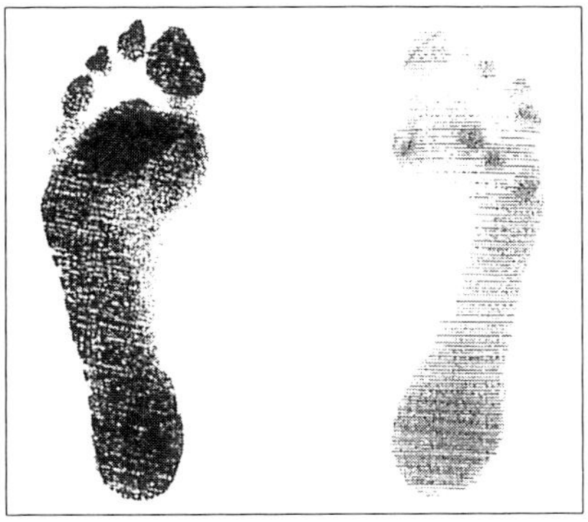

중족골통

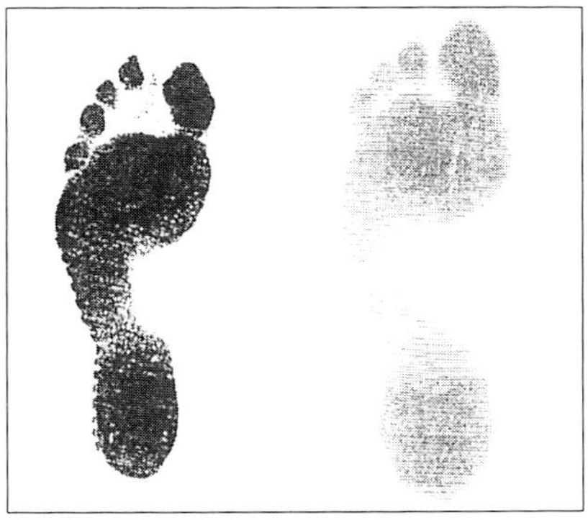

회전 + 중족골통

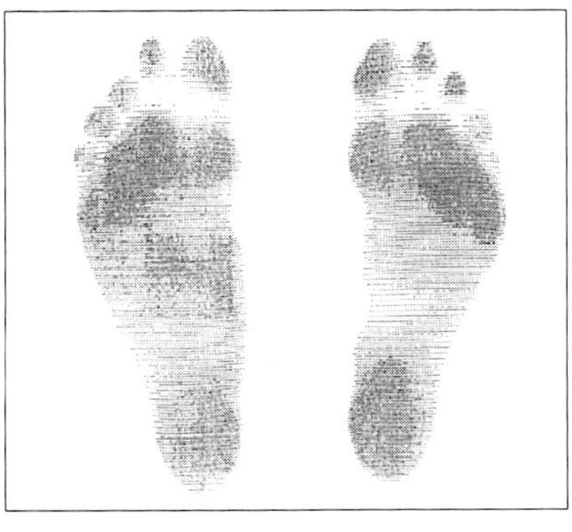

평발

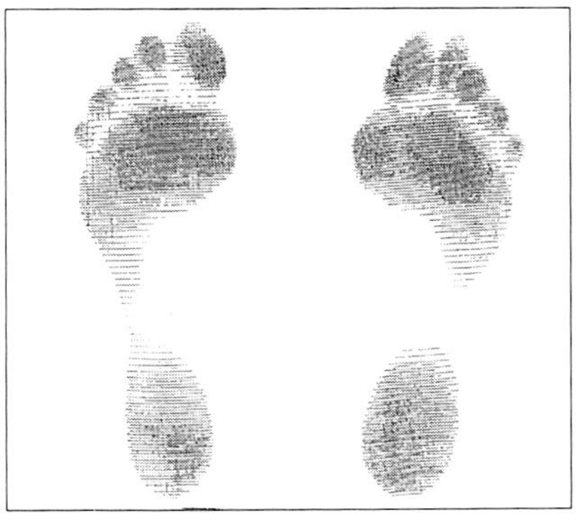

요척족

그림 6-2 족문해석법

5. 발반사요법 시의 유의할 점

1) 발의 결점과 질병상태의 진단

발관리사가 전문의의 치료가 필요한 병을 찾아낸다면 고객에게 재치 있는 말로써 발관리실에는 치료할 수 없다고 말한다. 발관리사는 병을 진단하려고 해서는 안되며 문제가 무엇인지도 고객에게 말해서는 안 된다.

발관리사는 의사가 아니며 미용학의 범위를 벗어나는 발건강 상태를 다루어서는 안 된다. 현재 어떤 발의 상태에 대해 확신이 없을 때에는 고객에게 전문의와 상담하도록 권유한다.

전문의는 고객에게 발관리를 언제 해야 할지를 알려주도록 한다.

2) 유의할 점

① 반사요법만으로 발을 관리하는 것이 아니라 일반적 의학의 개념으로 관찰하는 것이 아주 중요하다.

② 가능하다면 의사와 함께 반사요법을 실시하도록 한다. 또, 이때 본 요법의 가능성뿐만 아니라 그 한계를 함께 설명하고 충분한 논리적 전개가 가능하도록 해야 한다.

③ 본 요법이 고객에게 효과가 있는 것으로 판단되는 경우에는 발의 관리에만 전념한다. 다른 요법과 병행하면 고객이 의문을 갖게 되고, 또 효과도 반감된다.

④ 경험도 없이 자신 없는 불안한 상태로 고객을 관리해서는 안 된다. 단순히 힘만 가지고 하는 것이 아니기 때문이다.

⑤ 관리를 장시간 계속하는 것은 피한다. 고객은 30분 정도면 그 효과를 느끼게 된다.

⑥ 주로 통증을 호소하는 반사구를 중점적으로 관리한다. 단순히 모든 반사구를 촉진할 필요는 없다.

⑦ 고객에게는 관리 후의 반응에 대해 잘 설명해 둔다. 불안이 계속되거나 하면 정확한 반응을 읽어 내기가 어렵다.

⑧ 책이나 그 외의 지시사항에 지나치게 구애될 필요는 없다. 고객으로부터의 직접적인 반응이 중요할 때도 있다. 증상구 뿐만 아니라 관련 반사구의 탐색도 필요하다. 고객에 따라서는 각각의 부위가 다를 수도 있다. 중요한 것은 홍분을 가라앉히고 약해져 있는 고객에게는 기운을 북돋워 주는 것이다.

⑨ 휴식시간을 갖는 것을 잊지 말아야 한다. 이것은 관리과정의 한 단계이기도 하다.
⑩ 관리 후엔 고객의 발이 차가워지지 않도록 주의하고 온풍, 온수를 사용하거나 미리 덥혀 둔 양말을 신겨서 귀가 시켜야 한다.
⑪ 고객에게 민감한 반사구에 대한 설명(예를 들면, 소화기라든가 림프계의 장애가 있는 것 같다는 식으로)을 할 의무가 있다.
⑫ 시술자 자신이 본 요법에 자신을 가지고 관리하면 고객의 활동능력을 항진시켜서 어떤 고객에 대해서도 같은 관리 효과를 얻을 수 있게 된다.

이상이 충분히 유의하지 않으면 안 되는 점이라고 생각한다.

표 6-1 Foot Care Clinic Record

		성 명 :	날 짜 :
고 객 성 명		생 년 월 일	직 업
발 의 질 환	굳은살 □ 사마귀 □ 손발톱무좀 □ 파고드는 발톱 □ 혈 우 □ 살무좀 □ 티눈 □ 평발 □ 당 뇨 □ 정맥류 □ 외반모지 □ 요족 □ 망치족 □ 발뒤꿈치통증 □ 좌상 □ 발뒤꿈치갈라짐 □		
현 재			
이 전 관 리			
발 타 입	좋 다 □	보 통 □	나 쁘 다 □
발 의 균 형	좋 다 □	보 통 □	나 쁘 다 □
발 가 락 의 힘	좋 다 □	보 통 □	나 쁘 다 □
발 의 색 깔	좋 다 □	보 통 □	나 쁘 다 □
발 의 혈 색	좋 다 □	보 통 □	나 쁘 다 □
발 의 피 부	좋 다 □	보 통 □	나 쁘 다 □
족 문	좋 다 □	보 통 □	나 쁘 다 □
발 의 이 상	땀나는발 □ 열나는발 □ 무좀있는발 □ 냄새나는발 □ 갈라진발 □ 꾹꾹수시는발 □ 시리고저린발 □ 건조한발 □		
시 술 에 대 한 관 리 주 기			
부 위 별 지 적	발등 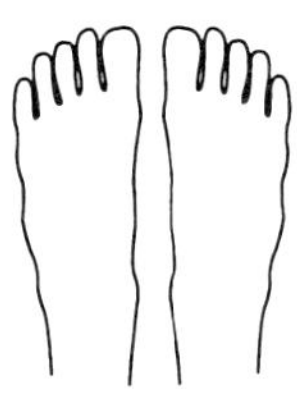	발바닥 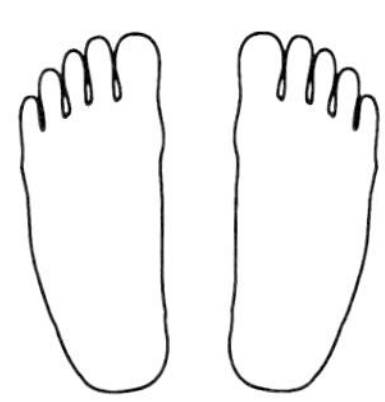	

월 일	부 위	시 술 내 역	시 술 자

제 7 장 보행과 이동

1. 직립과 보행(gait)

인간이 다른 동물과 다른 것은 두 발로 직접 걷는다는 점이다. 똑바로 서서 걷기 때문에 뼈와 허리에 크게 부담을 받을 뿐 아니라 허리는 또 전신을 떠받치고 있으며 최종적으로 발은 전신의 무게를 모두 감당하면서 이동을 담당한다. 그러므로 인간의 발은 전신을 받아 들고 걸어갈 수 있도록 발목부터 발가락 끝까지 정밀한 구조되어 있다.

1) 직립(直立)

인체의 선 자세는 골격근군(skeletal muscle group)의 상호작용과 균형에 의해 유지된다. 체간과 고관절의 신전근은 중력에 저항해 작용하므로 가장 활동적인 근군(muscle group)이며, 중력에 저항하는 근육을 항중력근(antigravity muscle)이라고 한다. 목, 체간, 고관절, 슬관절의 신전근과 족관절의 저굴근이 항중력근이다.

선 자세 유지에는 장딴지근(calf muscle)의 상호작용이 매우 중요하다. 직립에 동원되는 어떤 근육의 강직, 허약, 마비는 자세 유지에 영향을 미치고 올바른 자세 유지에도 어려움이 있다.

2) 보행(gait)

보행이란 걷는(walking) 모양이나 태도를 나타내는 말로서, 인체의 보행은 하지의 여러 관절에서 잘 조화된 역학운동이 동시에 일어나 몸의 중심을 완만하게 전환시키는 복잡한 과정을 말한다.

보행에 있어 근본적인 요소는 무릎과 족부와의 상호관계(knee-ankle interaction), 슬관절 굴곡, 고관절 굴곡, 수직축(vertical axis)에 대한 골반회전(pelvic rotation), 골반의 측변경사(lateral tilting) 및 골반의 측면 전이 (lateral-displacement)등이다.

보행주기(gait cycle)는 입각기(stance phase), 유각기(swing phase)로 되어 있는데. 이 두 보행기(gait phase)가 상호 율동적으로 교대로 움직이면서 보행의 형태를 이룬다. 그러므로 정상보행(normal gait)의 이해는 하지의 기능장애(근약증, 마비)로 일어나는 이상보행(abnormal gait)의 교정과 치료를 위한 기초가 된다.

보행은 한쪽 다리가 앞으로 나갈 동안 다른 한 다리는 체중을 유지한다. 보행에 참여하는 어떤 근육군의 강직, 허약, 마비는 보행 중 절뚝거리는 원인이 된다. 예를 들면 족관절 배굴근 마비를 가진 사람은 발가락이 땅에 부딪치는 것을 방지하기 위해 무릎을 더 많이 들어올리게 되므로 절뚝거리게 되며, 동통도 비정상 보행의 원인이 된다. 일반적으로 보행에 참여하는 근육은 다음과 같다.

① 슬관절 신전근(knee extensor)
계단을 오르거나 걸어갈 때 무릎을 쭉 뻗게 하고 체중을 옮길 때 굽혀지는 것을 방지한다.

② 고관절과 체간의 신전근(hip, trunk extensor)
몸체를 똑바로 세우는 작용을 한다.

③ 고관절 외전근(hip abductor)
유각기(swing phase) 동안에 다리가 떨어지지 않도록 하고 체간의 중심을 지지하는 역할을 한다.

④ 고관절 굴곡근(hip flexor)
유각기 동안에 다리를 앞으로 전진시키는 역할을 한다.

⑤ 족관절 배굴근(ankle dorsal flexion)
초기 입각기에서 발뒤꿈치가 바닥에 닿을 때 털썩거림(slap)을 방지하고, 발과 발가락이 지면에 닿지 않도록 한다.

⑥ 족관절의 저굴근(ankle plantar flexor)
입각기(stance phase)말기에 발가락이 바닥을 박차고(push-off)나가도록 한다.

체중을 옮기는 하지나 골반대의 구조가 영구적 또는 일시적으로 손상이 있을 경우에는 체중을 옮기도록 되어 있지 않은 인체 부위로 체중의 이동을 부과해야 한다.

2. 보행의 분석(gait analysis)

보행은 유각기(swing phase)와 입각기(stance phase)를 교대로 양측 하지를 움직이는 운동으로서, 신체를 한 지점에서 타 지점으로 옮겨가는 이동을 말한다.

신체를 옮겨가기 위해서는 첫째, 양측 하지를 교대로 굴곡 및 신전시키며 둘째, 각 관절에 있어서의 회전 운동력이 진행 운동력으로 변화하며 셋째, 몸의 평형상태의 소실과 회복이 교대로 일어난다. 이와 같이 신체를 옮겨감에 있어서 관성과 공기저항을 이겨내는 보다 큰 힘이 필요하다.

인체는 양측 하지위에 놓여 있는 고형체가 아니고 근육과 체중심을 움직여 가는 각 관절의 운동으로 활동력이 있는 가동관절의 복합체이다. 그러므로 신체의 각 부분은 정상적인 보행에 있어서 유형(pattern)을 이루는데 각각 고유의 역할을 담당하고 있다. 그 보행상태(phase)별로 분석하여 보면 다음과 같다.

1) 입각기(stance phase)

발이 땅에 닿아 있는 상태로 체중의 일부 또는 전부를 부가(bearing)하는 시기로서 발꿈치 닿기(heel strike)에서 발끝 밀기(toe off)까지를 말하며 제동기와 추진기로 나눌 수 있다.

(1) 제동기

① 발뒤꿈치 닿기(heel strike)
② 발바닥 닿기(foot flat)
③ 중간 입각기(mid stance)

(2) 추진기

① 발뒤꿈치 들어올리기(heel off)
② 발 끝 밀기(toe off or push off)

2) 유각기(swing-phase)

(1) 가속기(acceleration)
(2) 중간 유각기(mid swing)
(3) 감속기(deceleration)

입각기는 발뒤꿈치가 땅에 닿게 되면서부터 발 끝 밀기가 끝날 때까지다. 입각기가 시작되는 시기, 즉 발뒤꿈치가 땅에 닿는 순간에는 하퇴부가 전방으로 신전되어 있으며 체중심은 신체의 후방에 위치하게 된다. 즉, 한쪽 하지가 체중을 받고 있는 동안, 그 반대측 하지는 전방으로 전진시킨 후 다시 체중을 받게 된다.

발뒤꿈치가 닿게 되는 순간부터 체중심이 족관절의 수직상방에 도달할 때까지는 제동력이 작용하고 있으며 이 시기를 입각기의 제동기라 하며 체중심이 족관절의 수직상방에서 발 끝 밀기까지는 추진력이 작용하므로 추진기라 한다(그림 7-1).

유각기의 시작은 발이 땅에서 떨어질 때, 즉 발 끝 밀기가 끝나는 순간부터 발뒤꿈치 닿기가 이루어질 때까지를 유각기라 말한다(그림 7-2). 보행에 있어서 유각기와 압각기는 시각적인 길이의 차이가 있으며 입각기는 유각기보다 시간이 길다.

보행 중에 있어서 양측 하지가 동시에 땅에 닿게 되는 시기를 동시입각기(double support period)라 한다. 보행이 빠르면 빠를수록 유각기와 입각기의 시간적 차이의 범위가 좁아진다. 그러나 유각기는 보행이 아무리 빨라도 입각기보다 시간적으로 길어 질 수 없다.

지면에 닿는 경사가 커지면 신체의 추진시에 수평전방 가속도(horizontal forward acceleration)가 더욱 커진다. 제동기에 있어서 수평전방 가속도는 반대로 후방으로 향하게 되며, 하지의 지면과의 경사는 같은 정도로 증가하게 된다.

빨리 걷기 위해서도 발걸음을 길게 할 때는 고관절에 있어서 대퇴골두의 위치가 낮아져서 유각기를 맞는 하지의 길이는 천천히 걸을 때보다 짧아지게 된다.

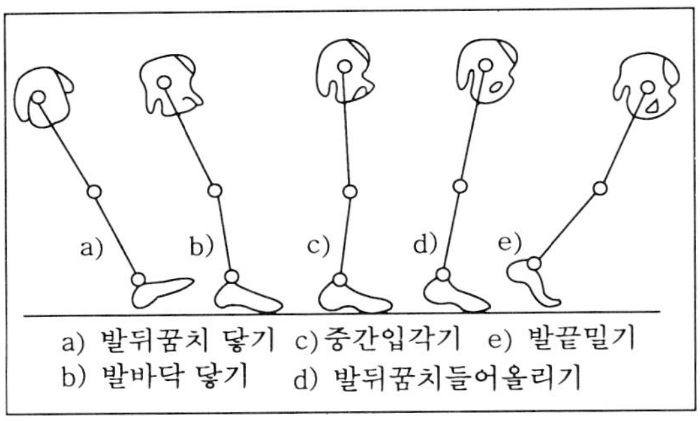

그림 7-1 입각기의 분해도

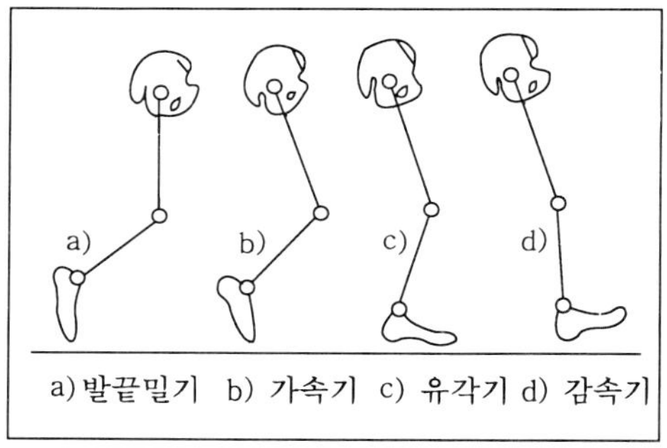

그림 7-2 유각기의 분해도

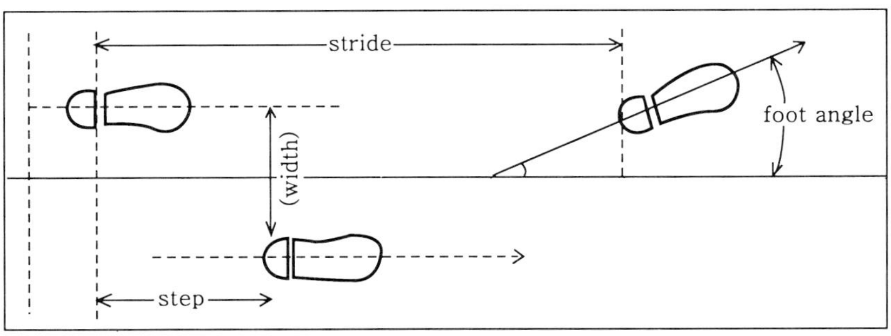

그림 7-3 Step과 stride

3. 보행 주기(gait cycle)

한쪽 발뒤꿈치가 땅에 닿는 시기(heel strike)부터 같은 쪽 발뒤꿈치가 땅에 닿는 시기까지의 동작을 한 걸음(stride)이라고 하고, 이 사이의 거리는 보폭(stride length)이라 하며, 요하는 시간을 일보 시간(stride duration)이라 한다. 이때 두 발 사이의 폭을 양 발 넓이(stride width)라 한다.

단위 시간당 보행 수를 보행 속도(cadence)라 하며, 1분간의 보행수는 성인에서 90-120보 전후가 된다. 진행 방향과 발의 장축 방향과 이루는 각도를 족각(foot angle)이라 한다. 그러나, 체중, 연령에 따라 보행속도는 변화된다. 일반적으로 양측 하지에 의해 이루어지는 한 걸음을 보행 주기라고 한다.

4. 정상보행의 구성요소(components of normal gait)

1) 체중심

체중심은 성인에 있어서 인체의 정중선상의 발에서부터 신장의 55%점에 위치하고 있으며, 개인차가 있으나 대개 제2천추 전방에 있고 개인차는 ±1.25%이다. 체중심의 위치이동 패턴은 한 지점에서 다른 지점으로 신체를 옮겨가는데 관여하는 여러 가지 힘과 동작의 합으로써 이루어진다. 여기서 힘은 체중심을 옮겨가는데 직접 작용하거나 간접으로 영향을 미치고 있다고 생각한다.

(1) 수직 위치이동

성인 남자에 있어서 체중심의 수직 위치이동은 총 5㎝이며 곡선상의 정점은 보행 주기, 즉 한쪽 발의 발뒤꿈치 닿기에서 시작하여 같은 발의 다음 발뒤꿈치 닿기까지 중의 25%와 75%점이 된다.

체중심은 한쪽 발의 발뒤꿈치 닿기에서 같은 쪽 발의 발뒤꿈치 닿기 사이에 규칙적으로 곡선(sinusoidal curve)을 그리며 두 번이나 위치를 이동한다.

각 곡선의 정점은 한 하지의 입각기 중간과 반대측 하지의 유각기 중간이 서로 일치되는 순간이다. 체중심의 수직이동 곡선의 최하위점은 보행 주기에 있어서 50%점으로 동시입각기(double stance phase)이다

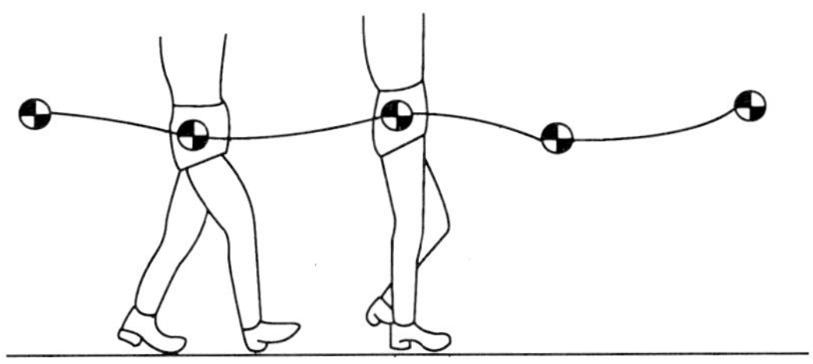

그림 7-4 체중심의 수직운동

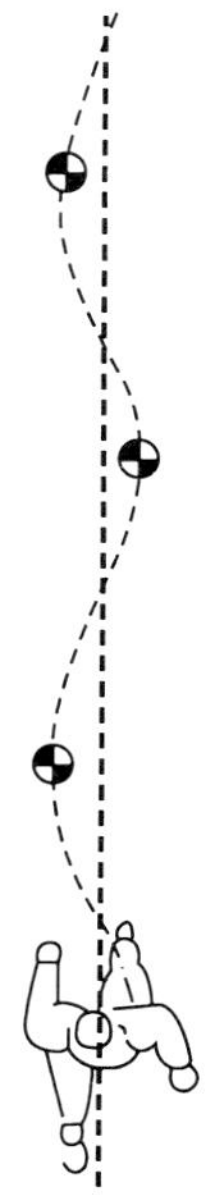

그림 7-5 체중심의 좌우이동

(2) 수평 혹은 측방 위치이동

진행면(plane of progression)에서 체중심은 규칙적인 곡선을 나타내며, 이 곡선의 정점은 교대로 좌, 우측으로 체중부하 다리와 함께 이동한다. 체중심의 수평위치이동은 좌우 양극에서 측정하여 약 5㎝이다.

(3) 삼위상(三位相) 위치이동

체중심은 같은 속도로 나선형(spiral)으로 옮겨져 간다. 오른쪽 다리의 발뒤꿈치 닿기 때부터 왼쪽다리 발 끝 밀기 때까지 체중심은 보행주기에 있어서 25% 지점가지 완만하게 정점을 향해서 올라가고 동시에 우경화(右傾化) 한다.

체중이 하강하기 시작하면 체중심이 왼쪽으로 이동하면서 다시 보행주기의 75% 지점까지 제2의 정점을 향해 올라가기 시작한다. 체중심이 제2정점에 올라갔을 때와 여기서 떨어지기 시작할 때 다시 오른쪽으로 돌아오며 체중심의 보행의 한 주기가 완전히 끝날 때 중심축(central axis)에 도달한다.

5. 보행 구성요소의 분석

양발로 보행할 때 힘이 가장 적게 드는 것은 체중심의 편중이 점진적으로 낮은 진폭의 곡선을 그리며 직선방향으로 진행하기 때문이다. 체중심이 운동 진행방향에서 갑작스런 체위변화를 할 때는 가장 많은 에너지를 소모하게 된다.

중심의 진행을 결정하는 요소를 분석하면 다음과 같다.

1) 골반의 회전

골반은 수평면에서 좌우로 각 4 °씩(양측 8 °) 중심축을 중심으로 회전운동 한다. 이와같은 골반회전은 유각기의 하지에서 입각기의 하지쪽으로 일어난다. 유각기의 하지가 발뒤꿈치 닿기 시작될 때 회전운동은 멈추고 중간 입각기에 전 체중을 받으면 반대편 수평면에서 다시 회전이 일어나게 된다.

2) 골반의 경사

하지가 유각기 안쪽의 골반은 수평면에서 약5 °가 상대적으로 하방으로 기울어진다. 골반경사가 일어나면 유각하지의 슬관절은 swing-through를 하도록 굴곡된다.

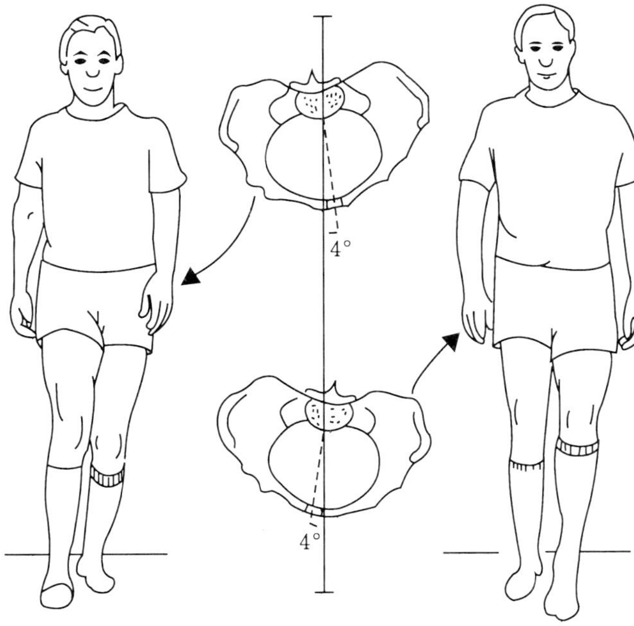

그림 7-6 골반의 회전

3) 입각기의 슬관절 굴곡

체중부하(weight bearing)하지가 슬관절을 신전위로 하여 발뒤꿈치가 닿기 할 때부터 입각기가 시작된다. 즉 입각기 때, 두 번째 슬관절 굴곡은 발뒤꿈치를 올릴 때(heel rise)와 동시에 일어난다. 이 입각기 동안을 “double knee lock period”라 한다. 즉 슬관절을 먼저 신전위에서 lock되고 다시 중간 입각기에서 슬관절이 신전될 때 lock이 일어난다.

4) 족관절과 슬관절의 굴곡

이 기전은 체중심의 궁형진로의 한 단절 점에서 진행을 편평하게 만들어 주는 역할을 한다. 슬관절 굴곡이 시작됨과 동시에 급속한 족관절의 전굴은 체중심을 같은 높이에서 전방으로 이동시키며 체중심 이동의 궁형진로의 시작 부분이 편평하게 되고 다소 반대곡선을 나타나게 된다.

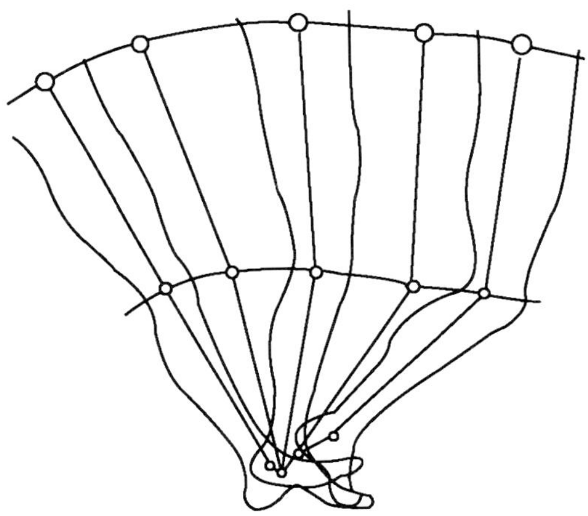

그림 7-7 족관절과 슬관절의 회전

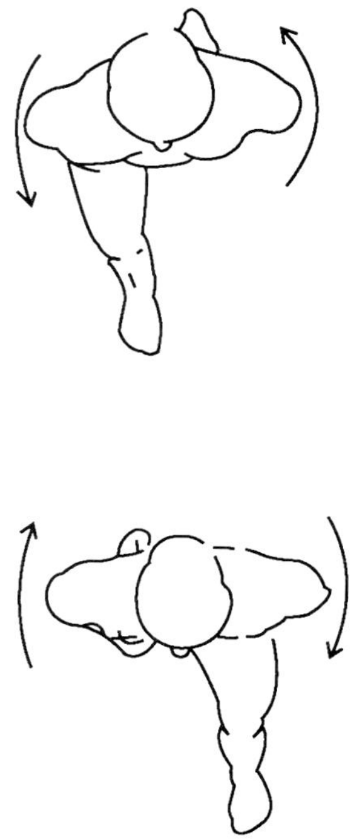

그림 7-8 골반의 회전

5) 골반의 외측 변위

골반이 체중부하 하지측으로 측방이동 되는 것은 골반의 수평이동, 혹은 체중부하측 고관절의 상대적인 내전으로 성취된다.

질병이나 상해로서 보행의 주요 구성요소 중 하나라도 소실되면 건전한 다른 기전이 가능한 범위 내에서 대상(代償)을 하므로 체중심(體重心)의 이동은 낮은 진폭으로 곡선을 형성한 진로를 통하여 계속 전진하기 때문에 에너지의 가장 적은 소모를 요하게 된다.

6. 올바른 보행법

1) 잘못된 보행은 ◯자형의 다리를 만든다.

다리 변형 중에서 가장 많은 것이 무릎에서 발목에 이르는 종아리 부분이 바깥쪽으로 휜 ◯자형의 다리인데 이것은 발바닥으로 확실하게 지면을 밟지 않는 것이 한가지 원인이다. ◯자형 다리인 사람은 걸을 때 무릎이나 허리로 몸을 지탱하려고 한다. 따라서 이 상태가 오래 계속되면 점점 무릎이나 허리에 힘이 들어가기 때문에 무릎관절이 앞으로 튀어나오고 허리 위치가 내려오며 엉덩이 근육이 느슨해지기도 한다. 올바른 보행을 하지 않을 경우 누구나 이 같은 장애가 생긴다고 한다.

발은 11자형으로 무릎은 서로 닿을 듯 말 듯하게 걸을 때의 자세 또한 다른 자세 못지 않게 중요하다. 건강한 어린이는 11자로 걷고 장수노인을 살펴보면 발걸음이 벌어지는 각도가 15°에서 20°정도이며 거의 11자 걸음이다. 그러나 비만증인 사람들은 배가 나오면서 저절로 8자 걸음을 걷게 된다. 그러므로 아랫배에 힘이 들어가면서 호흡을 하면 저절로 단전호흡이 된다.

2) 정상적인 보행법을 알아보면

- 무게중심이 골반에서 올라갔다 내려갔다 상하 5㎝이상 넘지 않아야 한다.
- 양발 간격은 5-10㎝ 이다.
- 걷는 속도는 1분에 90-110보, 눈은 정방 30㎝를 본다.
- 골반은 4°씩 흔들어야 정상보행이다.
- 발의 변형을 막기위해 뒤꿈치를 먼저 닿게 하고 발바닥(아치), 발가락의 순서로 디디는 올바른 보행습관이 중요하다.

① 가슴을 펴고 등을 곧게 세우고, 턱과 어깨를 당기며, 머리는 되도록 높은 위치에서 먼 노면을 내려다보고 걷도록 한다.
② 내딛는 발을 되도록 멀리 옮기고 발목을 90° 구부려 뒤꿈치부터 착지한다.
③ 뒷발은 무릎을 펴고 발끝으로 지면을 힘있게 민다.
④ 팔은 팔굼치를 90° 로 구부리고, 의식적으로 앞뒤로 크게 흔든다.
⑤ 이런 자세로 일직선으로 걷고, 보통 시속 3-4㎞의 속도를 5-6㎞로 올린다.

발에 맞는 신발을 신고 이런 방법으로 주 3-4회 정도 걸으며 체육관에 다니지 않아도 충분한 운동이 된다. 처음에는 귀찮지만 계속하다 보면 누구나 걷는 즐거움을 맛보게 된다. 발이나 몸의 건강을 위해서 더 많이 걷도록 한다.

발의 변형을 막기 위해서는 먼저 뒤꿈치와 발바닥(아치) 순서로 발을 디디는 올바른 보행습관을 평소에 길들여야 하며 발가락으로 볼펜이나 타올을 깔아놓고 집어 올리는 운동이 도움이 될 수도 있다. 올바른 보행을 함으로써 발의 60%를 교정할 수 있고 나머지 40%는 발에 맞는 신발을 신음으로써 해결될 수 있다고 한다.

제 8 장 발관리의 실제

1. 발관리에 필요한 물품

본격적인 발관리를 받기 전에 족탕기, 각탕기, 스파 등의 족욕용기에 살균제를 푼 따뜻한 물을 준비한 다음 고객의 발을 깨끗이 닦아준다. 족욕이 끝난 후에는 물기를 타올로 제거한 후에 1회용으로 된 위생적인 슬리퍼를 사용한다.

발관리시 고객의 발 밑에는 1회용 종이를 깔아 한번 사용 후 폐기한다. 버퍼를 사용할 때에는 각질이 날리므로 마스크를 착용한 후에 실시하고 바닥을 청소할 때에는 진공청소기로 먼지를 흡입하도록 한다.

1) 각탕(foot bath)

물의 온도는 약34° 로, 손의 온도와 같은 정도로 조절한다. 족탕은 각종 세균으로부터 피부의 보호, 세정, 치유 등의 작용을 가지며, 카밀렌, 말린 풀, 떡갈나무의 겉껍질 등, 그것에 적합한 아로마 성분을 함유하고 있다.

발관리를 하기 전에는, 반드시 진균 구제제가 들어간 족탕에 담근다. 본격적인 작업에 들어가기 전에 족탕에 담그는 것은 위생상 빼놓을 수 없는 작업이다.

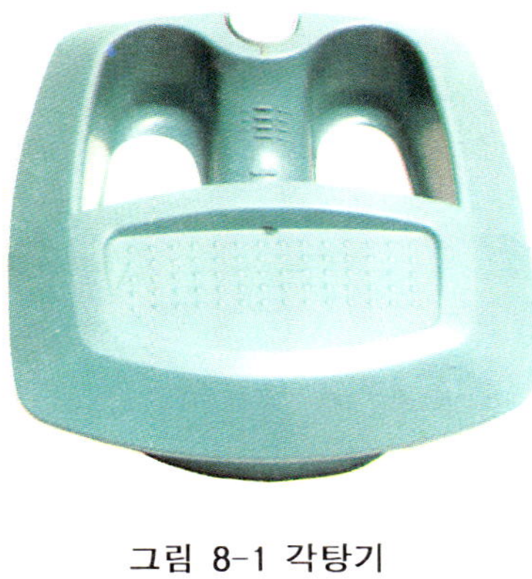

그림 8-1 각탕기

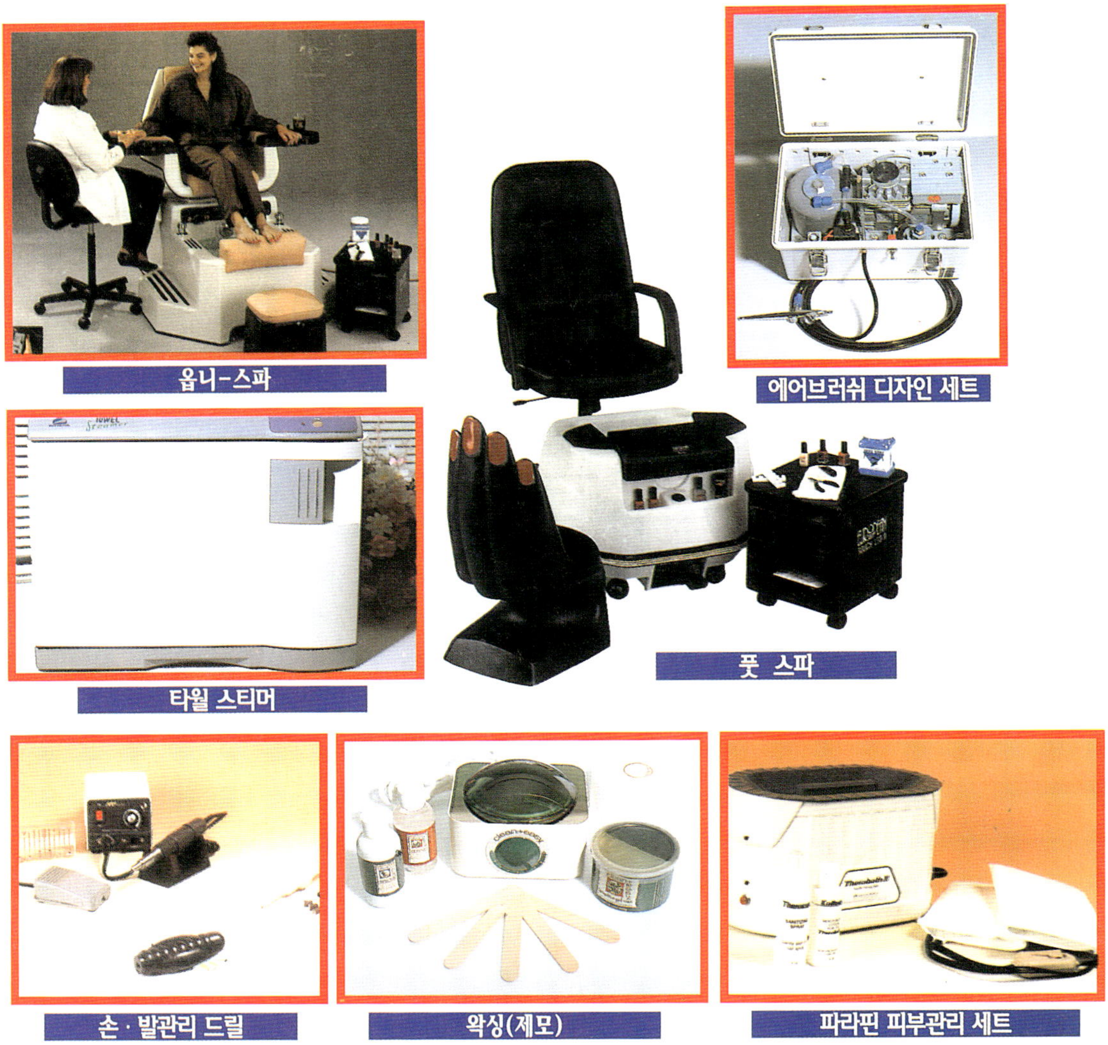

그림 8-2 발관리용 기구와 제품

2) 발관리용 의자(관리자용)

고도의 작업에도 사용할 수 있는 기능을 갖춘 발관리용 의자는 빼놓을 수 없다. 좋은 쿠션에 보다 좋은 쾌적한 착석감이 있어야 한다. 양쪽에 패드가 들어간 팔걸이는 넉넉하게 여유가 있어 보이고, 몸에도 좋은 버팀이 된다.

좌석은 족탕 등을 할 때 편리하도록 회전식이 좋으며 높이의 조절도 가능해야 된다. 등받이 커버는 자주 세탁하고 의자 밑의 먼지 등을 수시로 제거하여 먼지가 나지 않게 한다.

3) 스파(Foot bath)

스파는 고객이 발관리를 시작하기 전에 발을 세척하는 기구로 철저한 청결과 소독이 필요하다. 특히 바닥의 올록볼록한 부분 사이에 각질과 제품의 잔여물이 하얗게 남아 있을 경우 이로 인해 세균감염의 우려가 있으므로 중성세제를 사용하여 솔로 세척한 후 건조시킨다.

4) 족문기(Foot printer), 족저경(Foot scope)

족문기 위에는 맨발을 올려놓으므로 사용 전후에 70% 알코올 스펀지로 닦아준다. 족저경도 유리 부분을 사용 전후에 70% 알코올 스펀지로 닦아준다.

5) 손소독, 발소독

시술 전 발관리사는 자신의 손을 철저히 소독한다. 알코올만으로는 진균류 등의 제거가 불가능하므로 콜로이드 상태의 은용액을 스프레이로 관리사의 손 구석구석에 뿌려 소독하고, 고객의 발도 알코올로 닦은 후 은용액을 뿌려 소독한다.

무좀이 심한 경우에는 외과용 고무장갑을 착용하고 시술하도록 한다.

6) 발판

올록볼록한 사이사이에 먼지가 들어가므로 수시로 중성세제를 푼 물에 담그고 솔로 닦은 다음 건조시킨다.

7) 싱크대

발관리실의 싱크대는 무엇보다도 시술 후 곧바로 손과 기구를 씻을 수 있도록 관리사 옆에 설치되어야 하며, 사용 후 물이 고여 있거나 불순물이 남아 있지 않도록 깨끗하고 위생적으로 관리되어야 한다.

8) 파라핀(paraffin)

파라핀은 파라핀유를 이용하여 피부에 수분을 공급하는 도구로 파라핀에 발을 담그기 전에 깨끗이 소독한다. 발에 습진이나 발톱 무좀이 있는 고객의 사용은 금하는 것이 좋다.

9) 글루, 젤, 솔벤트

피부에 묻으면 피부를 건조시키며 표피가 벗어지고, 상처를 통해 침입하므로 조심스럽게 다루어야 한다.

10) 타월

삶아서 1회만 사용하고, 한번 사용한 타월은 뚜껑 있는 통에 따로 넣는다. 소독된 타월은 밀폐된 장에 넣고 보관한다.

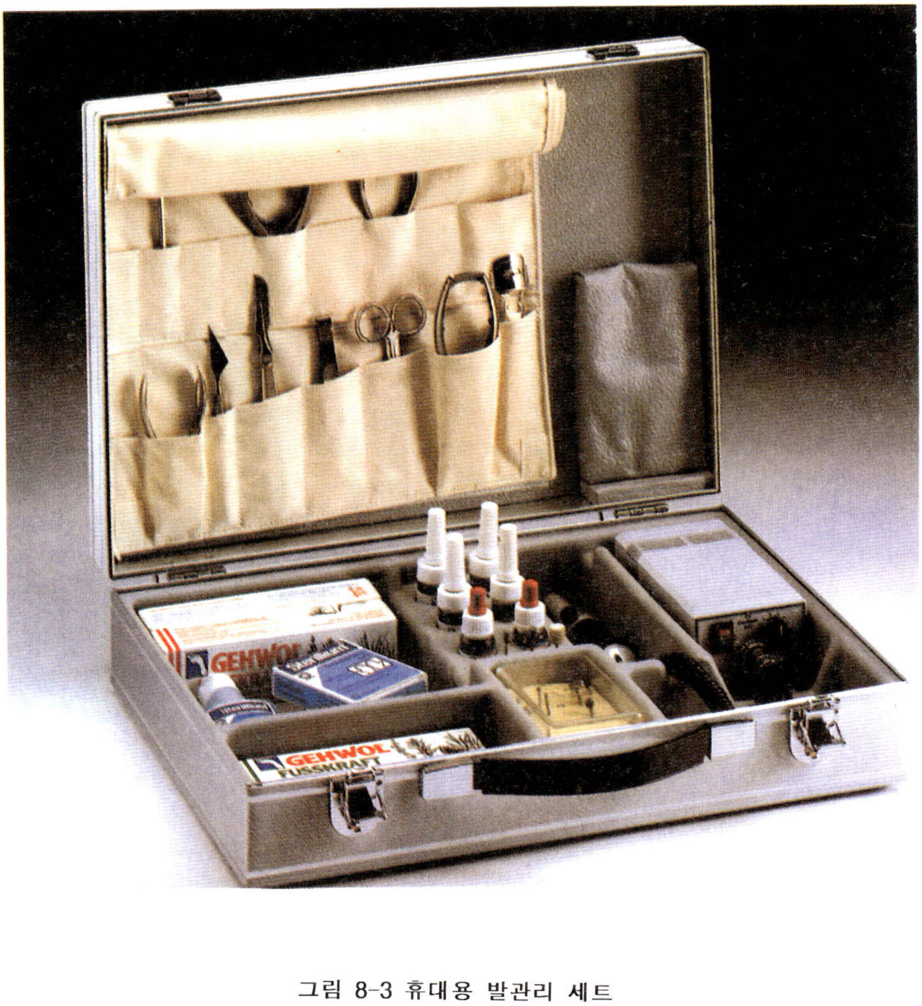

그림 8-3 휴대용 발관리 세트

11) 바닥에 떨어진 물건은 소독하기 전에 사용해서는 안 된다.

바닥에 떨어진 물건에 오염 물질이 묻을 염려가 있으므로 반드시 소독하여 사용한다.

12) 휴대용 발관리 세트

근래의 눈부신 발관리 분야의 연구와 개발에 의해, 이 분야도 새롭게 전문화가 된 기종이 다양해졌다.

발관리사는 병원, 양로원, 개인 가정을 방문해서, 전문적인 발관리를 하는 등, 출장업무를 한다. 예를 들면 휴대용 케이스와 Fraser, Bohrer, Zange, Doppelsonde, Homhauthobel, Credo등이다.

13) 드릴(Drill), 그라인더

전기동력을 이용한 빠른 파일링에 사용되는 기계로 전기드릴 앞부분에 끼우는 팁을 골고루 교체해 가며 사용한다. 팁을 사용 후 솔을 이용하여 골고루 털어 준 후 금속류는 70% 알코올로 소독하고, 세척이 불가능한 것은 깨끗이 털어 낸 다음에 은용액을 뿌려 소독한다.

14) 핫 오일 메니큐어(Hot oil Manicure)

고객의 손톱이 상했거나 갈라졌을 경우, 또는 손을 부드럽게 하기 위해 오일이나 로션을 데워서 사용하는 플라스틱 용구로 고객마다 오일이나 로션을 새로 만들고 도구는 사용 후 세제로 닦아준다.

15) 전기 드라이어(Drier)

에나멜을 말리는 기계로 표면은 물걸레로 닦아준다.

2. 발관리 순서

전문적인 설비를 갖춘 발관리실에서 일을 하든, 출장업무를 하든 발관리 직종은 매우 미래지향적인 직업으로, 물질문명이 앞선 서구에서는 발관리 분야가 발전하는 경향을 보이고 있다. 신직종의 가능성을 보여주는 직업이다.

발관리의 순서는 다음과 같다.

1) 발위생 관리

① 발을 씻기 전에 마른 상태에서 버퍼로 굳은 각질을 가볍게 제거한다(30초정도).
② 각탕용 제리를 5g정도 풀어 넣은 각탕기에 발목이 잠기도록 약 15분 정도 발을 불린다.
③ 물기를 없앤 후 시리고 저린 발에는 크림 레드를, 열나고 부은 발에는 민트를 발가락 사이사이와 발바닥, 발등, 발목, 종아리까지 2분정도 마사지하듯 골고루 바른다.
④ 지압봉을 이용하여 기본 반사구인 신장, 수뇨관, 방광, 요도, 종아리 반사 순서로 발바닥을 자극한다.
⑤ 크림을 닦아 내지 말고 저녁에는 그냥 두고, 아침에는 풋 스프레이를 가볍게 뿌린 후 크림레드 혹은 민트를 적당량 손에 펴 발라 발전체에 골고루 한번 더 발라 준다.
⑥ 양말을 신는다.
⑦ 따뜻한 차를 한잔 마셔서 이뇨작용을 돕는다.

2) 발반사 요법(Reflexzone Massage)

(1) 상담(차트작성)

서식에 따라 작성하며 고객의 문제 부위와 시술 내용을 정확하게 기록 · 작성하여 보관한다.

(2) 발판 밟기(10분)

순서에 따라서 밟는다. 호흡조절과 함께 5분에서 10분 정도 소요

① 양발을 발판에 대고 무릎을 구부리고 호흡정지 4초 호흡기 3회
② 용천 상응부위 무릎을 맞대고 구부리고 뒤꿈치 들기 4초

③ 3회 정도 3등분, 이등분하기 반복(왼발, 오른발 1초씩 바꾸어서)
④ 소화기계에 이상이 있는 사람은 양발을 훑어 내린다.
⑤ 치매환자는 좌우로 밟는다.
⑥ 엉치뼈가 아픈 사람
⑦ 체중이동(앞발을 띄며) 1,2,3,4 탁자를 잡고 이동
⑧ 용천 소화기 생식기(1발씩 체중을 실어서)안 좋은 쪽 발부터 밟는다.
⑨ 눈, 귀의 상응부위 밟아 주기
⑩ 발가락 사이사이를 벌려 주기

(3) 족문찍기(Foot Print) (6장 참고)
(4) 각탕 + AROMA + Foot Bath 5분 이상
(5) spray
(6) scrub massage
(7) reflexzone massage
(8) 물 마시기

3) 발관리 전용 제품의 사용법과 사용 순서

(1) foot bath용 젤

젤 타입의 발 전용 청정제로서 100%천연 에센셜 오일인 아로마, 즉 유칼립투스, 파인 성분으로 제조된 각탕전용의 젤이다. 냄새나는 발. 무좀예방, 살균소독, 발의 피로회복을 돕는 식물추출물인 아로마향의 순하고 자극성 없는 각탕전용의 젤이다.

① 적응증
냄새나는 발, 무좀 발, 땀나는 발, 시리고 저린 발, 열나는 발, 갈라진 뒤꿈치

② 사용법
각탕기에 따뜻한 물을 붓고 약 5g 정도를 풀어 10-20분간 발을 담근다. 발가락 사이의 세균과 발바닥에 응집되어 있는 각질을 부드럽게 하며, 혈액순환이 잘 되지 않는 발의 혈액순환 촉진에 효과적이다. 발관리의 첫 단계에 사용한다.

(2) Foot Deo Spray

과잉 분비되는 땀으로 인하여 냄새가 나고 세균이 번식하는 발의 무좀을 예방하고, 냄새를 제거하며, 후끈거리고 작열감이 있는 발, 갈라진 발뒤꿈치에 응집된 각질층을 부드럽게 하는 라벤더, 유칼립투스, 로즈 마리, 파인 성분이 함유되어 있다.

① 적응증

냄새나는 발, 무좀 발, 땀나는 발, 열나고 후끈거리는 발, 갈라진 뒤꿈치

② 사용법

· 하루에도 여러 번, 발이나 양말, 신발에 뿌려 준다.
· 오래 동안 서서 일할 때 휴대용으로도 효과적이다.
· 다리가 아주 무겁고 아플 때 종아리 뒷부분(슬와부)에 2-3회 뿌려 준다.

(3) Foot Cream Red

100% 천연식물성 에센샬 아로마 성분인 유칼립투스, 라벤더, 로즈 마리, 파인 등이 함유되어 있고, 토코페롤 성분을 주성분으로 하여 끈적임이 없고 손발이 따뜻해지는 혈행의 순환을 돕는 크림이다.

① 적응증

시리고 저린 발, 동상에 걸린 발, 손발이 찬 사람의 손과 발

② 사용법(저녁)

· 족탕기로 충분히 각탕을 한다(약 10-15분).
· 물기를 없애고 헤어드라이어로 발에 더운 바람을 쏘인다(30초 정도)
· 발가락 사이사이, 발바닥, 발등, 발목까지 약 2분 정도 골고루 마사지한다.
· 발바닥을 지압봉으로 신장, 수뇨관, 방광, 요도, 종아리 순서로 자극한다.

(4) Foot Cream Mint

천연 유칼립투스, 파인, 캄파 성분이 함유되어 있으며, 언제나 발이 덥고, 축축하며, 열나고, 냄새나는 발을 쾌적하고 시원하게 해준다.

① 적 응 증

· 조금만 걸어도 후끈거리며, 열이 나고 발바닥이 아픈 발
· 천근만근 무겁고 발등이 자주 붓는 발

② 사용법(저녁)

· 각탕기에서 충분히 발을 불린다.
· 물기를 없앤 후 크림 민트를 발가락 사이사이, 발바닥, 발등, 발목, 종아리까지 약 2분 정도 천천히 마사지하듯 바른다.
· 지압봉으로 발바닥 전체를 자극한다(신장, 수뇨관, 방광, 요도)

제 9 장 발반사요법과 마사지 기술

1. 발반사요법

발은 인간이 살아 있는 동안 이동하기 위하여 인체의 체중을 감당하면서 보행을 담당하는 행동기관이다.

발은 육중한 체중을 받쳐 줌과 동시에 그 체중을 감수하면서 일생 동안 약 10만km 정도를 걷는다고 한다. 이것은 거의 지구를 2바퀴 반을 도는 것만큼이나 되는 거리인데, 그럼에도 발바닥이 완전히 으스러지지 않는다는 것이 놀라울 뿐이다. 인간의 신체 중에서 발바닥만큼이나 혹사당하는 부분도 드물 것이다.

그러나 실정이 이러함에도 불구하고 인간의 발은 이 엄청난 충격을 견뎌 내도록 만들어져 있다는 것에 발의 신비가 담겨져 있다. 이것은 1분에 100보씩 아주 천천히 걷는다 해도 성인의 경우 70kg-80kg의 중력으로 1분에 50번씩이나 시멘트나 돌바닥을 쳐대는 원리와 다를 바 없기 때문이다. 즉 발바닥이 감수해야 하는 인체 하중에 대한 충격은 일생 동안 수천만번 이상이 되는 셈이다.

한편 사람의 발과 발바닥은 신기하게 제2의 심장이라고 불리울 만큼 우리 생체의 가장 중요 장기인 오장육부와 연결되어 반사대를 형성하고 있다. 따라서 팔 어깨를 주무르는 것보다 발바닥에서 분포되어 있는 중요 장기의 반사대를 지압봉으로 자극하는 것이 혈액순환과 피로회복에 큰 효과를 볼 수 있음이 임상실험을 통하여 알려지고 있다.

다시 말해서 발바닥을 부드럽게 마사지하면 피로회복은 물론 에너지를 공급하고 갈무리하는 큰 역할을 하는 오장육부의 건강에 도움을 줄뿐만 아니라, 발 마사지를 게을리 하지 않고 매일 열심히 하면 정력증진과 소화에도 촉진 역할을 하게 된다.

심장에서 박출되어 발바닥까지 흘러 내려온 혈액을 다시 심장을 향하여 되돌아 올리기 위해서는 심장에서 확장과 수출을 되풀이하여 피를 전신에 보낸 것과 같은 힘이 필요하다. 이와 같이 혈액을 밀어 다시 심장으로 올려 보내는 역할을 할 수 있는 곳이 발바닥이다. 즉, 발이 땅에 닿으면 발바닥은 자연스럽고도 당연한 동작으로 울체되기 쉬운 발바닥의 혈액을 밀어 위로 올려 주는 역할을 한다.

말하자면 1차로 심장에서 박출되어 나온 혈액을 전신으로 내보내면 2차로 발바닥에선 다시 심장을 향하여 혈액을 되돌려 보내는 일을 한다. 발바닥의 이러한 역할 때문에 발바닥은 제2의 심장이라 불리워지는 것이다.

발은 심장으로부터 가장 먼 위치에 있는 부위이기 때문에 일정한 펌프작용으로 밀어 올린 혈액이 다시 심장으로 되돌아오는데 순환의 어려움이 따르게 마련이다. 따라서 만보 걷기운동은 이러한 관점에서 볼 때 중요한 의미를 갖는다고 보겠다.

인체 속에 살아 숨쉬는 생명의 최소 단위인 세포는 산소를 공급받아 저장할 수 없는 취약함을 갖고 있어, 계속적으로 필요한 산소가 공급되지 못하면 인체의 각 기관은 능력을 상실하고 죽게 된다. 즉, 혈액은 산소와 각종 6대 영양소가 충만한 생명 그 자체의 의미를 갖고 있으며, 동맥이라는 혈관을 통하여 온 몸의 구석구석까지 공급되고, 이 순환의 최종과정에서 노폐물이 발생하게 된다. 자동차가 달리기 위해서는 가솔린을 필요로 하며, 에너지를 발산할 후에는 배기가스가 배출되어 나오는 이치와 같다고 볼 수 있다.

이러한 노폐물을 운반하는 통로는 정맥이라는 혈관이며 이 정맥의 흐름이 원활치 못할 때 노폐물의 잔여물이 정체되어 인체의 각 기관에 나쁜 영향을 미치게 되는 것이다.

1) 발반사구의 원리

인간의 신체 전부가 발이라고 하는 인체의 국소에 축소·투영되어 있는 것을 발반사구라고 하는데, 이와 같이 인체의 모든 부분에 대응해 있는 발의 반사구에 대해 연구하는 것을 반사요법학(reflexology)이라고 하며, 반사구에 나타난 이상 징후인 통증을 없애기도 하고 발의 긴장을 풀기도 하여, 기능을 회복시켜 건강한 상태로 되돌리려는 것을 발반사요법이라고 한다.

이와 같은 발의 반사구와 인체 전체 사이에는 몇 가지 원칙이 있다.

(1) 좌우관계

인체의 좌우는 발의 좌우에, 인체의 바깥쪽은 발의 바깥쪽에, 인체의 중심은 발의 중심 쪽에 가깝게 관계하고 있다. 따라서 좌반신의 이상은 왼발 반사구에 나타나고, 측방의 이상은 왼발 바깥쪽 가까이 나타나며, 또 이와는 반대로 오른발 반사구에 이상이 있다면 우반신의 병을 추측할 수 있는 것이다(그림 9-1).

그림 9-1의 중앙에 피츠제랄드의 반사대 그림이 있고 좌우에 발의 축이 표시되어 있다. 예를 들면 인체의 오른쪽 제4번 부위는 오른쪽 발의 ④선에 있는 것이다. 발 ①의 어딘가의 반사구는 인체 중앙의 ①의 선상이나 상지①, 또는 하지① 어딘가에 대응하는 신체 부위라고 하는 것이다.

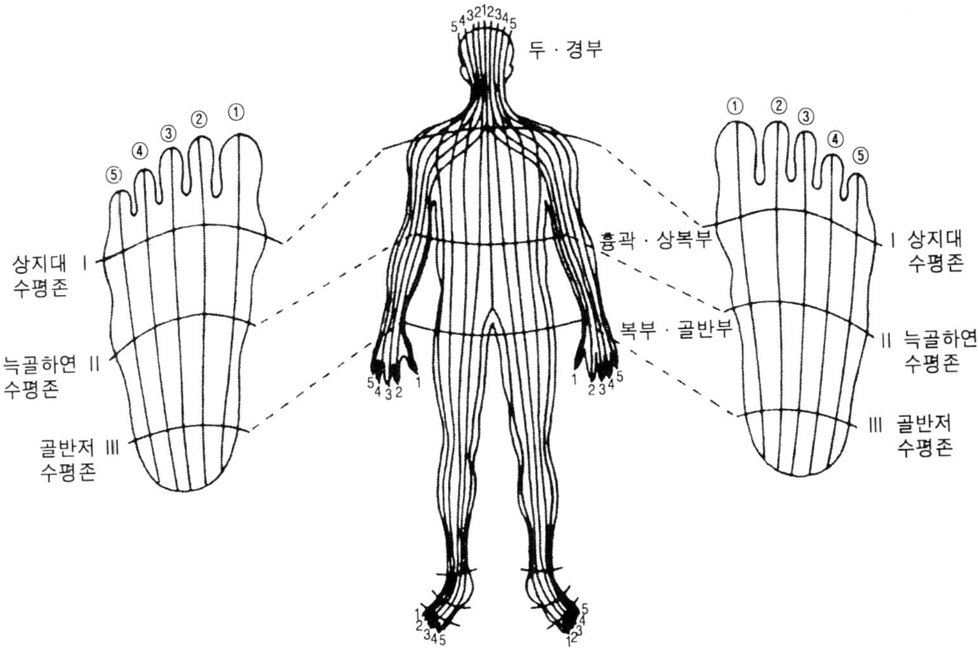

그림 9-1 인체와 발의 좌·우·종·횡 관계

(2) 전후관계

인체의 표면 또는 얕은 부위는 발등에 반사구가 있고, 깊은 부위는 발바닥에 있다. 즉 발등에는 치아, 비인강, 구강, 흉선, 유방, 흉벽, 복벽 등의 반사구가 있고, 발바닥에는 내장과 각 기관의 반사구가 대부분을 차지하고 있다. 그러나 눈이나 귀 등은 발등이 아니라 발바닥에 있는 등 원칙에 벗어난 경우도 있다.

일반적으로 기관에 대응하는 반사구는 발바닥에 있고, 뼈, 근육이나 신경은 발등에 있다고 생각하면 된다.

(3) 상하관계

인체의 상부는 발가락 쪽에, 하부는 발뒤꿈치 쪽이라는 원칙이 있다. 여기에서 횡축, 종축을 제시했던 그림9-1을 보면 앞에 설명한 횡축의 3개의 횡선이 있다.

인체는 다음과 같은 3개의 횡선으로 나뉜다.

Ⅰ. 횡축 제1(Ⅰ)선- 상지대(上肢帶)-상지대 수평존
Ⅱ. 횡축 제2(Ⅱ)선- 늑골하연-늑골하연 수평존
Ⅲ. 횡축 제3(Ⅲ)선- 골반저(骨盤底)- 골반저 수평존

위로부터 쇼울더라인, 웨이스트라인, 힙라인으로 불러도 좋다. 이것은 다음과 같이 정리해 볼 수도 있다.

① 두부(머리)나 경부(목)는 상지대를 따라 구분되며 발반사대에서는 5개의 발가락 관절에 있다. 따라서 제Ⅰ영역(횡축 제1선부터 위)은 중족골과 관절부분의 관절 위를 지나고 있고 신체의 상지대에 대응하고 있다.

② 흉곽 및 상복부에 있는 기관은 인체에서는 위는 상지대, 밑은 횡축 제Ⅱ선인 늑골하연선 사이에 있으며, 발에서 말하자면 5개의 중족골 부분에 있는데, 횡축 제Ⅰ,Ⅱ선 사이의 반사구에 해당한다.

③ 복부 및 골반에 대응하는 반사대는 안팎 복사뼈도 포함된 발목뼈 부위에서 볼 수 있다. 인체에서는 횡축 제Ⅱ와 제Ⅲ선 사이이며, 이에 해당되는 발뼈는 제1-3 쐐기골, 입방골, 주상골, 목말골, 종골 이다.

이와 같이 좌우, 전후, 상하의 관계를 항상 인체와 발에 연관시켜 염두에 두는 것이 중요하다. 두부. 경부와 상지대 수평존의 관계는 그림 9-2처럼 되어 있다.
그림 9-3은 마르카트 여사의 [발반사요법]에 관한 것에는 어떤 것에든 찍혀 있는 트레이드마크이다. 또한 여사의 책에는 그림 9-3의 [발과 앉아 있는 사람]이라고 하는 그림이 실려 있다.
이 그림의 의미는 먼저 왼쪽의 그림은 보통의 발이지만 오른쪽의 것은 그것을 수직으로 해 놓은 것이다. 그렇게 하면 사람이 마치 앉아 있는 것과 같이 된다고 한다. 발가락은 머리, 발톱은 얼굴, 발가락의 배쪽은 두개후부, 발가락의 잘록하게 들어간 목부분은 경부, 발등은 흉벽, 복벽이 되고 발바닥의 위쪽부터는 경추·흉추·요추, 그리고 더 나아가서 발뒤꿈치 부분은 골반이 된다.
또한 이 그림이 사람이 발을 뻗고 있는 모습을 가정한다면, 하퇴의 바깥쪽 복사뼈보다 약간 위쪽에 무릎관절이 있는 것이 된다. 이것 역시 마르카트 여사의 탁월한 발견 중의 하나이다.
다음으로 중요한 것은 발의 반사대는 겹치는 부분과 좌우에 걸쳐 있는 부분, 좌우 어느 한쪽에만 있는 것, 발바닥과 발등에도 있는 것 등 여러 가지가 있다는 것이다.

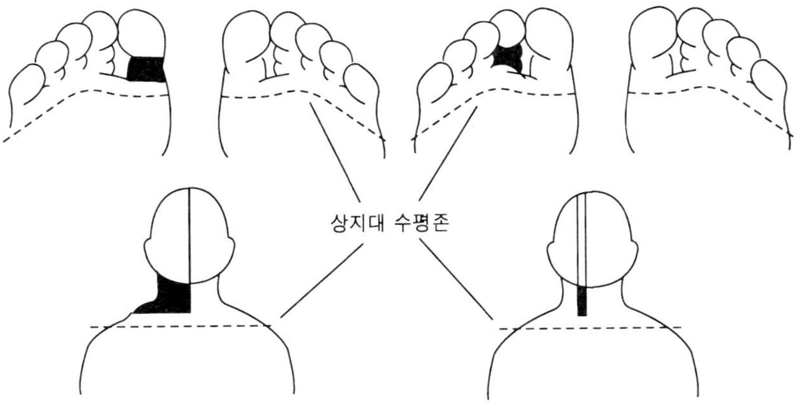

그림 9-2 두경부와 상지대의 수평존

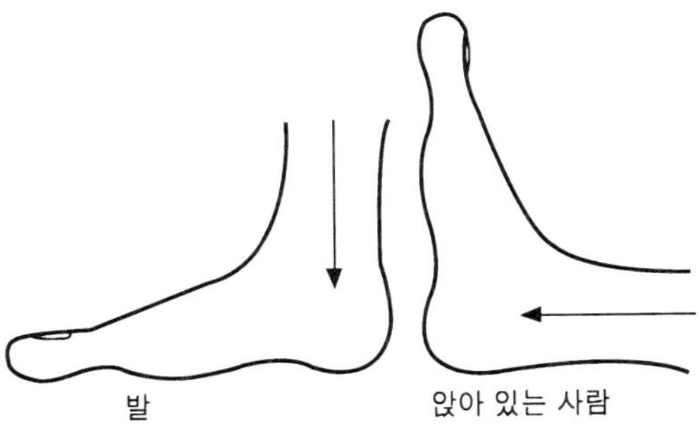

그림 9-3 발과 앉아 있는 사람

- **반사대가 겹치는 것**

경추↔갑상선
비인강↔구강
기도, 기관지↔식도
심장. 삼창관련부↔흉벽, 늑골
폐↔간장↔흉벽. 늑골
간장 ↔담낭(오른쪽)
복강신경군(횡경막)↔폐, 간장(오른쪽)
비장↔폐(왼쪽)

- **좌우 양쪽에 걸쳐 있는 것**
  심장 (좌〉 우)
  췌장 (좌〉 우)
  소장. 대장
  내분비, 생식기 계통

- **좌우 어느 한쪽에만 있는 것**
  담낭 (우)
  비장 (좌)

- **발등과 발바닥에 있는 것**
  충수
  담낭

- **관련부를 갖고 있는 것**
  심장, 무릎, 고환, 난소

이상의 관계를 잘 염두에 두어 발관리에 임했을 때 곤란하지 않도록 해야 한다. 예를 들면 충수, 담낭의 관리는 발바닥에서도 가능하지만, 발등에서 치료하는 편이 보다 쉽고 효과적이다.

또 발뒤꿈치 부분은 딱딱하기 때문에 손가락을 쓰는 것은 어려우며 상당한 연습을 필요로 한다. 그러므로 골반강은 하퇴밑 부분을 택하거나 안쪽 복사뼈·바깥쪽 복사뼈를 택하기도 한다. 무릎관절도 하퇴 외측 비골 위의 무릎관절부를 택하기도 한다.

2) 발반사요법의 원리

(1) 혈액순환 원리

우리 몸에는 수많은 모세혈관들이 전신 구석구석에까지 뻗어 있다. 혈관도 크게 3종류로서 산소와 영양소, 각종 호르몬 등을 운반하는 동맥, 이들을 조직에 공급하고 노폐물과 CO_2를 받아들이는 모세혈관과 폐까지 운반하는 정맥으로 나누게 된다.

심장에서 나온 혈액은 대부분 동맥 → 모세혈관 → 정맥을 거쳐 1분 뒤에는 다시 심장으로 돌아가게 된다. 만약에 이 과정이 순조롭게 이루어지지 못하면 말단부위에 있는 세포에까지 산소와 영양소가 미치지 못하여 신체의 여러 부위에 영양결핍증이 일어나고 노폐물이 쌓이게 된다.

특히 발바닥의 수많은 모세혈관은 적혈구도 2-3개정도 겨우 통과하는 매우 가느다란 혈관이기 때문에 이들의 흐름이 막히면 건강에 치명적인 해를 미친다. 설상가상으로 발바닥에 오염 물질이 쌓이게 된다면 말초에까지 신선한 혈액이 운반되지 않아 장기의 혈액순환에 장애가 되므로 제기능을 발휘하지 못하게 된다.

발건강 마사지는 혈액순환을 원활하게 하여 건강 증진에 도움을 줄 수 있다.

(2) 신경반사 원리

사람의 손과 발에는 인체의 70%정도의 말초신경이 분포되어 있다고 한다. 홍콩의 자연요법학 의학박사이자 족부반사의 대가인 임적문(林迪文)박사는 발바닥에 7,200개의 신경반사대가 분포되어 있다고 그의 논문에서 밝히고 있다.

우리가 피곤할 때 시원한 물에 발을 잘 주물러 씻게 되면 곧 피로가 사라지는 이유는 바로 이러한 말초신경 반사에 연유한다고 한다. 그래서 옛말에 아이들을 식사중에는 야단치지 말로 식사가 끝난 후 음식물이 위에서 소장으로 이동했을 법한 시간이 지난 다음 조용히 타일러야 한다고 가르치고 있다.

내장기관은 신경계통의 자극을 받아서 운동을 하기도 하고 위축이 되기도 하므로, 위에 음식물이 들어 있을 때 핀잔을 주면 자율신경의 지배를 받는 위가 위축이 되어 움직이기를 거부하기 때문에 음식물의 소화가 잘 되지 않고, 체하게 된다는 것이다. 이처럼 내장기관의 운동은 땀을 흘리며 하는 적극적인 방법의 운동 말고도 발바닥을 자극함으로써 그 기관의 혈행을 돕는 효과를 줄 수 있는 것이다.

(3) 음양오행의 원리

신체의 오장육부를 음과 양 두 부분으로 나누어 구분하고, 신체의 음양 균형이 깨어지면 건강상에 문제를 일으킨다고 보는 것이 음양오행의 기초 원리이다. 즉 땅에는 지기가 흐르고 있고 인체에는 사람의 에너지, 즉 기(氣)가 흐르고 있다고 보는 것이다.

땅속 깊숙히 흐르고 있는 엄청난 마그마의 활동을 연상한다면, 땅에도 에너지가 있다는 것을 간과하지 못할 것이다. 따라서 인체에도 사람으로서 에너지가 있음을 물론이다. 땅에 흐르고 있는 에너지를 받아들이는 첫 단계가 바로 맨 땅바닥이기 때문에 맨땅을 밟는 것은 지기, 즉 땅의 에너지와 인체를 연결시키는 중요한 행동이라고 보아 왔다.

인체로 이어지는 지기는 인체의 순환을 돕고 또한 건강한 삶의 원동력이 된다. 따라서 옛날 우리 선조 들의 흙과 친숙한 삶 속에는 현대인이 가지고 있는 소위 성인병이란 있을 수 없었던 이유 중의 하나로, 자연의 일부인 인체가 자연과 더불어 살 때에는 음양의 원리가 깨지지 않기 때문이다.

3) 발반사요법의 순서

발반사요법은 단순히 여기 저기를 누르고, 또한 무조건 빠르고 강하게 하는 것이 좋다는 발상은 금물이다. 개개인에 있어서 마치 선호하는 음식에 따라 입맛이 다르듯이 자극의 강도도 증상과 부위에 따라 제각기 다르므로 각별히 신경을 써야 한다. 발반사요법으로 각 기관의 기능을 향상시키기 위해서는 부드럽고 적절하게 힘을 가해야 한다.

독일의 의학자 알트 슐츠 박사는 약한 자극은 생체기능을 고무시키고, 적절한 자극은 억제한다라는 법칙을 발표하였다. 이를 염두에 두고 처음부터 강한 자극을 주지 말고, 가벼운 자극에서부터 서서히 강한 자극을 주도록 한다.

필자의 경험으로 아마추어와 프로의 기본적인 방법에는 별차이는 없지만 지식과 기술을 겸비한 프로의 경우는 효과 면에서 약 20배의 차이가 있다고 본다. 이 때의 중요한 요인으로는 자극의 강도와 자극 시간을 강조하고 싶다.

발반사요법의 순서는 다음과 같다.

① 고객과 시술자의 자세

여러 가지 자세가 있을 수 있지만 고객이 누워 있는 자세보다는 앉아 있는 자세에서 시술하는 것이 효과적이다. 발관리사는 발건강 마사지를 시술하는 동안에 고객의 표정이나 얼굴빛의 변화에 주목해야 한다.

② 비뇨기관의 반사구를 자극한다(발바닥 중앙과 발뒤꿈치).

처음 시작할 때와 마무리할 때에는 신장, 수뇨관, 방광, 요도의 반사구를 자극하여 노폐물의 배설이 원활히 되도록 한다.

이 방법을 소홀히 하면 전체 발반사요법의 효과를 충분히 낼 수 없으므로 아주 천천히 시작과 끝에 반드시 행한다.

③ 두부의 반사구를 자극한다(발가락 끝 부분).

발가락에 분포된 코, 뇌하수체, 대뇌, 소뇌, 중뇌, 뇌간, 삼차신경, 눈, 귀의 반사구를 자극한다.

④ 흉부의 반사구를 자극한다(발가락 뿌리부분).

발가락 뿌리부분에 분포된 승모근, 폐, 기관지, 식도의 반사구를 자극한다.

⑤ 복부의 반사구를 자극한다(중족골).

좌측 발의 중족골에 분포된 갑상선, 부갑상선, 신장, 비장과 우측 발의 중족골에 분포된 간장, 담낭 그리고 복강신경총을 자극한다.

⑥ 소화기계통을 자극한다(발바닥).

좌측 발바닥의 안쪽에 있는 위장, 췌장, 십이지장, 소장, 대장, 직장, 항문과 우측 발바닥 안쪽에 있는 상행, 횡행, 하행결장과 맹장, 회장을 자극한다.

⑦ 생식기 계통을 자극한다(발뒤꿈치).

발뒤꿈치에 분포된 난소와 고환의 반사구를 자극한다.

⑧ 척추의 반사구를 자극한다(발 안쪽).

발 안쪽의 경추, 흉추, 요추, 천골, 미골의 반사구를 자극한다.

⑨ 상지골의 반사구를 자극한다(발 바깥쪽).

어깨(견관절), 팔(상완), 팔꿈치(주관절), 무릎(슬관절), 손목관절(요관절)의 반사구를 자극한다.

⑩ 발등의 반사구를 자극한다.

상, 하반신 림프절과 흉부 림프절 그리고, 반규관, 유방, 횡격막, 편도선, 상, 하악목, 기관지, 늑골, 좌골신경, 서혜부의 반사구를 자극한다.

발등은 피부가 발바닥보다 얇고 부드럽기 때문에 크림을 충분히 사용해서 표피의 자극을 줄이는 테크닉이 필요하다. 이때 열이 나고 뜨거운 발은 시원해지는 성분이 함유된 발 크림을 사용해야 하며, 시리고 저린 발은 따뜻해지는 성분이 함유된 발 전용크림을 사용해야 된다. 얼굴용 크림은 절대 사용하지 않는다. 유분이 많은 크림은 미끄러워 잘못하면 사고를 유발할 수가 있기 때문이다.

⑪ 발목의 반사구를 자극한다.

난관, 정관, 하복부, 고관절(바깥쪽)과 자궁, 전립선, 직장, 항문(안쪽)의 반사구를 자극한다.

⑫ 마무리 처치를 한다.

발반사요법 시술 1단계로 자극했던 비뇨기계통의 반사구를 다시 한번 자극한 다음 다음 각탕기에 5분 정도 발을 담그게 한 후 마사지로 마무리한다.

4) 발반사요법의 시술법

발마사지를 할 때는 발을 깨끗이 닦고 편안한 자세로 앉아서 발바닥에서부터 시작하여 발뒤꿈치 그리고 발 양옆 안쪽과 바깥쪽, 발등을 문지르며 종아리까지 밑에서 위쪽을 향해 훑어 준다. 그러면 발 전체가 따뜻해지며, 발 쪽에 울체 되었던 혈액이 심장 쪽으로 이동하면서 양쪽 발과 종아리가 가벼워진다. 이때 단 한번의 발마사지로도 효과가 있을 수 있으나 2-3회 정도는 반복해 주어야 효과를 나타낼 수 있다.

발마사지를 효과적으로 행하려면 가능한 공기가 좋고 환기가 잘 되는 곳에서 실시하는 것이 좋은데, 가정에서라면 거실이나 침실에서 하는 것이 좋겠고 방의 온도는 그 계절에 따라 적절한 온도를 유지하도록 한다.

발마사지에 들어가기 전에 시리고 저린 발이나 손발이 찬 사람은 반드시 따끈한 물에 잘 씻은 다음에 주무르듯 자극하며, 반대로 땀이 많고 열이 나고 화끈거리는 발은 시원한 물에 씻은 후 발바닥의 발가락 부분에서부터 아치가 형성된 중간 부분, 그리고 뒤꿈치 쪽으로 서서히 내려오면서 자극을 준다. 이 때 중요한 것은 서둘지 말고 느긋한 기분으로 매일 마사지를 하는 것이 중요하다. 그저 무턱대고 발바닥을 자극한다고 좋은 것은 아니다.

시간적으로는 잠자리에 들기 1시간 전에 더운 목욕을 한 후 발마사지를 끝내면 쾌적한 수면을 보장해 준다. 넥타이, 혁대, 브레지어, 거들 등의 몸을 조이는 것은 풀어놓고 발마사지는 될 수 있는 대로 같은 장소에서 하는 것이 좋으며, 심신을 이완시키는 모자르트의 음악을 틀어 놓고 하는 것은 발반사요법의 효과를 배가시키는 방법 중의 하나이다.

5) 발반사요법 후 나타날 수 있는 현상

발반사요법 시술 도중에 나타나는 반응은 자극의 양, 강도, 시간의 길고 짧음 등을 결정하는데 도움이 된다.

(1) 고객의 반응(I)

① 표정의 변화
② 한숨, 신음소리, 웃음소리, 훌쩍훌쩍 우는 등
③ 불안이나 걱정, 아프다고 표현하는 동작
④ 각종 관절의 수축과 발의 움추림, 몸 전체를 비틈
⑤ 손바닥이 축축해지고 몸 전체에서 땀이 남
⑥ 추위를 타거나 소름끼침, 몸 속 깊은 곳까지 찌르는 느낌이나 전율감

(2) 고객의 반응(Ⅱ)

① 대・소변의 색깔이 진해지거나 악취가 나고 탁해질 수 있다.
노폐물의 배출이 제대로 이루어지는 증거이므로 변의나 요의를 참지 말고 배출한다. 방귀의 회수도 증가한다. 콧물이나 가래도 생길 수 있다.

② 발목이나 발뒤꿈치가 약간 붓는다.
이는 림프선의 순환이 좋지 않은 사람에게서 나타나는 현상으로 일시적인 울체현상이다.

③ 발의 정맥이 부풀어오를 수 있다.
이는 혈액순환의 촉진에서 나타나는 좋은 현상이다. 해소를 위해서는 장시간 서 있지 말고 하체운동을 많이 해야 한다.

④ 열이 날 수 있다.

림프선의 반사구를 자극하면 인체의 면역기능이 활동을 강화하기 때문에 일시적으로 체온이 상승할 수 있다. 이는 체내에 병원균이 있다는 증거로 림프구는 인체가 질병에 대항하여 저항하는 면역기능의 주체이다.

⑤ 반사구에 통증이 나타난다.

반사구가 더 아파질 수도 있고, 평소 아프던 부분에 심한 압박이 올 수 있다. 이는 신체의 자활능력이 구체적으로 표현되는 증상이므로 계속적인 발마사지로 증상을 완화시킬 수 있다. 증상이 심하거나 오래갈 경우, 40℃의 온수에 소금을 바닷물 정도의 농도로 푼 다음 10분 정도 마사지 해준다.

충치가 아프던지, 완치되지 않은 묵은 병이 재발하는 현상도 나타난다.

⑥ 수면시간이 증가한다.

발반사구의 자극으로 순환기능이 원활해지고 노폐물의 배출이 시작되면 이러한 생리기능을 돕고 생체를 보호하기 위해 본능적으로 휴식상태에 빠뜨리게 된다.

⑦ 두드러기가 생길 수 있다.

이는 독소를 배출하는 과정이므로 걱정하지 않아도 된다. 발바닥도 근질근질해질 수 있으나, 이는 혈액순환이 원활히 이루어지는 증거이다. 이와 동시에 갈증이 심해지는데, 이때 물을 마시면 두드러기 증상도 곧 사라진다.

(4) 발관리사의 대처 방법

발마사지 중에 이러한 반응에 대해서 주의 깊게 표정 등을 살펴 재빨리 그 반응을 파악하며, 대응능력을 넘어서지 않는 선에서 자극해 주어야 한다. 그러나 기본적으로 개인차는 있으므로 고객의 대응능력의 한계까지 빠듯하게 자극을 해주는 것도 아마추어와 프로의 차이를 나타내는 중요한 요소이다.

6) 발반사요법 시술 시의 주의 사항

① 식사 후 1시간 이내에는 실행하지 않는다.

식사 후에는 혈액이 위장의 활동을 돕기 위해 위장으로 몰리므로 이 시간이 경과한 후에 시술하도록 한다.

② 발전용 크림을 사용한다.

시술 시 통증이나 물집을 예방하고 지압효과를 높이기 위하여 사용한다.

③ 효과를 극대화시키기 위하여 시작과 마무리는 배설기관의 반사구를 자극한다.

순환기능과 체내의 노폐물 배출이 용이하도록 신장→수뇨관→방광→요도의 순서로 반사구를 자극한다.

④ 발반사 자극 후 30분 이내에 200cc 정도의 따뜻한 물을 마신다.
소변의 양을 증가시켜 노폐물의 배출을 돕기 위한 방법이다. 심장병 환자와 신장염 환자는 물을 많이 마시면 안 된다(일반인의 3분의 1).

⑤ 발바닥에서 대퇴부까지 양쪽 다리를 30분 정도 자극한다.
손이나 지압봉으로 무릎위 10㎝까지 매일 1회 이상 꾸준히 자극한다.

⑥ 뼈부분을 너무 세게 자극하지 않는다.
보통 반사구는 근육 또는 관절 사이에 있으므로 가능한 뼈 부위는 피한다.
뼈 주위를 너무 세게 자극하면 내출혈이나 골막염 등이 생길 수 있다.

⑦ 임신 중이거나 생리 중에는 절대 금한다.
유산이 되거나 생리 기간이 길어질 수 있으므로 자극을 피한다. 그러나 생리통이 있을 시 반사구와 아랫배를 눌러주면 통증을 경감시킬 수 있다.

⑧ 수술 후엔 상처가 다 회복된 후에 시술한다.
혈관의 상태가 완전하게 회복된 후에 자극하는 것이 혈액순환을 통해 체내의 노폐물을 효과적으로 배출시킬 수 있기 때문이다.
상처를 빨리 낫게 하려면 비타민E를 섭취하면 좋다.

⑨ 중환자는 반사구마다 5분 이상 자극하지 않는다.
심한 심장병, 당뇨병, 신장염을 앓고 있는 사람은 자극하기 전에 담당 의사에게 그 사실을 미리 알리고 조언을 구한다. 또 자극 시간도 처음에는 5분을 넘기지 않는다.

⑩ 기타
- 반사구마다 같은 방향으로 자극할 것, 서로 다른 방향으로 하면 안됨
- 출혈이 있을 시(외적, 내적)에는 혈액순환을 촉진시켜 출혈을 더 심하게 만들 수 있으므로 실행을 중지한다.
- 종아리에 정맥류 증상이 있는 사람은 하지 않는다.

7) 발관리사로서의 주의 사항

발반사요법은 신체의 오장육부와 연결되어 있는 반사구를 자극하는 자연요법으로, 일반인들에 의해 가정에서 오랫동안 전승되어 내려온 민간요법이므로 의학적인 치료가 필요한 질병일 경우에는 반드시 전문의의 적절한 치료를 받아야 할 것이다.

한편 발반사요법은 모든 질병에 만능요법이 아니므로, 자연요법으로서의 가치를 두고 자신의 건강 상태에 따라 충분히 활용할 때, 국민건강 및 예방의학의 효과에 만족한 기대치를 얻을 수 있을 것이다.

발바닥을 누르면 아픔을 느끼고, 점차적으로 발바닥이나 발등의 통증이 심해지면

전문의의 진단을 받는 것이 우선 이다. 본인의 판단만 믿고 발바닥만을 계속 자극함으로서 도리어 질병을 악화시킬 수 있기 때문이다.

① 발반사요법 시술 시 반사대에 이상한 증상이 발견되었다 해서 섣불리 질병이라 판단해서는 안 된다. 예를 들면 '위궤양입니다. 신장병입니다'와 같은 말은 매우 위험천만한 일이며 의사가 아닌 이상 결코 해서는 안될 말이다.
② 발반사요법에 관한 충분한 이론과 실습을 숙지한 후 성실한 자세로 시술해야 한다.
③ 고객이 너무 아파할 때에는 시술을 중지하고 원인을 파악한다.

8) 발반사요법의 장점

① 적용범위가 광범위하고, 즉시 피로회복의 효과가 나타나며 부작용이 없다.
② 물리치료의 효과를 얻을 수 있으며, 저항력이 생겨 자연치유력이 증가한다.
③ 언제, 어디서나, 남녀노소, 누구나 할 수 있다.

2. 발마사지

1) 기본동작

(1) 만지거나 쓰다듬어 본다.

먼저 발반사대와 경혈을 손바닥으로 밀착시켜 쓰다듬거나 만져 본다. 전체의 손바닥을 사용해도 무방하며 손가락을 사용해도 좋다. 규칙적이고 부드러운 자극이기 때문에 신경의 홍분을 억제시킨다.

(2) 주무른다.

주로 근육의 딱딱한 부위를 손바닥과 팔꿈치로 가볍게 양손으로 주무르거나 엄지손가락으로 발가락을 눌러 본다.

(3) 누른다.

체중을 엄지손가락과 손바닥에 실어 약 3-5초 동안 천천히 힘을 넣으면서 3-5kg 정도의 일정한 압력으로 누른다. 또 다시 천천히 힘을 빼는 리듬으로 반복한다. 누르는 방향은 언제나 상대방의 몸과 수직되도록 하며, 중심에서 벗어나면 좋지 않다.

이 방법은 신경과 근육에 효과를 주기 때문에 신경통으로 아프거나 근육의 경련 부위에 부드러운 자극을 줄 수 있으며 신체 내부의 내장기능을 활성화시킨다.

(4) 가볍게 두드린다.

한쪽 또는 양손을 사용하여 리듬 있게 두드린다. 이때 손바닥을 사용해도 좋고 손을 옆으로 세우거나 손등으로도 할 수 있다.

신경과 근육의 활동을 돕고 내장기능을 억제하고 근육을 이완시킨다.

(5) 잡아당기며, 가볍게 꼬집는다.

약간 딱딱하면서 신경과 근육이 아픈 부위를 잡아당기고 가볍게 꼬집어 혈액순환을 원활하게 하는 방법으로 유착된 관절의 움직임을 돕는다.

2) 발관리실의 환경과 설비

고객이 발관리를 받는 동안에 안락한 휴식을 취할 수 있도록 고운 선율의 음악을 틀어 준다. 벽에는 고객의 이해를 돕기 위하여 다음과 같은 안내문을 붙여 둔다.

"우리들은 질병에 대하여 진단을 내리거나 치료하지 않습니다.
만일 질병이 있으시다면 전문의의 의학적 진단을 받으시기를 권합니다."

(1) 의자

① 심장을 아래로 향하게 하고 다리를 위로 향하게 하는 것이 좋다. 발바닥에 울체 되었던 혈액이 심장을 향하여 이동할 수 있게 도움을 준다.
② 머리, 목 또는 무릎밑용의 쿠션을 준비한다.
③ 발마사지를 할 때 체온이 떨어질 수 있으므로 얇은 덮개를 준비한다.
④ 양발 아래 깔 작은 수건을 준비한다.

(2) 크림

발에는 얼굴에 사용하다 남은 크림을 쓰면 된다는 생각은 안 된다. 왜냐하면 발바닥은 신체의 다른 부위와는 달라서 혈액순환이 대체로 원활치 못하기 때문이다. 신체의 가장 낮은 부위에서 심장 쪽으로의 혈액순환을 돕는 발에는 아로마향이 첨가된 발전용 크림을 사용하는 것이 대단히 효과적이다.

3) 발마사지 기구(지압봉)

지압봉은 용도별로 구분하여 사용하며, 자극의 강도를
① 천천히, 신중하게,
② 빨리, 힘차게,
③ 부드럽고 리드미컬하게,
④ 강하게 한다.
이렇게 손놀림은 강물의 흐름처럼 리드미컬하게, 골짜기의 급류와 같이 빠르고 힘차게, 때로는 큰 강의 흐름처럼 유유하고 평온하게 가려서 테크닉을 구사한다.

(1) 지압봉 사용방법

① 누를 때
주로 지압봉 A를 사용한다. 발바닥의 용천을 지긋이 4초 이상 누르며 3회 반복한다. 압력을 받은 조직은 최대점을 넘어서면 원상태로 돌아가려고 하는 수동상으로 와야 한다. 옛날에는 죽은 사람도 발바닥의 시봉으로 마지막으로 발반사요법이 끝날 때 눌러 주는 곳이 용천이다. 즉, 소화기계통에 가스가 찼을 때는 시봉으로 용천을 누른 후 발바닥의 아치가 형성된 중간 부분을 위에서 밑으로 훑어 내린다. 4-5회 반복한다.
자극의 정도는 고객이 견딜 수 있는 정도가 긴장이완과 피로회복에 도움이 된다.

② 긁어줄 때

발가락 사이사이를 aroma크림을 묻혀 살살 긁어 준다. 이때 무좀이 있거나 당뇨가 있는 사람들은 상처가 나지 않도록 주의한다.

발가락 끝에서 발가락 뿌리 쪽으로 아프지 않도록 살살 긁어 준다.

③ 힘, 압력, 호흡방법

서서히 누르기 시작하면서 끝까지 호흡을 내쉰 다음 4초간 숨을 멈추었다가 떼기 시작하면서 숨을 내쉰다. 압력의 강도는 받는 이의 표정에 따라 조절한다.

발가락 끝에서 발가락 뿌리 쪽으로 아프지 않도록 살살 긁어 준다.

(2) 지압봉의 발반사구 자극에 대한 반응 정도와 증상

A-반사효과가 없다. 약간의 리플렉스 효과, 피로회복 정도이다(3kg 정도).

B-명현반응이 나타난다(기분이 좋아지면서 몸이 가벼운 증상이 나타나거나, 오히려 가스가 차거나, 가슴이 답답한 증상이 나올 수 있다. 4kg 정도).

C1-효과가 본격적으로 나타나기 시작한다. 단계로서 C1지점은 예방의학 효과가 있어 면역력이 증가되며, 감기를 피할 수 있었다거나, 피로감을 느낀다거나 구체적으로 여러 가지 좋은 반응이 나타난다(6kg 정도).

C2-치유의 효과를 나타낸다. 자극의 압력이 이 정도면 발반사요법을 받는 사람으로서 견디기 어려운 통증을 느끼게 되며 도저히 참을 수 없어서 사람들은 이쯤에서 반사요법을 중단하는 사례가 있으므로 너무 무리하지 말고 2회는 강하게 3회는 부드럽게 하는 테크닉을 선택한다(8kg 정도).

D-힘을 많이 가한다고 좋은 것이 아니라 10kg 이상의 힘은 필요 없는 통증을 느끼게 할 뿐 건강요법에는 도움이 되지 않으므로 10kg이상 가하지 않도록 한다(10kg 정도).

E-역효과를 나타낼 수 있기 때문에 발바닥에 물집이 잡힌다든지 상처를 생기게 하므로 12kg 이상의 힘은 절대 안 된다.

4) 발마사지 요법

독일의 리플렉스 존 마사지(Reflex zone Massage)

① 고객과 시술자의 위치

고객은 침대에 눕고, 무릎 밑에 베개를 넣어 양발을 침대 모서리에 둔다. 베개는 높게 하여 의자에 앉은 시술자가 고객의 얼굴을 잘 볼 수 있도록 한다. 상호 의자에 앉아, 고객은 시술자의 무릎에 발을 얹고 시술을 받는다.

② 손가락의 압력과 사용 방법

압력을 너무 많이 주어 통증을 주어서는 안 된다. 리드미컬한 압력을 주며, 통증을 느끼는 곳은 오래 주무르지 않는다. 고객이 아파하는지 표정에 주의한다.

엄지손가락의 제1관절의 굴신운동을 이용하는 압력법으로 다른 손가락에 비해 각도가 크며 가장 힘도 강하다. 용천을 누르는 압력으로 가장 많이 사용한다. 엄지손가락으로 발바닥을 자극할 때, 나머지 4개의 손가락으로는 발등을 자극한다.

이외에도 주먹을 쥔 상태의 손가락 관절면, 또는 한데 모은 손 가운데 뼈면이나 제2 손가락의 주지관절을 구부려 힘을 주어 누른다.

③ 마사지

발바닥에서 발목, 종아리, 대퇴부 순서로 심장 쪽을 향해서 천천히 마사지한다.
시술 후에 허리부터 발바닥에 이르는 바깥쪽(양)은 위부터 아래로, 안쪽(음)은 아래에서 위로 정성스럽게, 천천히 마사지를 행한다. 진정시키는 의미를 가지며 복강신경군(태양신경군), 횡격막 반사구를 중시하고 여기에 병용하는 일을 권하고 있다.

무릎에서 무릎 아래의 마사지에서는 아래에서 위로 심장 방향으로 림프의 흐름에 따라 행한다. 퇴적물이 있다면 어느 정도 강한 마사지를 하되, 크림 등으로 매끄럽게 하는 방법을 택한다.

④ 보조기구에 대해서

거의 손으로만 부드럽게 한다. 지압봉, 롤러, 족적관 등의 사용도 인정한다.

⑤ 발에서 볼 수 있는 반사구에 대해서

한사람 한사람이 모두 다른 관련 반사부위가 있기 때문에 일정 치료법의 패턴을 제시하는 일은 곤란하다고 말하고 있다. 증상에 따라 일정한 패턴과 상당한 반사구의 소견이 제일이며, 관계 장기의 반사구가 있다.

⑥ 독일의 리플렉스존 마사지(Reflex zone Massage)특징

Hanne Marquardt 여사가 창안하여 현재에 이르고 있는 방법으로 반사구의 위치를 잡을 때 해부학적인 발의 뼈를 먼저 이해하지 않고서는 안 된다. 이 방법은 일단 손끝으로 반사구를 찾으면 쉽게 자극할 수 있고, 반사구가 뼈위에 있지 않고 관절과 관절 사이에 있다는 점에서 정확성이 다른 요법에서는 찾아볼 수 없을 만큼 정확한 방법이기도 하다.

⑦ 발바닥에 나타나는 증상과 그 관련 반사구

역시 Marquardt 여사가 처음 도입한 것으로 인체의 유기적인 관계에 입각하여, 양쪽 발을 모두 주무르며, 특히 관련 반사구를 찾아내기 위해서 아주 천천히 발바닥과 발의 양옆, 종아리까지 전체를 살펴본다.

⑧ 맨투맨 방식

Marquardt 여사는 자신이 혼자 하게 하면 관련된 반사구만 집중적으로 자극하게 되므로 기본적으로 누군가가 상대방의 발을 만져 주는 것을 권한다. 이른바 "Don't Yourself" 방식으로, 피로할 때 부부가 서로에게 해준다든지, 전문가에게 발마사지를 받던지 하는 것이 더욱 효과적이라고 말한다.

⑨ 발마사지의 올바른 이해

이것은 누구나 할 수 있는 자연요법 중의 하나로, 어떤 질병을 진단해서는 안되며, 또한 질병을 치료하는 것이 아니라 경직되거나 피곤한 부분을 이완하는 방법이라는 것을 명심하고, 마사지하는 사람은 사랑과 봉사의 겸허한 자세로 신중하게 시술해야 한다고 가르치고 있다.

⑩ 대만, 홍콩, 중국의 족부반사

대만의 방식은 스위스의 Hedi Masafret 여사의 방식을 기초로 하고 있는데 같은 반사요법이라도 많은 차이점을 가지고 있다.

3. 발마사지의 생리학적 효과

1) 마사지의 정의

마사지란 관리하고자 하는 부위에 적절한 압력(pressure)과 신장(stretching)을 율동적으로 해 줌으로써 그 조직에 기계적인 자극을 주는 것이다. 이러한 압력은 조직을 부드럽게 압착시켜 주며 수용기에 위치하는 신경종말을 자극하는 효과를 내기도 한다. 또한 신장 역시 부드러운 조직의 건(tendon)에 응용되어 수용기의 신경종말의 망상조직을 자극해 준다.

이 두가지 마사지 효과에 따라 혈관과 림프관의 내강이 넓어져 모세혈관(capillare)과 정맥(venous)과 동맥(arterial), 그리고 림프액 순환에 영향을 미친다.

마사지는 무리한 운동으로 손상된 근육이나 신체 부위에 올바른 기술을 적용시킴으로써 채내의 혈액순환과 림프액의 흐름을 증가시켜 근육조직을 부드럽게 해주고 근육의 경련을 풀어 주며, 고통을 안정시키는 역할을 한다.

마사지는 그리스어의 근육을 주무르는 것을 뜻하는 의미로, 즉 누르고 두드리는 행동을 뜻한다. 보스톤의 Douglas Greaham은 1884년에서 1918년의 기록에서 마사지는 마찰(friction), 유날굴림(Kneading roiling)등 신체의 외부 조직에 다양한 방법을 요하며, 근육의 이완과 위생적 목적에 쓰인다고 하였다.

또 1952년 Gertude Beard(1887-1971)는 마사지는 손을 통하여 여러 동작으로 피부에 접하고 문지름으로서 신경계 및 호흡계와 국소적, 전반적으로 혈액 및 림프 순환에 효과를 준다고 하였다.

2) 목적

마시지의 목적은 인체의 신경, 근육, 그리고 호흡기의 조직에 유연효과를 가져오며 혈액 및 림프의 국소적 순환을 촉진시키는데 있다. 마사지는 인간의 질병치료에 적용된 가장 오래된 자연요법으로써 전세기를 통하여 역사, 문화, 예술, 피부미용뿐만 아니라 의학에서도 언급되고 기록되어 있다. 마사지로 개선되는 사항들은 다음과 같다.

① 근육과 힘줄의 고통을 제거한다.
② 긴장과 불편함을 덜어 준다.
③ 만성장애를 치료하는데 도움을 준다.

④ 상해부위를 빠르게 회복시켜 이 부분이 다시 고통의 근원이 되지 않도록 한다.
⑤ 자신의 용기와 활기를 되찾을 수 있다.
⑥ 근육의 경련을 방지하여 정상 컨디션을 유지할 수 있다.

3) 마사지의 범위

(1) 기술적 분류

① 핀란드식 마사지
근육이나 피부를 부드럽게 주무르는 기술을 주로 사용하는 방법

② 독일식 마사지
주무르는 방법과 흔들기 기술을 주로 사용하는 방법

③ 스웨덴식 마사지
주무르기, 마찰, 충격, 진동, 두드림 등의 기술을 혼합하여 사용하는 마사지 방법으로 오늘날 서방 세계에 많은 영향을 주고 있는 마사지 기술이다.

(2) 사용목적에 따른 분류

① 운동마사지(sports massage)
스포츠 상해 예방과 경기력 향상을 위함

② 건강마사지(health massage)
건강을 위한 신진대사 촉진 및 피로회복을 위함

③ 의료마사지(medical massage)
질병 및 손상된 신체 기능의 회복과 증진을 위함

④ 산업마사지(industrial massage)
피로를 제거하여 직업병 예방과 작업 능률의 향상을 위함

⑤ 미용마사지(cosmetics massage)
피부의 아름다움을 위해 혈액순환 증진과 노폐물을 제거하기 위함.

영국의 성 토마스 병원 재활의학 박사 James B. Mennell(1880-1957)은 오늘날의 마사지보다는 예방의학 차원에서 아주 부드러운 마사지를 더 가치 있게 생각하였다 (Geule).

마사지를 시술하는 사람은 반드시 인체해부생리학을 알아서 조직의 구조와 기능의 관계를 이해할 수 있어야 하며, 국소마사지보다는 전신마사지가 더 효과 적이라는 사실을 인지해야 한다.

Galen은 모든 사람들이 마사지의 그 횟수가 일정치가 않으나 최소한 국소마시지는 5-10분이 적합하고 전신마사지는 40-50분이 적당하다고 했다.

보스톤의 Douglas Greaham은 사람의 체력에 따라 조금씩 다르지만 국소마사지는 수시로 자주 하는 것이 좋고, 전신마사지는 1일 1회 정도가 적당하다고 주장했다.

마사지는 고객의 정신세계에서 "아무 것도 할 수 없다" 라는 무능함을 없애주는 것이라는 Mennell의 충고는 순전히 심리학적인 효과에서 기인하는 주장이며, 이외에도 마사지 고객과 시술자의 물리적, 생리학적 요소의 결합 결과에 따라 여러 가지 영향을 초래할 수 있다.

4) 마사지의 구성요소

(1) 방향

마사지의 방향은 언제나 심장을 향하여 실시한다. 얼굴에서는 심장이 있는 밑으로 향하고, 다리에선 반대로 위로 향한다.

(2) 압력

처음에는 부드럽게 시작하여 정점에 이를 때까지는 점진적으로 강한 압력을 가하며, 그 다음 단계엔 끝으로 갈수록 부드럽고 리드미컬하게 마무리한다.

(3) 속도와 리듬

처음에는 느리게, 중간에는 빠르고 무겁게, 마지막에는 느리고 부드럽게 조절하며, 1분당 30-60번 정도의 마사지 속도를 유지한다.

(4) 매개체

피부 마찰시 자극을 최소화하고 표피의 유연성을 위하여 발 전용크림이나 오일을 사용한다.

5) 마사지 기술

① 유찰
표피에 손을 밀착시켜 문지르는 동작
② 유날
피부와 조직에 작용되는 동작
③ 마찰
처음에는 부드럽게 원을 그리듯 천천히 회전하다가 점점 깊이, 그러나 손이 피부를 미끄러지듯이 피부조직을 자극하는 동작
④ 무찰
넓은 부위에 압력을 가하며 손가락의 지문으로 문지른다.

6) 발마사지 자세

① 앉은 자세로 손동작을 아주 편안하고 자연스럽게, 효율적인 효과를 얻기 위한 자세를 취한다
② 하나 하나의 각 동작에 따라 마사지하며 시술자는 가장 편안한 자세를 취한다.
③ 발마사지 시술자의 가슴 높이에 고객의 발이 오도록 하는 것이 적당하다.
의자는 바퀴가 달려 있어 이동이 가능한 것이 무난하다
④ 마사지할 때에는 시술자 어깨의 힘을 풀고, 너무 손목이나 손가락에 힘을 주지 않도록 한다.
⑤ 손목시계나 반지 등의 액세서리(accessory)는 풀어놓고 시술하며, 시술 중에는 고객의 표정 변화에 유의한다
⑥ 시술자의 손톱은 짧게 깎고 손은 늘 청결히 하며, 발마사지가 끝나면 흐르는 수돗물에 손을 깨끗이 씻도록 한다.

7) 발마사지의 생리학적 효과

(1) 통증 완화의 효과(Effects of Massage on Pain)

마사지는 신경과 근육의 흥분작용을 일으켜 신체의 기능을 증진시키며, 반대로 진정작용을 발휘하여 비정상적으로 높아진 신체기능을 억제하는 효과를 주기도 한다.

홍분작용은 경기 전에 근육의 긴장도가 불충분하여 근육감각이 둔할 때 맛사지를 행하면 그 효과는 아주 좋아지고 진정작용은 경기 중이나 경기 후에 주로 많이 움직인 근육의 급성 피로로 인한 경련과 통증을 줄이는데 많은 효과를 준다.

(2) 혈액순환의 촉진 효과(Effects of Massage on Circulation of Blood)

마사지는 피부와 근육의 혈액순환을 증진시킴과 동시에 심장의 부담을 줄임으로서 전신의 혈액순환을 원활히 해주며 각 근육의 피로를 줄이거나 회복하는데 큰 영향을 줄 수 있다. 이것은 Mennel과 Rosenthal 그리고 Brunton의 공동연구로 증명하였다.

Mitchell은 마사지를 하고 난 후에는 적혈구 수가 증가한다고 하였고 Pembenton은 “마사지는 혈색소와 순환 혈액의 적혈구 수를 증가시키고 아울러 혈액의 산소수용능력을 일정하게 증가시킨다”는 논문을 발표하였다.

(3) 림프순환의 촉진 효과(Effecs of Massage on Circulation of Lymph)

Mcmaster는 정상인의 다리의 피내에 염료를 주사한 다음 마사지를 행하였더니 혈중에 림프의 흐름을 증가시킨다는 것을 밝혀 냈고, Von Mesengeil도 토끼의 관절부위에 염료를 주사하여 이와 같은 사실들을 증명하였다. 즉 염료를 주사한 후 한쪽의 관절은 마사지를 해주었고 다른 한쪽의 관절은 마사지를 하지 않은 결과, 마사지를 한 쪽의 다리는 근육간의 결합조직과 림프절이 위치하는 부위에서 염료를 다량으로 흡수하였으나 마사지를 하지 않은 다른 쪽의 다리는 염료를 흡수하지 않았다.

어떤 물질이 인체에 흡수되었을 때 가장 먼저 통과하는 곳이 림프선이다. 림프는 근육을 깨끗하게 하여 원활히 움직이게 하는데 매우 중요한 역할을 한다.

림프는 혈장과 비슷한 수성액으로 림프관에서 생성되고 혈류를 따라 경유하면서 근육으로부터 운동으로 인해서 생긴 노폐물을 제거하는 것을 돕는다.

(4) 신경계에 대한 효과(Effects of Massage on Nervous System)

Barr와 Taslitz의 신경계에 대한 효과의 연구는 마사지로서 치료할 수 있는 다양한 가능성과 또 그것을 필요로 하는 연구의 본보기가 되었다. 그들은 마사지가 혈압과 심장 박동수에 밀접한 관계를 맺고 있는 것을 증명하기 위해 등 부위에 20분간 마사지를 해준 결과, 땀이 흐르는 피부 주위의 평류전류(galvanic current, 피부의 반응에 대한 평류전류)는 증가하고 저항은 감소했다고 학계에 보고했다.

반복실험 시에는 체온이 0.1℃ 정도 떨어질 때까지 기다렸다가 다시 마사지를 한 결과, 끝낼 무렵에는 체온이 0.2℃까지 상승했다. 또한 마사지의 결과인지 아닌지는 모르지만 동공(pupil)의 지름도 증가하는 것을 발견하였다. 따라서 그들의 연구결과를 종합하면 대부분의 지수가 교감신경계의 활동이 증가했음을 나타냈다.

(5) 근조직에 대한 효과(Effects of Massage on Muscle Tissue)

Kelloyg는 마사지를 해주면 근육의 크기가 실질적으로 증가하고 탄력이 붙는다고 하였으며, Despard는 마사지는 근육에 더 많은 영양을 공급해 주며 그 결과 마사지 부위의 발육이 호전된다고 하였다

(6) 혈액에 미치는 효과(Effects of Massage on Blood)

Mitchell은 건강하거나 또는 빈혈일 때 마사지를 하고 1시간 후에는 적혈구 수치가 증가한다고 발표하였다. Schneider와 Havens도 복부 마사지 후에 혈색소와 적혈구의 수치가 증가한다는 것을 증명했다.

Pemberton은 마사지는 분명히 혈색소와 순환 혈액의 적혈구를 증가시키고 한정되어 있지만 혈액의 산소 수용력이 일정하게 증가한다고 진술했다.

(7) 피부에 미치는 효과(Effects of Massage on Skin)

마사지는 피부에 대한 영양과 산소의 공급을 원활하게 해준다. 또한 지방과 한선의 순환이 자유롭기 때문에 이들의 기능을 직접 개선시킨다고 한다. S. Wright는 땀이 증가하는 것이 아니라, 지방 분비물이 제거되는 것이라고 했다

Rosenthal의 실험결과에 의하면 마사지는 피부의 온도를 2-3℃증가시킨다고 했다. 신경쇠약증인 환자를 대상으로 실험을 진행했더니 피부의 온도가 더욱 증가하는 것으로 나타났으며, 여자가 남자보다 더 많이 증가했다고 한다. 즉 혈관의 운동신경을 포함한 완전한 신경계통은 정상적인 사람보다 신경쇠약증인 사람이 더욱 쉽게 자극받을 수 있고, 여자는 남자보다 쉽게 자극 받을 수 있다는 사실을 증명했다. 피부의 온도가 증가하는 것은 직접적인 기계적 효과와 간접적인 혈관운동의 작용 때문이다.

(8) 신진대사에 미치는 효과(Effects of Massage on Metabolism)

Rosenthal은 "여러 가지 대사과정에 미치는 마사지의 다양한 효과는, 마사지가 신체 부위와 관련된 순환에 영향을 미치기 때문이다"라고 했다.

(9) 생리학적 효과(Psychological Effects on Massage)

병적인 상태이거나 또는 현재 신체적 불구가 아닐 때일지라도 부드러운 마사지는 다음과 같은 인체의 생리학적 기능을 진정시키는 효과가 있다.

① 마사지의 강도는 정신적인 활동이나 근육의 장력을 직접 증가시키지는 않는다.

② 근육의 영양상태, 굴곡성, 생활력 등을 가능하면 최대의 상태로 회복하기 위한 마사지는 외상 또는 질병으로부터 근육이 회복하였을 때 근육의 기능을 최상의 상태로 회복시킬 수 있다.

③ 마사지는 신경지배를 제거한 근육의 위축을 방지하지는 못한다. 비록 근육이 상당히 쇠약해졌더라도 섬유증이 국소적으로 제한되어 있고, 순환과 영양상태가 좋으면, 무게가 큰 근육보다는 작은 근육의 힘이 크다는 것이다. 마사지로 많은 운동 효과를 낼 수 있기 때문에 근육의 강도와 지구력을 증가시킬 수 있다.

이것이 치료의 중요한 요소이다. 따라서 마사지는 근육의 강도와 지구력을 증가시키는 운동기간 중에 해주면 된다.
현대에 있어서 마사지는 특히 예방의학이나 재활의학 분야에서도 중요한 분야로 인식되어 활용되고 있다. 그러나 마사지는 만병통치가 아니며 지속적인 시술을 하지 않으면 건강이 매우 심각해질 수 있다는 점을 명심해야 한다.

8) 마사지의 시간과 속도

(1) 양발의 마사지 시간은 20분씩 약 40분 내외
(2) 속도는 한 동작에 4-5초를 기본으로 한다

9) 정맥 massage(Scrub massage)

(1) 정맥 massage의 순서

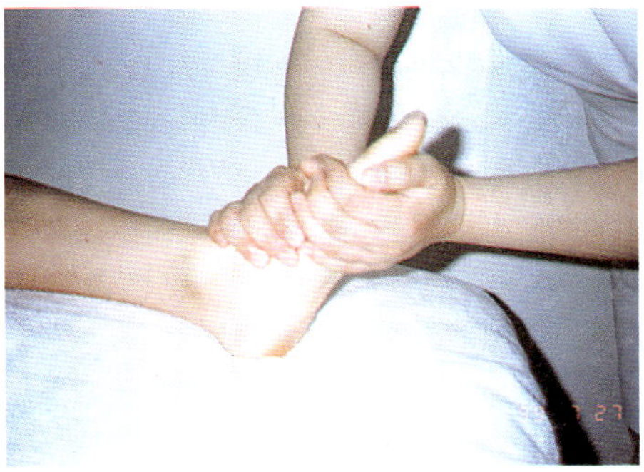

① 양손으로 발등과 발바닥을 훑어 준다.

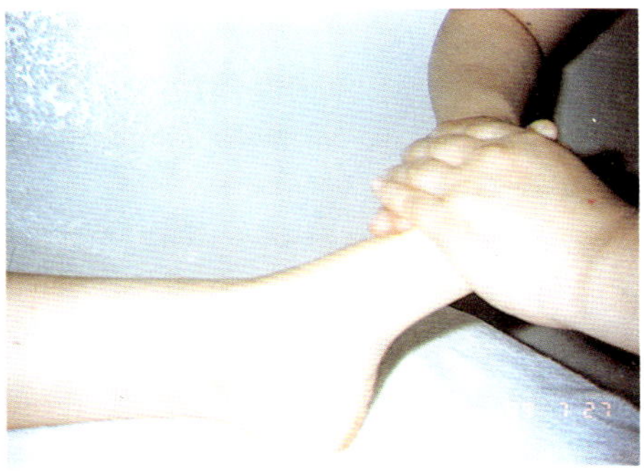

② 양손을 맞잡고 발 안쪽과 발 바깥쪽을 쓸어 내린다.

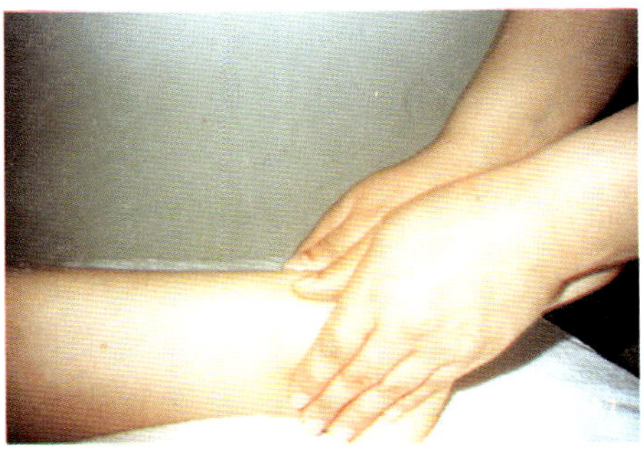

③ 복숭아뼈의 둘레를 원을 그리듯이 마사지한다.

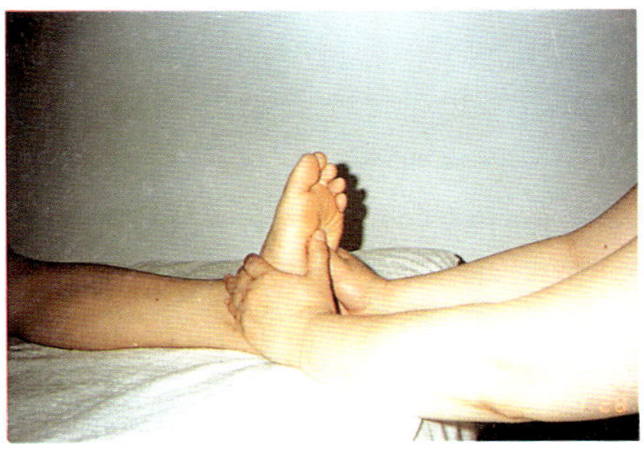

④ 발바닥의 용천을 뒤꿈치에서 용천 쪽으로 눌러 준다(4초간).

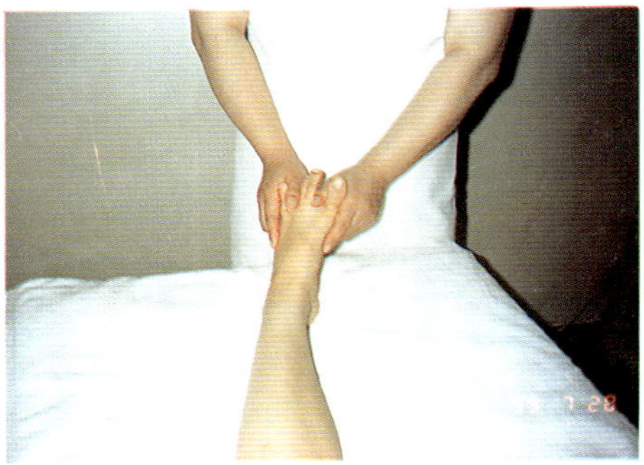

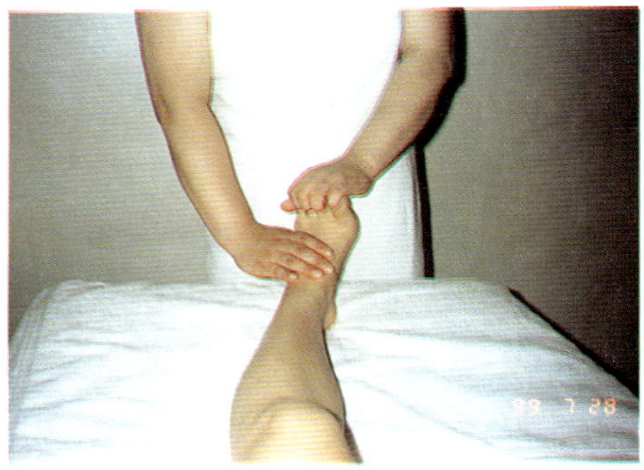

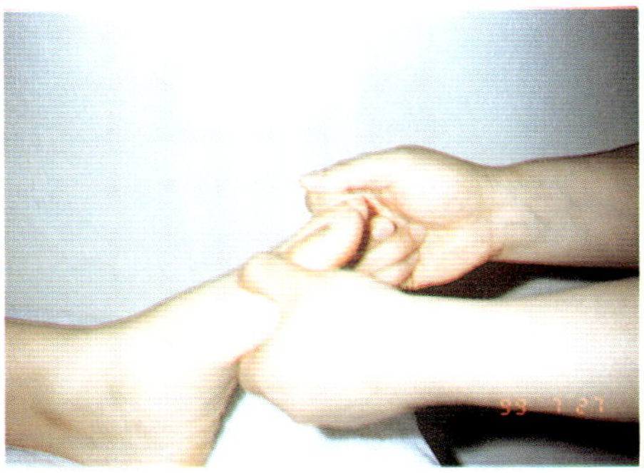

⑤ 발가락 사이에 엄지손가락을 끼우고 젖히기와 당기기를 반복한다.

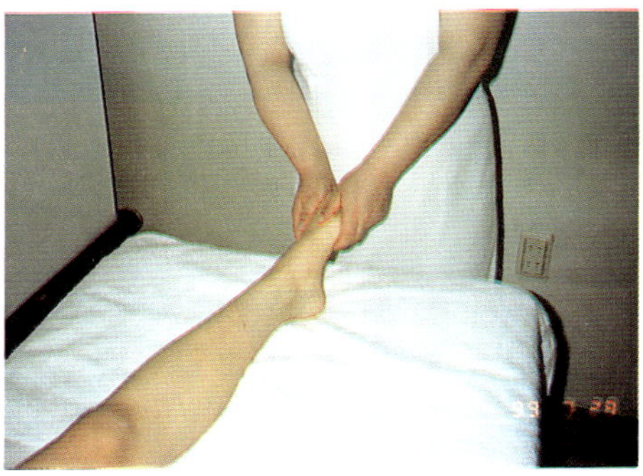

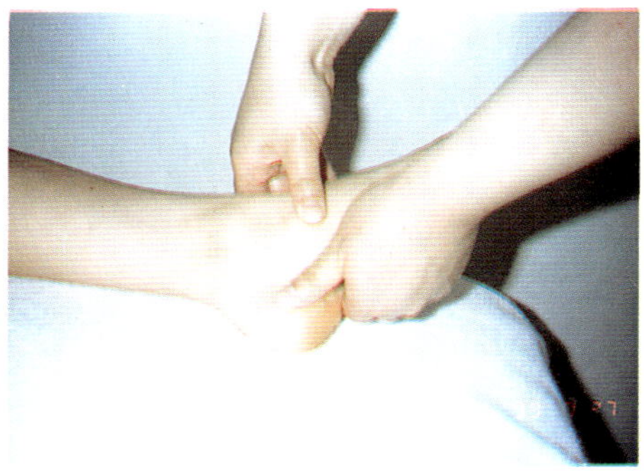

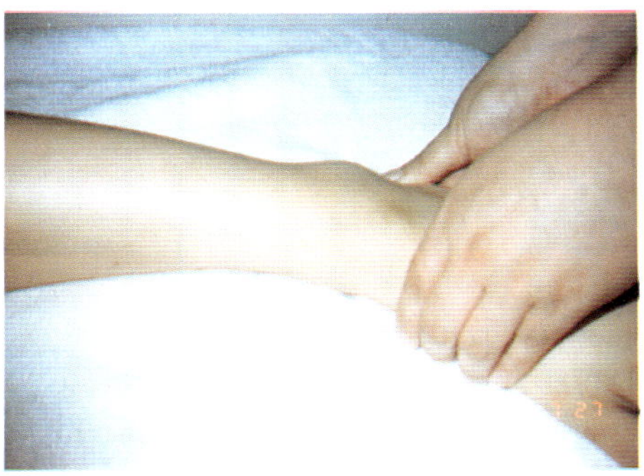

⑥ 발등의 각 지골 부위를 훑어 준다.

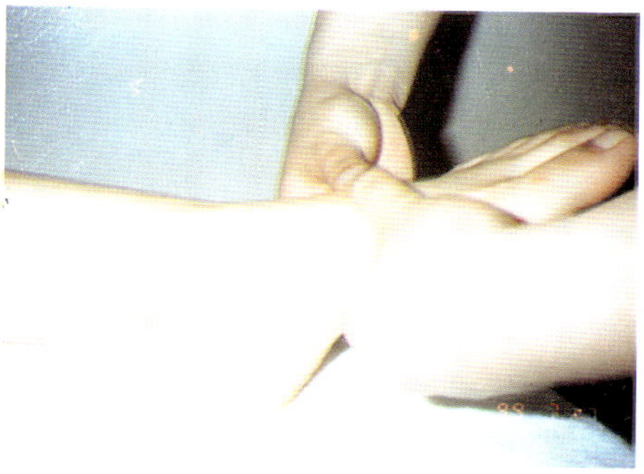

⑦ 서혜부에서부터 횡격막에 이르는 부위를 서로 엇갈리게 훑어 준다. (반드시 심장 쪽을 향하게 한다)

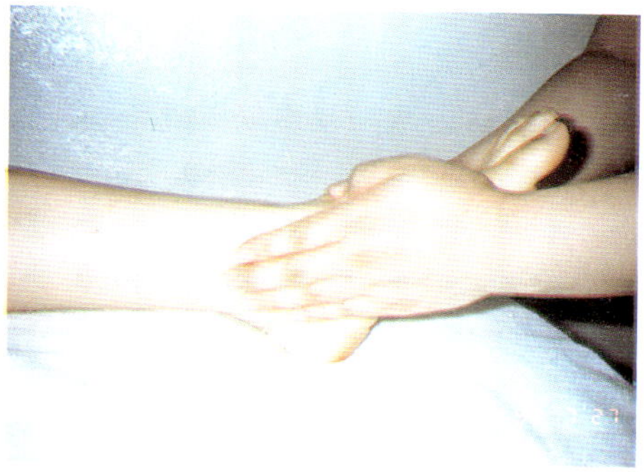

⑧ 복숭아 뼈의 둘레를 원을 그리듯이 마사지한다.

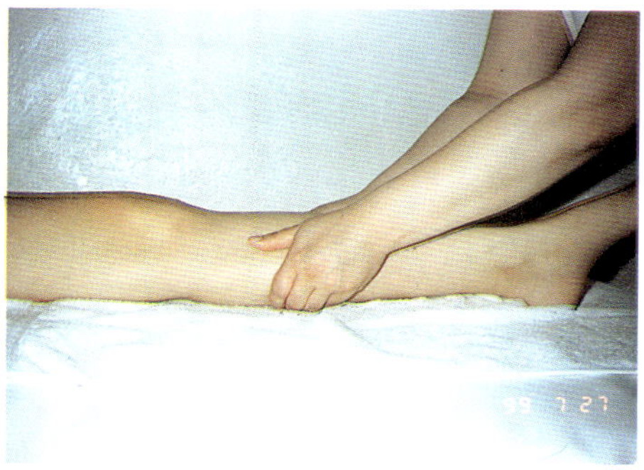

⑨ 발목에서 허벅지까지 훑어 준다.

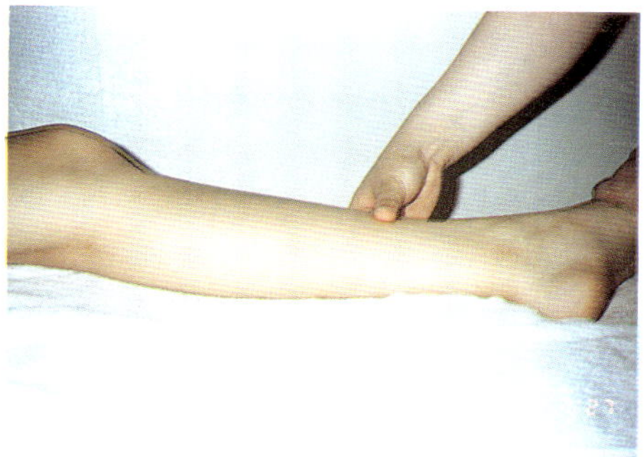

⑩ 발목에서 허벅지까지 가자미근을 원 그리듯이 마사지한다.

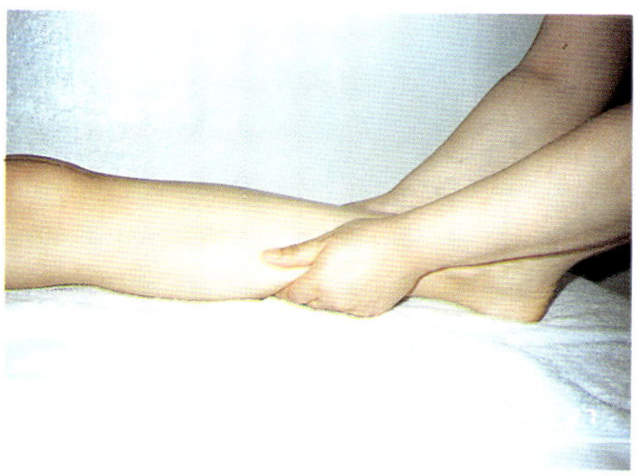

⑪ 발목에서 허벅지까지 가자미근을 맞잡아 당겨 준다.

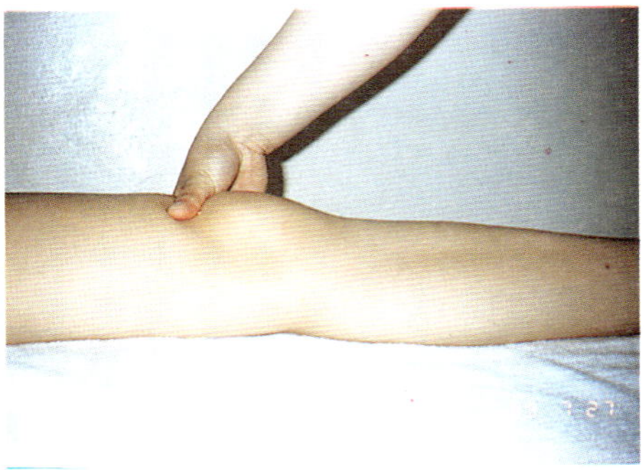

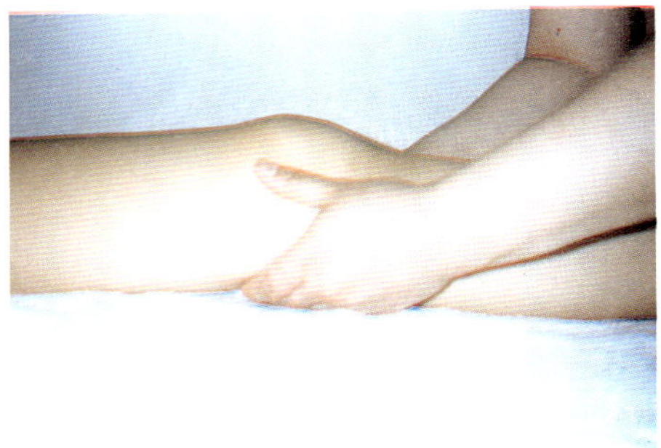

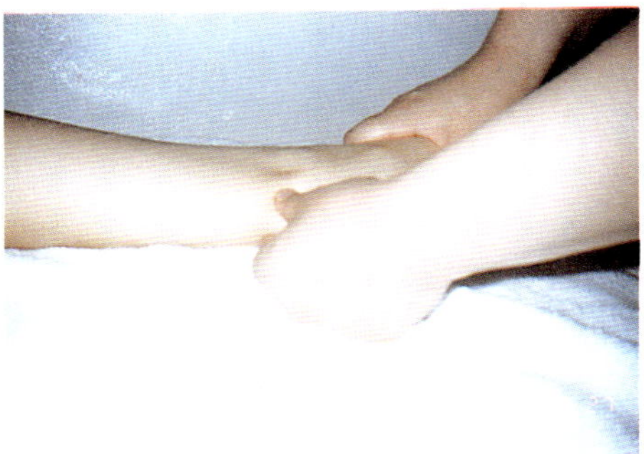

⑫ 무릎 둘레를 원 그리듯이 마사지한다.

⑬ (1)번 과정을 되풀이하여 양손으로 발등과 발바닥을 훑어 준다.

⑭ (2)번 과정을 되풀이하여 양손을 맞잡고 발 안쪽과 발 바깥쪽을 쓸어 내린다.

⑮ (3)번 과정을 되풀이하여 복숭아 뼈의 둘레를 원을 그리듯이 마사지한다.

⑯ (4)번 과정을 되풀이하여 발바닥의 용천을 뒤꿈치에서 용천 쪽으로 눌러 준다 (4초간).

⑰ (5)번 과정을 되풀이하여 발가락 사이에 엄지손가락을 끼우고 젖히기와 당기기를 반복한다.

⑱ (6)번 과정을 되풀이하여 발등의 각 지골 부위를 훑어 준다.

(2) 스펀지 사용법

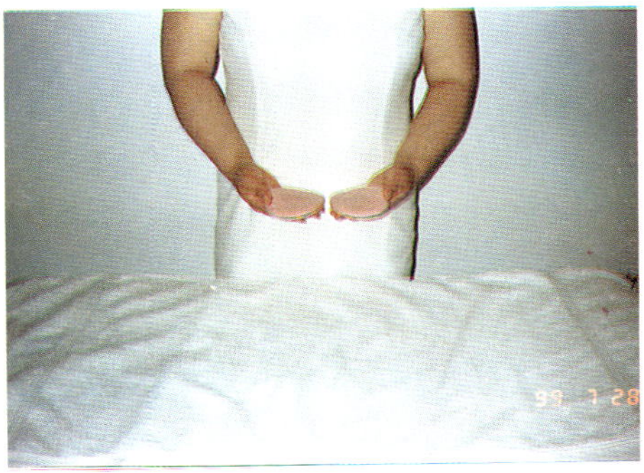

① 스펀지 사용 준비자세

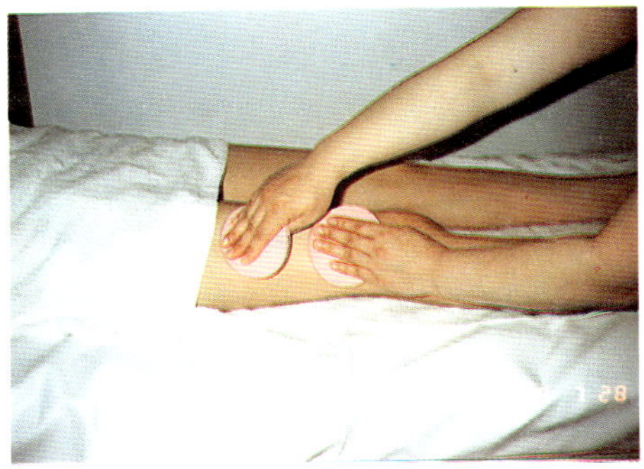

② 허벅지 바깥쪽부터 시작하여 바깥쪽 →위쪽→안쪽 3동작씩 나아간다.

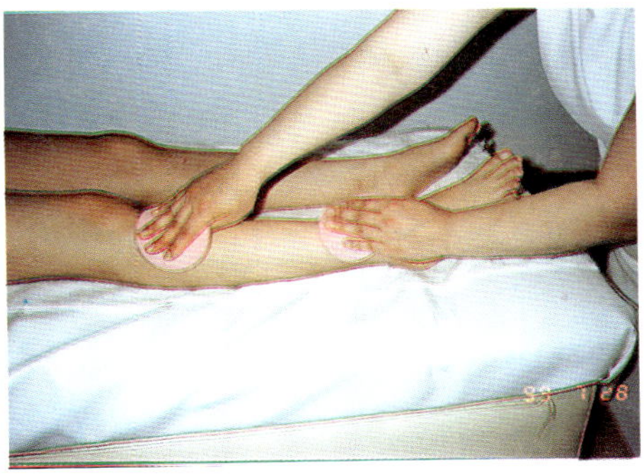

③ 무릎 종아리 안쪽→위쪽→바깥쪽→위쪽으로 쓸어 준다.

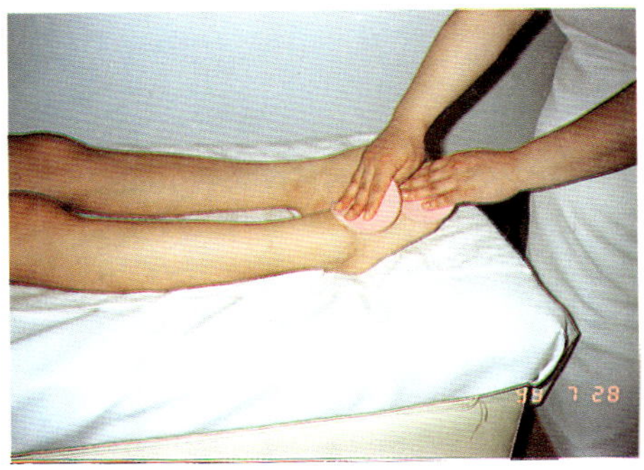

④ 발등→바깥쪽→발등→안쪽→발등 순서로 쓸어 준다.

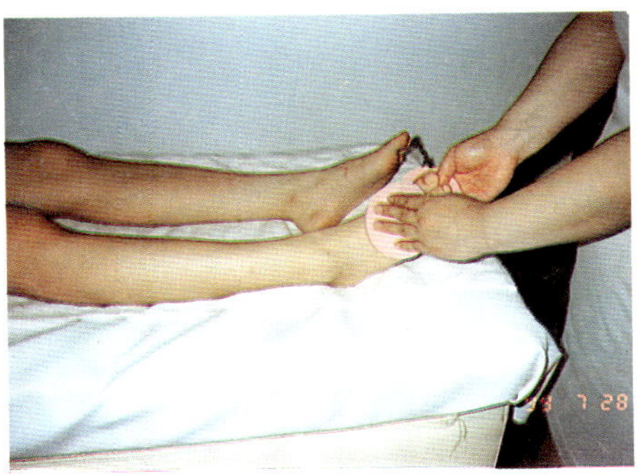

⑤ 스펀지로 발등과 발바닥을 양쪽으로 쓸어서 올려 준다.

⑥ 스펀지를 합쳐서 바깥쪽 허벅지부터 새끼발가락까지 쓸어 준다.

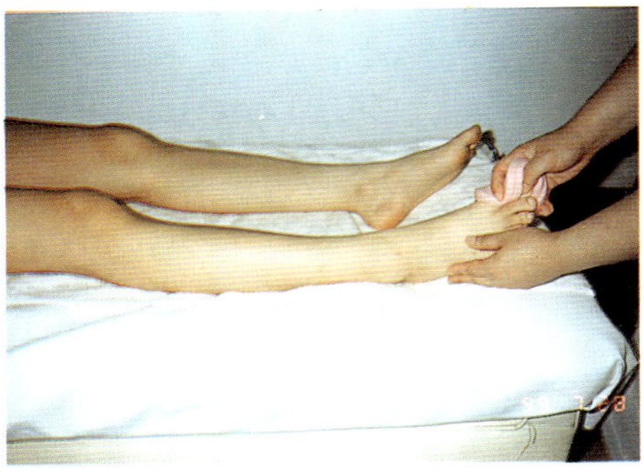

⑦ 허벅지 안쪽부터 엄지발가락까지 쓸어 준다.

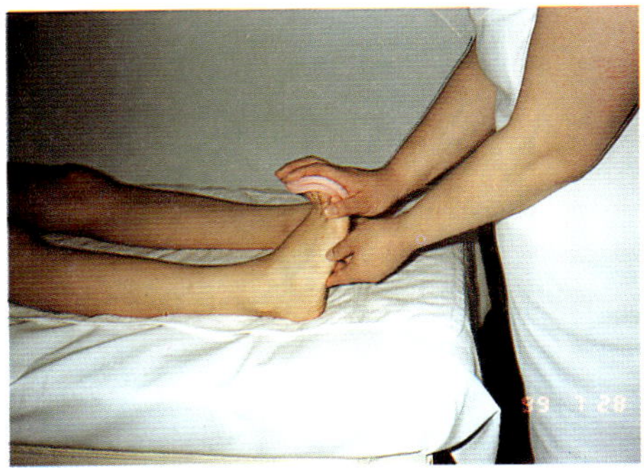

⑧ 종아리부터 발바닥을 지나 발가락 끝에서 뽑아 준다.

(3) 습포 사용법

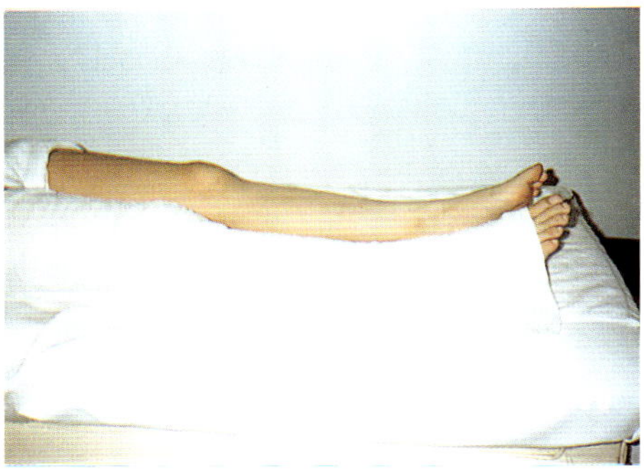

① 발가락을 뺀 부분을 덮어 준다.

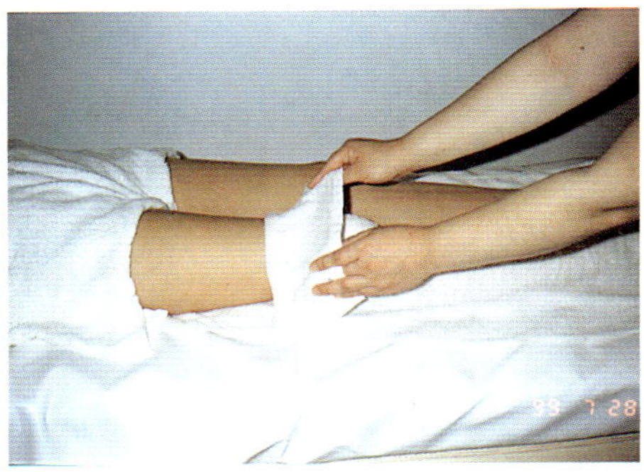

② 허벅지 바깥쪽 세 번→안쪽 세 번→윗쪽 세 번 후에 무릎 밑에서 1/3로 접어준다.

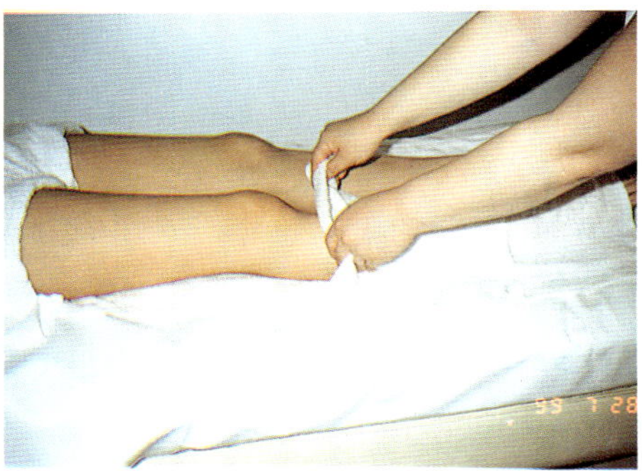

③ 종아리 바깥쪽 세 번→안쪽 세 번→위쪽 세 번 후에 복숭아뼈에서 1/3로 접어준다.

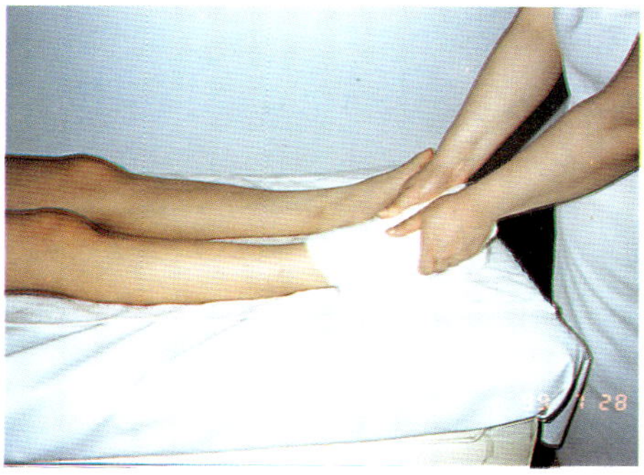

④ 사과를 쪼개는 것처럼 발바닥 전체를 눌러 가면서 올라온다.

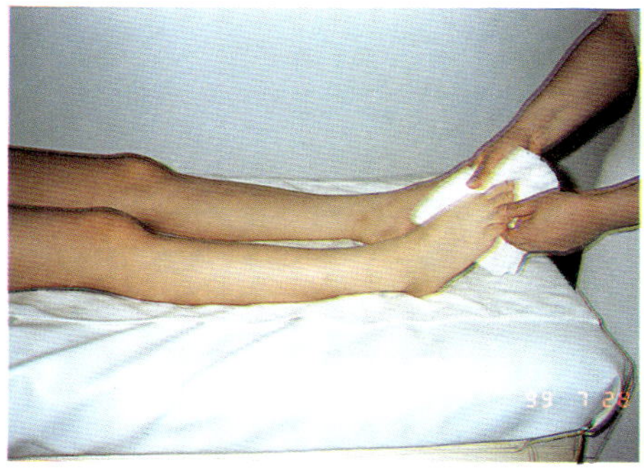

⑤ 수건을 접어서 바깥쪽 허벅지에서부터 새끼발가락까지 닦아준다.

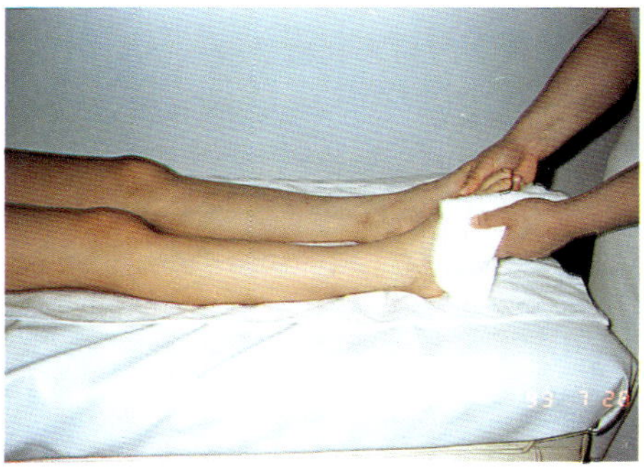

⑥ 발 안쪽 허벅지에서부터 엄지발가락까지 닦아준다.

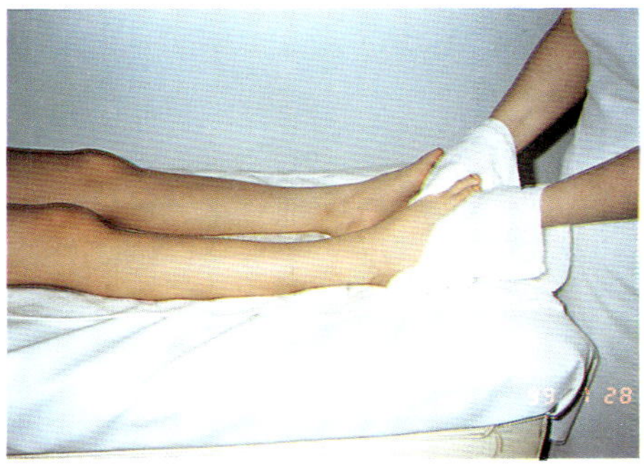

⑦ 수건을 펴서 발가락 사이사이를 닦아준다.

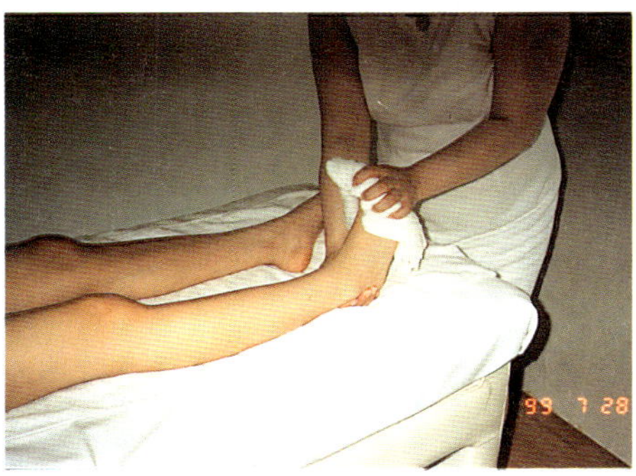

⑧ 종아리 위쪽부터 발바닥을 지나 발가락을 젖혀 준다.

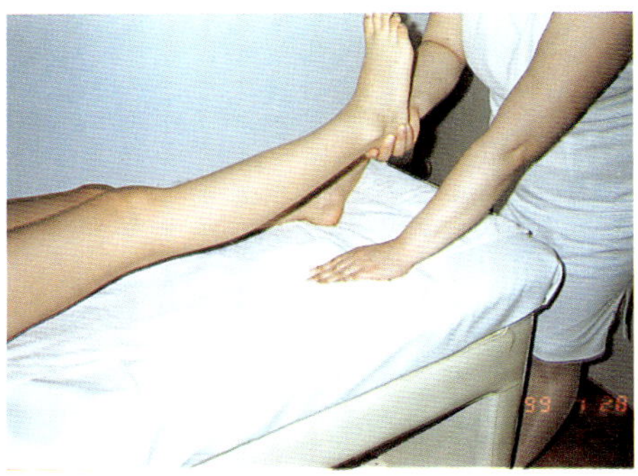

⑨ 수건을 접어서 시술 대를 닦아준다.

4. 발반사대 시술방법

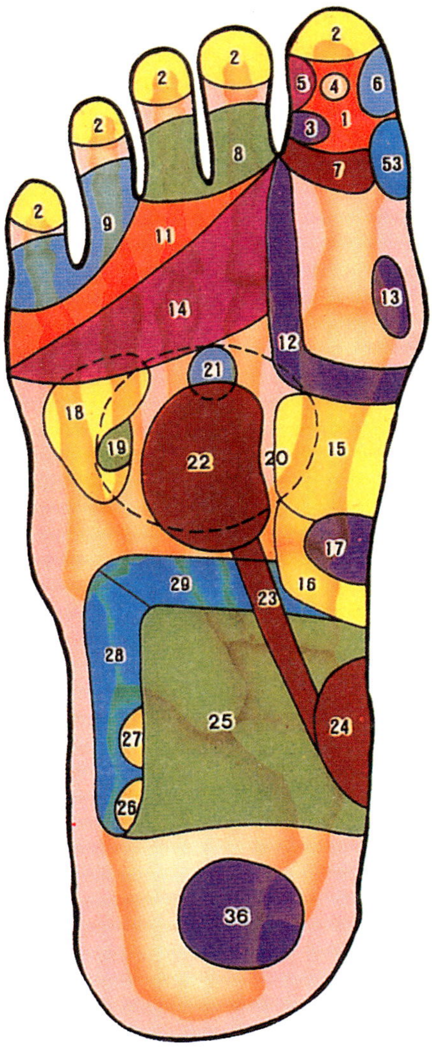

1. 머리(Head)
2. 앞머리(전두동, Frontal sinuses)
3. 소뇌(Cerebellum)
4. 뇌하수체(Pituitary Gland)
5. 관자놀이(Temporal Area)
6. 코(Nose)
7. 목(Neck)
8. 눈(Eye)
9. 귀(Ear)
11. 어깨뼈(Trapezoid)
12. 갑상선(Thyroid Glands)
13. 부갑상선(Parathyroid)
14. 폐와 기관지(Lungs and Bronchi)
15. 위(Stomach)
16. 십이지장(Duodenum)
17. 췌장(Pancreas)
18. 간장(Liver)

그림 9-4 발바닥의 반사대(오른발)

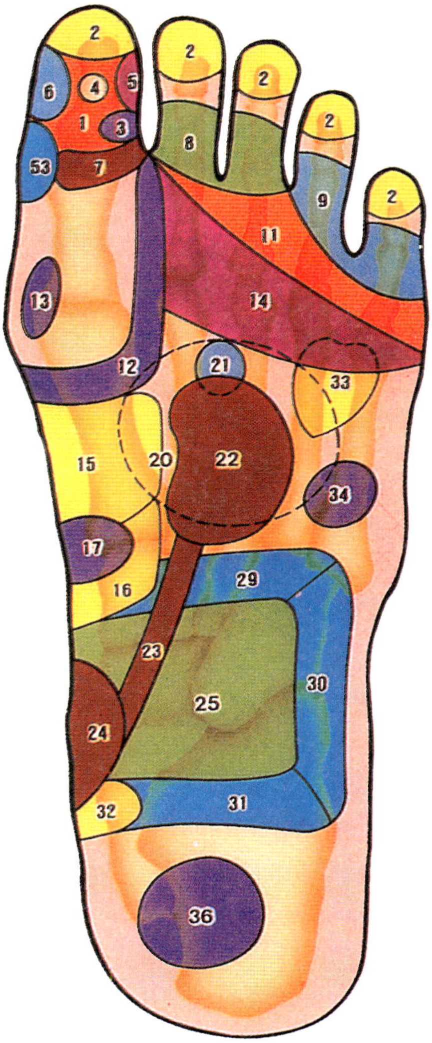

19. 담낭(Gall Bladder)
20. 태양신경총(Solar Plexus)
21. 부신(Adrenal Glands)
22. 신장(Kidneys)
23. 수뇨관(Ureters)
24. 방광(Bladder)
25. 소장(Small Intestines)
26. 맹장(Appendix)
27. 회맹판(Ileocecal Valve)
28. 상행결장(Ascending Colon)
29. 횡행결장(Transversume Colon)
30. 하행결장(Descending Colon)
31. 직장(Rectum)
32. 항문(Anus)
33. 심장(Heart)
34. 비장(Spleen)
36. 생식선(Genital Glands)

그림 9-5 왼발

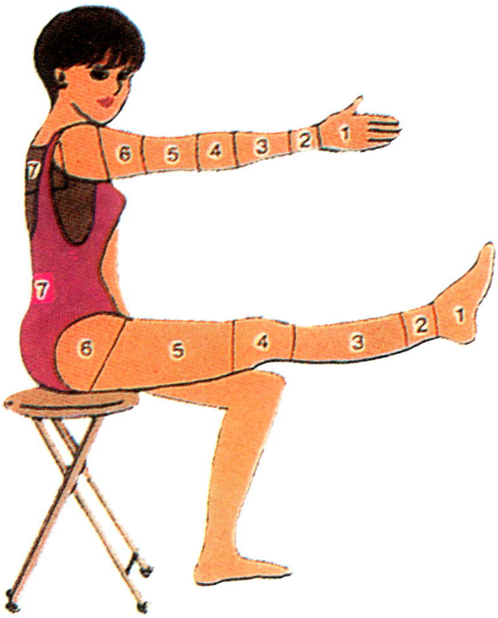

1. 머리(Head)
2. 앞머리(전두동, Frontal sinuses)
3. 소뇌(Cerebellum)
4. 뇌하수체(Pituitary Gland)
5. 관자놀이(Temporal Area)
6. 코(Nose)
7. 목(Neck)

6. 코(Nose)
13. 부갑상선(Parathyroid Glands)
24. 방광(Bladder)
38. 고관절(Hip-Joint)
50. 자궁, 전립선(Uterus or Prostate)
51. 고환, 질, 요도(Penis, Vagina, Uerthra)
52. 항문, 직장(Anus, Rectum)
53. 경추(Cervical Vertebra)
54. 흉추(Dorsal Vertebra)
55. 요추(Lumbar Vertebra)
56. 천추(Sacrum)
57. 미골(Coccyx)

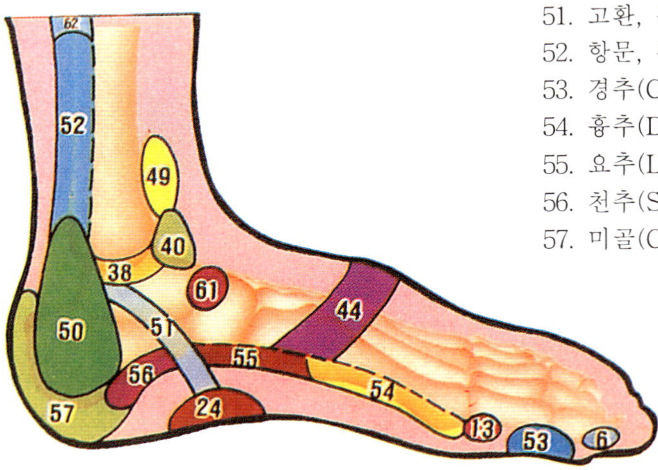

그림 9-6 발의 앞면(안쪽)

전면
FRONT

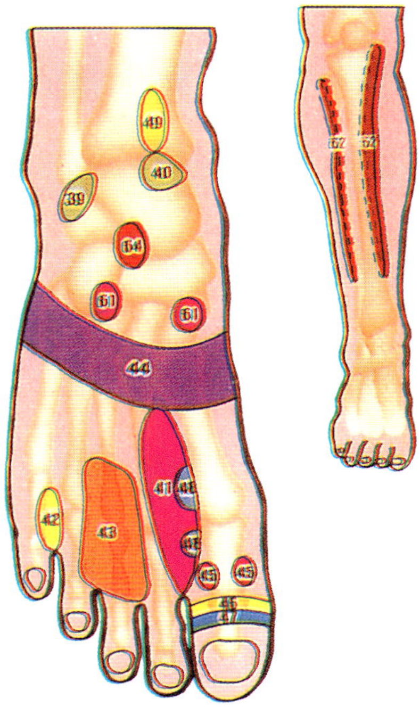

39. 상부림프선(Lymph-Gland, Upper Body)
40. 복부림프선(Lymph-Gland, Abdomen)
41. 흉부림프선(Lymph-Gland, Thorex)
42. 반규관, 평형기관(Balance organ)
43. 흉부(유방, Chest)
44. 횡격막(Diaphragm)
45. 편도선(Tonsils)
46. 하악(Maxilla Lower Jaw)
47. 상악(Submaxilla Upper Jaw)
48. 성대(Larynx and Wind Pipe)
49. 서혜부(Groin)
61. 늑골(Ribs)
62. 좌골신경(Sciatic)

외측
OUTSIDE EDGE

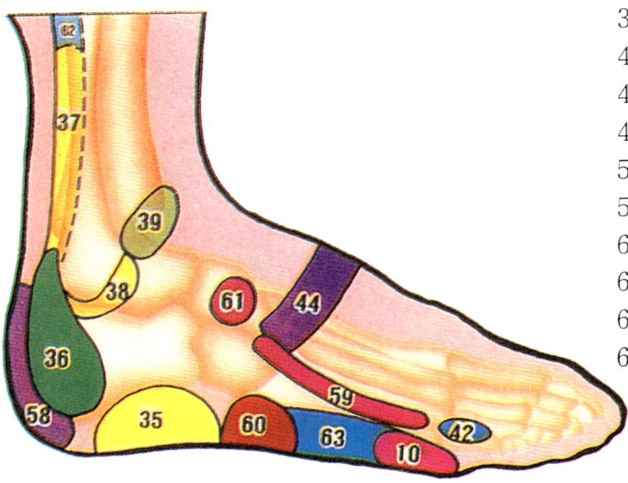

10. 어깨(Shoulder)
35. 무릎(Knee)
36. 생식선(Genital Glands)
37. 하복부(Relaxation of the Abdomen)
38. 고관절(Hip-Joint)
39. 상부림프선(Lymph-Gland, Upper Body)
42. 반규관, 평형기관Balance organ)
43. 흉부(Cheat)
44. 횡격막(Diaphragm)
58. 외미골(Coccyx)
59. 견갑골(Scapular)
60. 팔목관절(Elbow Joint)
61. 늑골(Ribs)
62. 좌골신경(Sciatic)
63. 팔(Arms)

그림 9-7 발의 앞면(바깥쪽)

1) 봉을 사용하는 방법

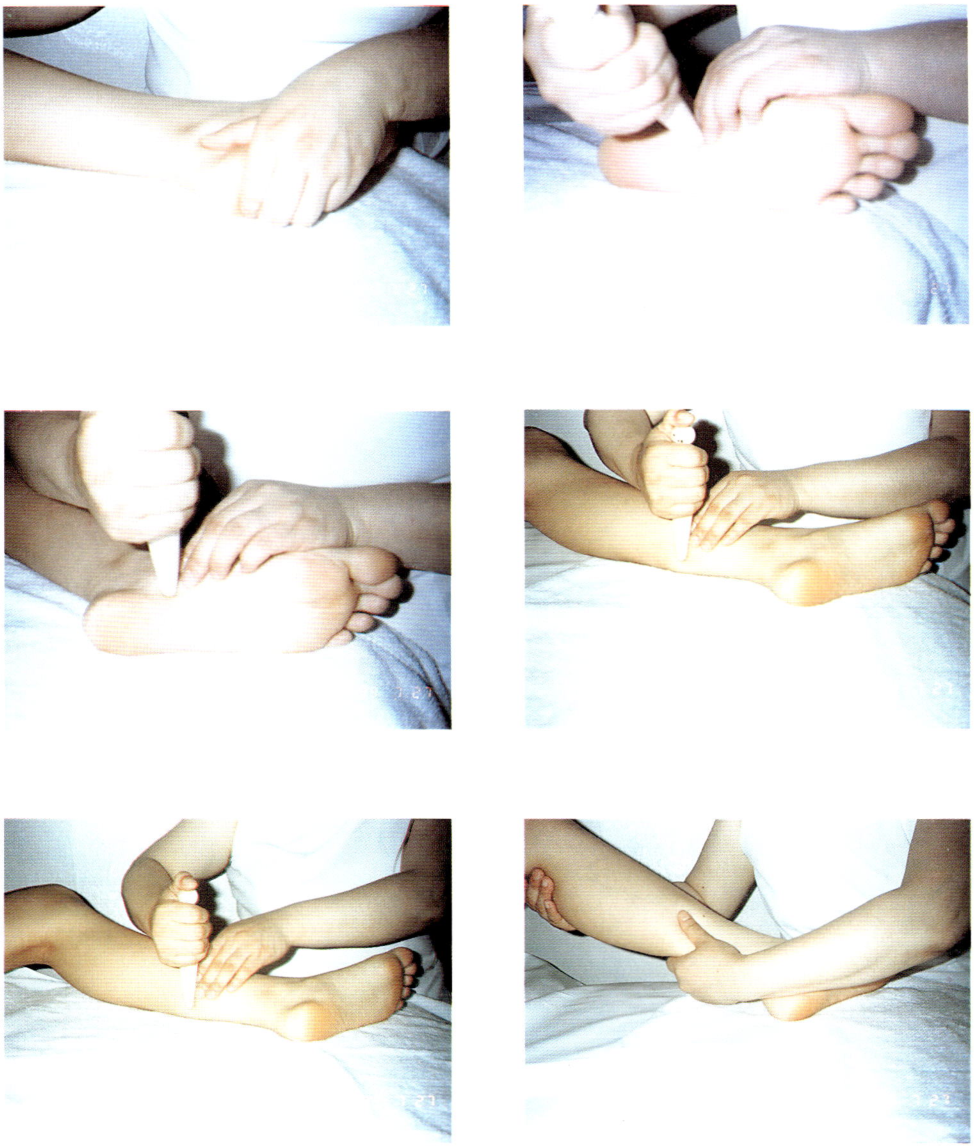

(1) A봉으로 신장, 수뇨관, 방광, 요도, 종아리 올리기를 한 후 손으로 펌핑 3등분하여 슬와 3번 잡기(방광경)

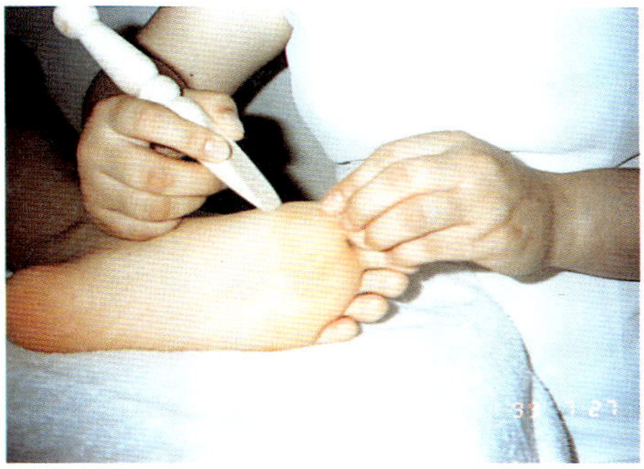

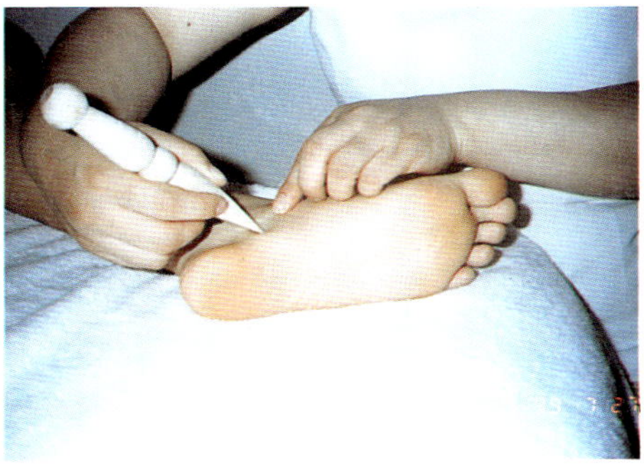

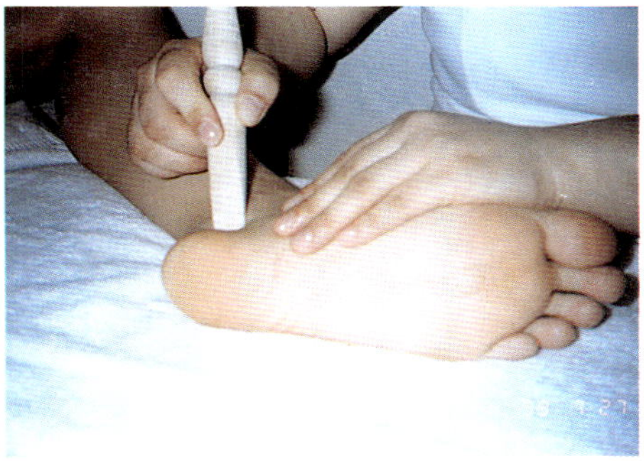

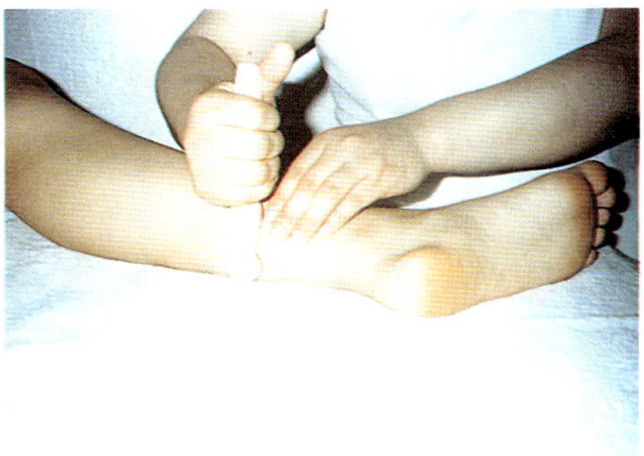

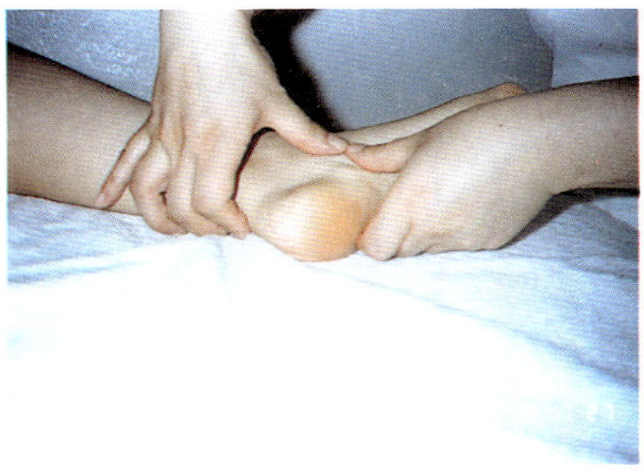

(2) B봉 연필을 쥐듯이 코, 경추, 부갑상선, 흉추, 요추, 선골, 미골, 자궁, 전립선, 종아리 올리기→손으로 손동작 3,3,3 올라가기 한 손으로는 뼈 잡기→두손으로는 발꿈치, 요도부위 잡기

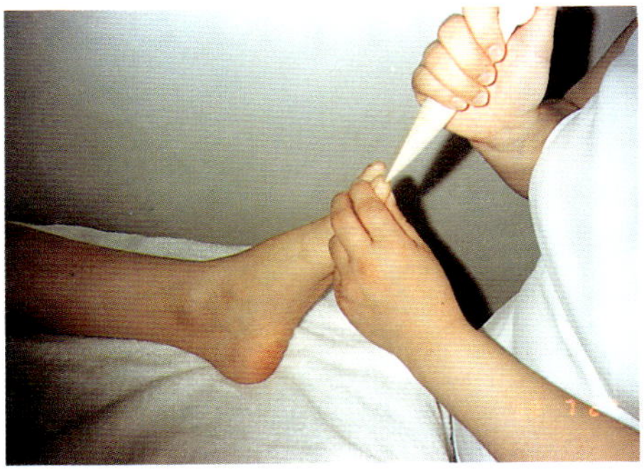

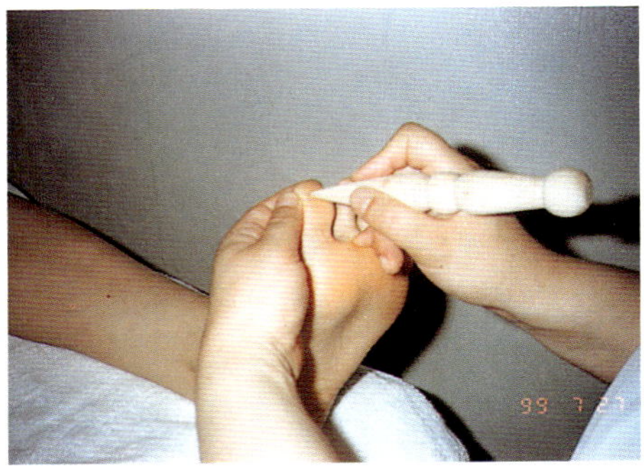

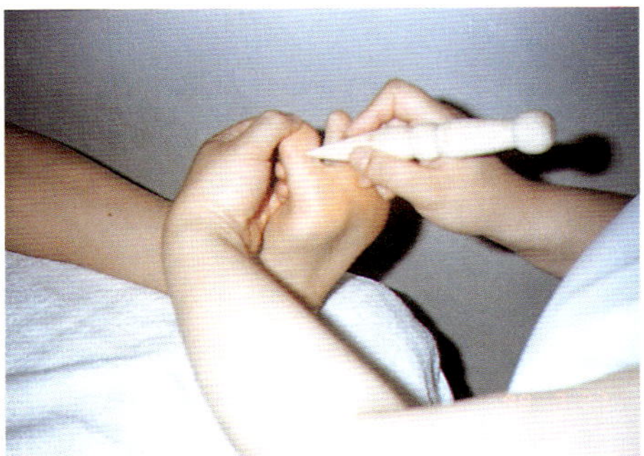

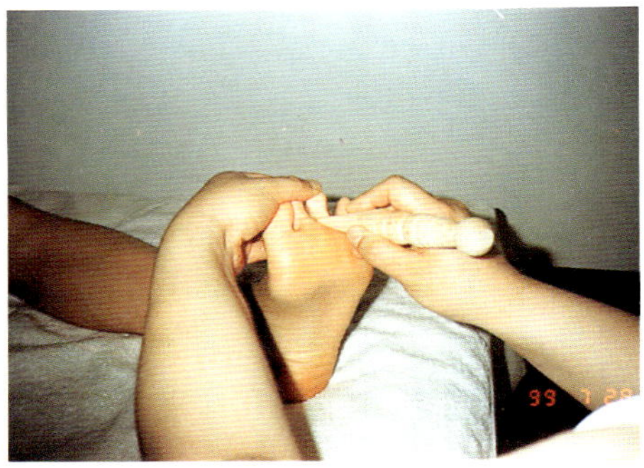

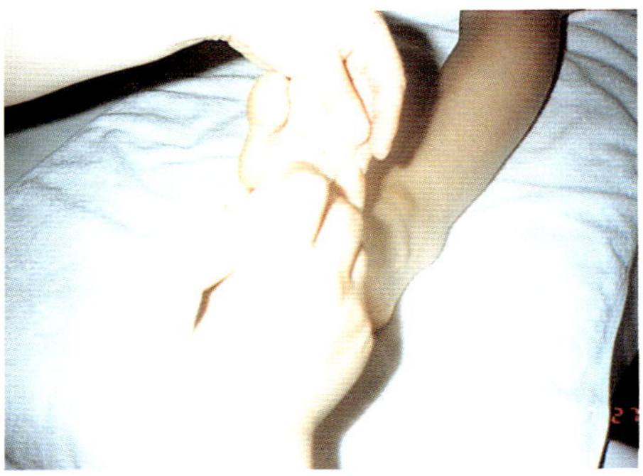

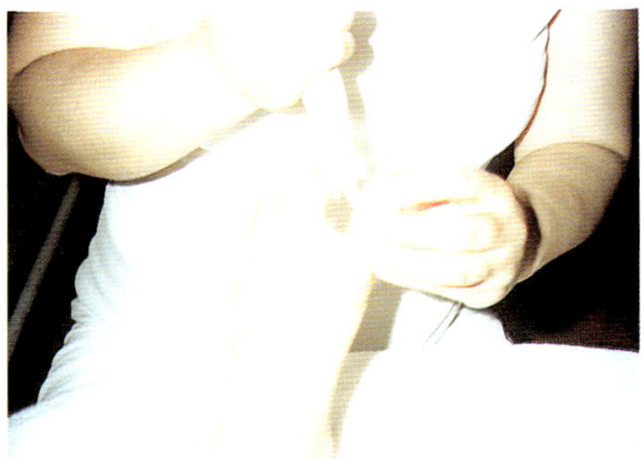

(3) 뇌하수체(3등분하여 올라감) 발가락 바닥 경부, 눈, 귀 3등분하여 실시 삼차 신경, 림프, 손에 크림을 묻힌 후 발가락 사이사이를 엄지로 부채살 모양으로 엄지발가락 쪽으로 당겨 주고, 젖히고, 뽑아 준다.

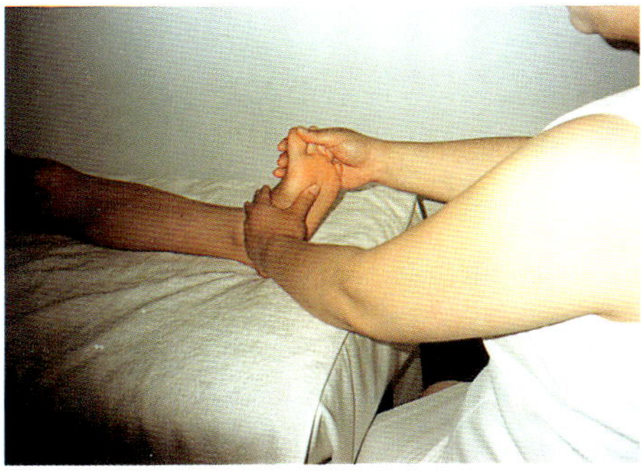

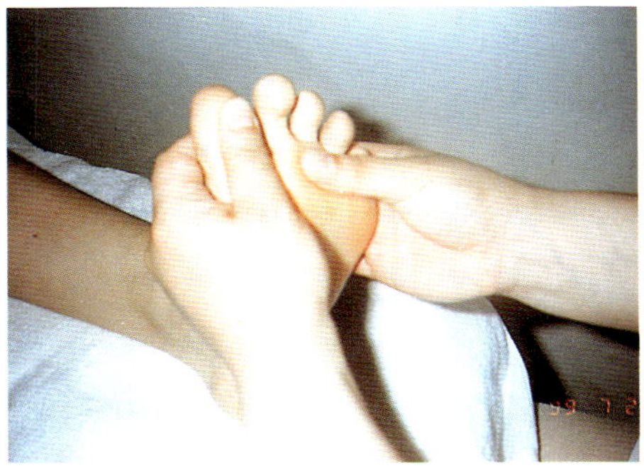

(4) 갑상선(손을크게)+승모근 새끼발가락에서 엄지로+폐, 기관지 손동작 발가락 사이사이로 뒤로 젖히기

(5) 위, 췌장, 십이지장, 3번후 일직선으로 내려 준다
(6) 신장에서 시작 소장, 지그재그로 손이 간다. 1차로 3번
(7) 대장 ㄷ자로 3,3,3 눌러 준 후에 긁어 준다.
(8) 간, 담, 3번 후 일직선으로 내려 준다.

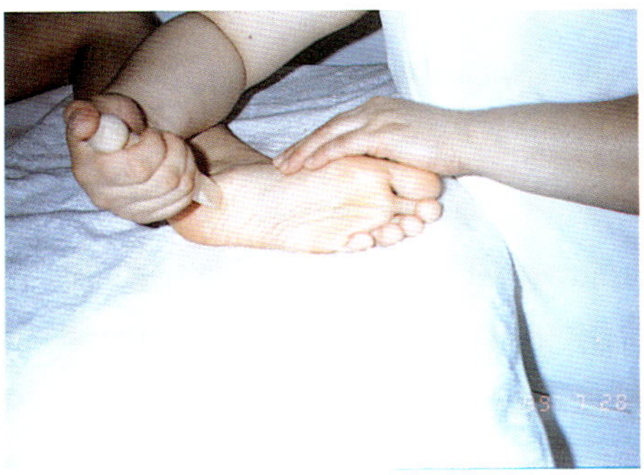

(9) 직장 S상결장 부위를 파내 준다.

(10) 생식선을 발뒤꿈치쪽으로 긁어준다.
(11) 발바닥 3등분하여 긁어 준다.
(12) (스크럽)1,2,3,4를 5번 하고 끝낸다.
(13) 발등 윗 엄지발가락(윗턱, 아랫턱, 편도선) 3번 3등분하여 긁어 준다.
(14) 안면신경 둘째, 셋째 발가락 등을 3등분하여 긁어 준다.

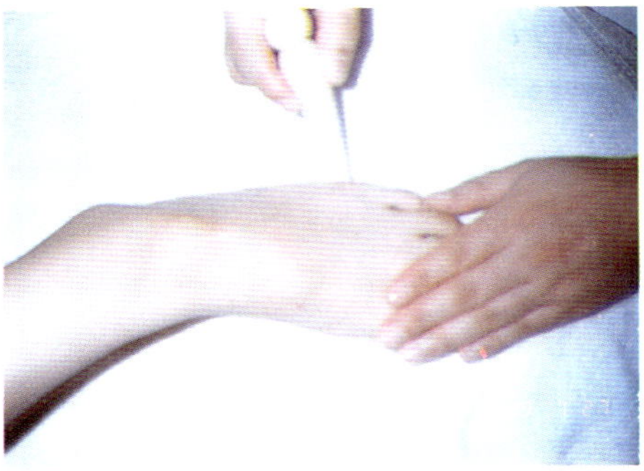

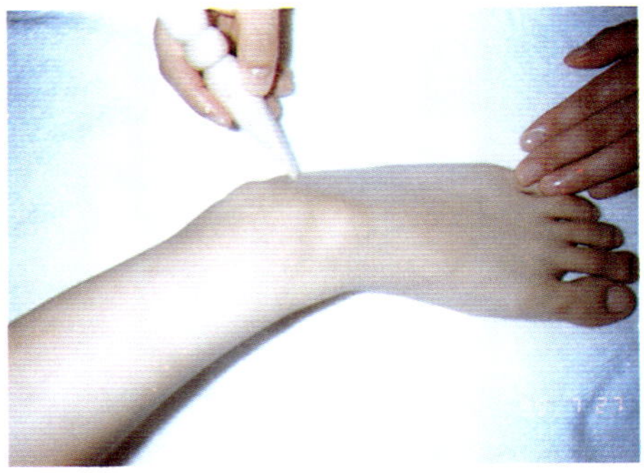

(15) 어깨, 팔, 팔굽, 무릎, 외미골, 뒤꿈치(정소, 난소)를 긁어 준다.

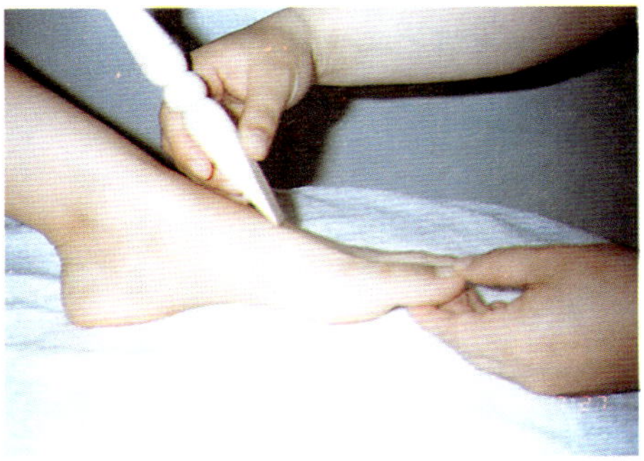

(16) 발등 전체를 위로 긁어 준다.

(17) 상부 림프, 흉부 림프, 평형감각을 각각 3번씩 손으로 자극한다.
(18) 횡격막, 서혜부, 복숭아뼈를 손으로 자극한다.
(19) 발목 전체, 아우스트라이 무릎선 10㎝까지 올라간다.
(20) 엄지와 집게손가락 중간 부분을 사용해서 발가락을 각각 잡아당기는 듯한 기분으로 문지른다.

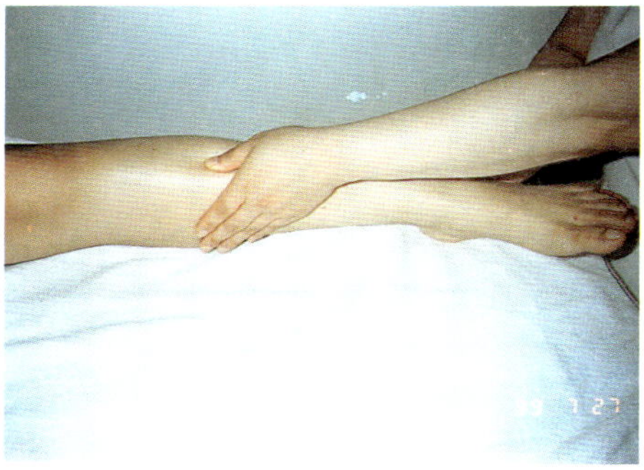

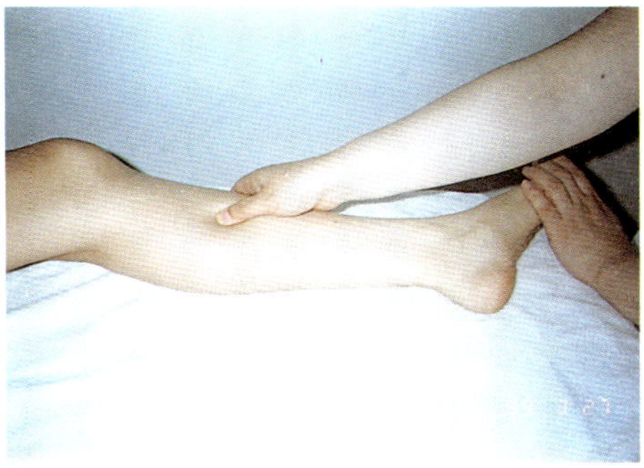

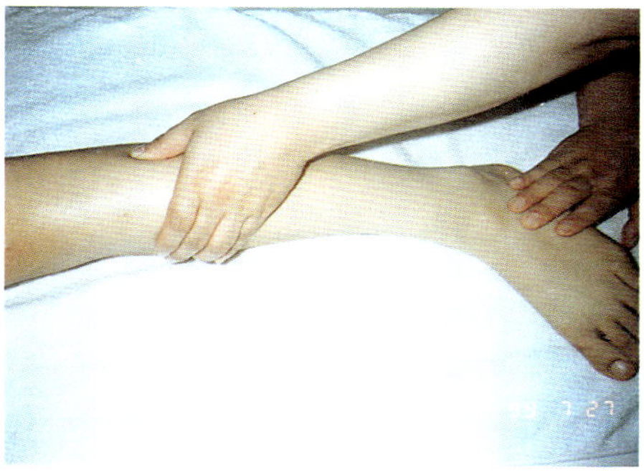

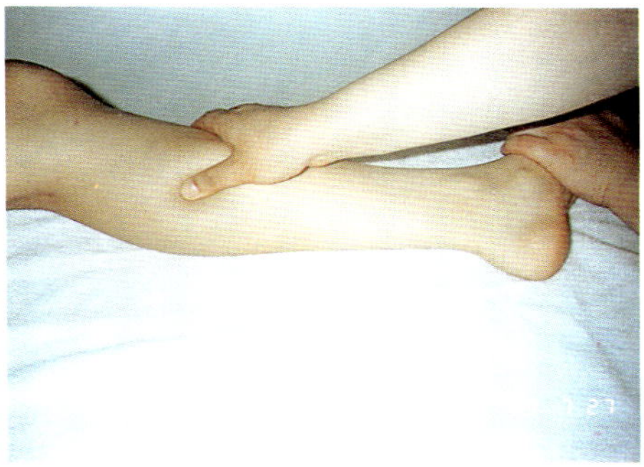

(21) 족양명위경, 족태음비경, 족태양방광경, 족소음신경, 족소양담경, 족궐음간경을 각 3번씩 잡아준다(제13장 하지경락 시술법 참조).

(22) 스크럽 맛사지 1,2,3,4,5 재키고 뽑기

2) 손을 이용하는 방법

왼쪽 손바닥으로 발등부위를 적당히 잡고 발의 상부와 발가락을 잡아주어 발을 지지해 주고, 치료사의 오른쪽 손가락을 중수지절관절(MP)과 근위지절간 관절(PIP)을 굽혀서 근위지절간 관절(PIP)을 발가락 지절에 대어 그림(9-10)발꿈치 방향으로 강하게 무찰한다.

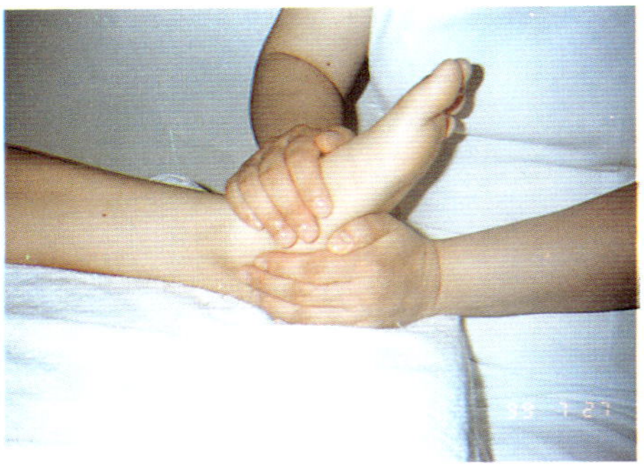

그림 9-8. 두 손으로 발바닥 양끝 부분을 발등 쪽으로 향해 2-3회 스트레칭 해준다.

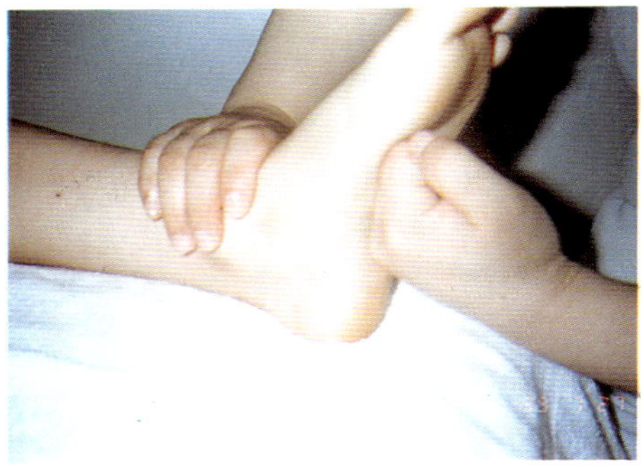

그림 9-9. 용천부분을 주먹을 넓게 쥐고 3~4 차례식 두드려준다.

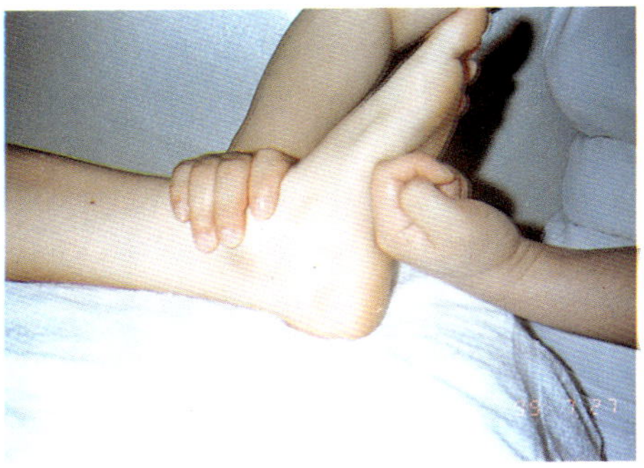

그림 9-10. 용천부분을 주먹을 좁게 쥐고 3~4차례씩 두드려 준다.

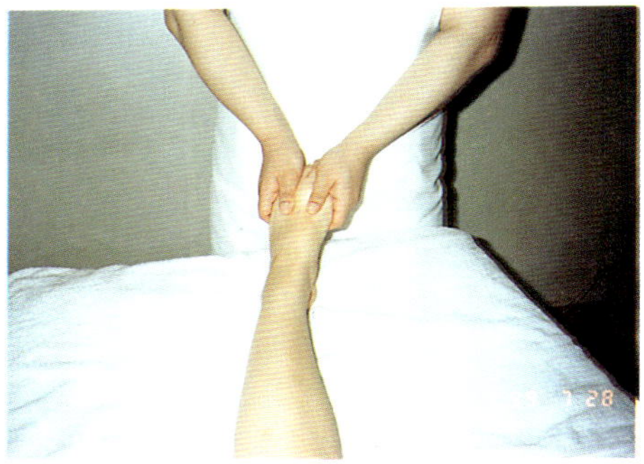

그림 9-11. 다섯 발가락을 모두 발등쪽을 향해 천천히 2-3회스트레칭한다.

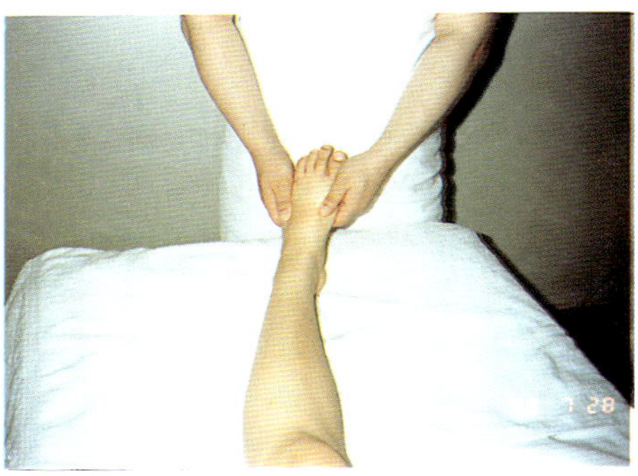

그림 9-12. 두 엄지손가락을 발등 중간 지점에 나란히 한 상태로 가볍게 잡은 뒤 발등 양끝 부분 쪽으로 지긋이 누르면서 3-4회 문질러 준다.

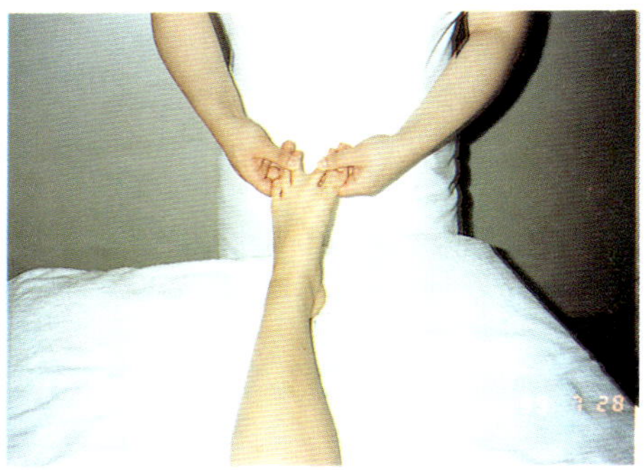

그림 9-13. 발가락을 두 손으로 그림과 같이 잡고 좌우로 모두 스트레칭 해준다.

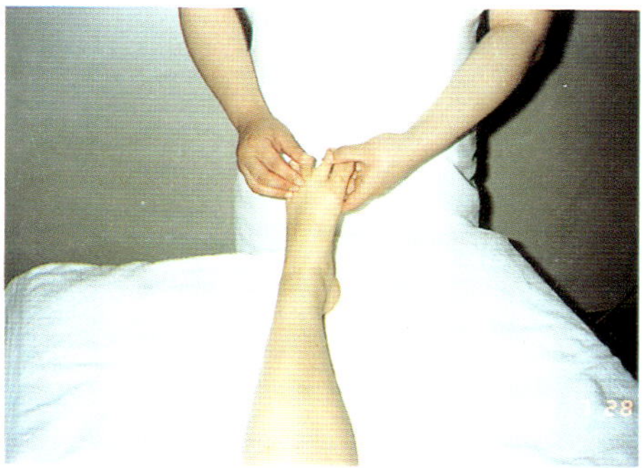

그림 9-14. 발가락 하나 하나를 그림과 같이 발등쪽과 발바닥 쪽으로 번갈아 가면서 스트레칭 한다.

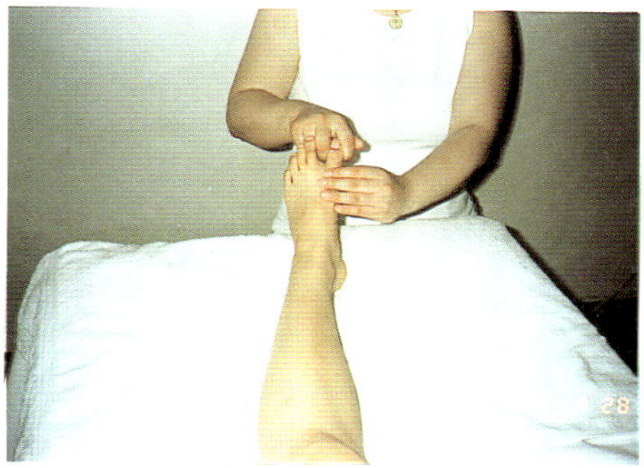

그림 9-15. 엄지와 집게손가락 중간 부분을 사용해서 발가락을 각각 잡아당기는 듯한 기분으로 문지른다

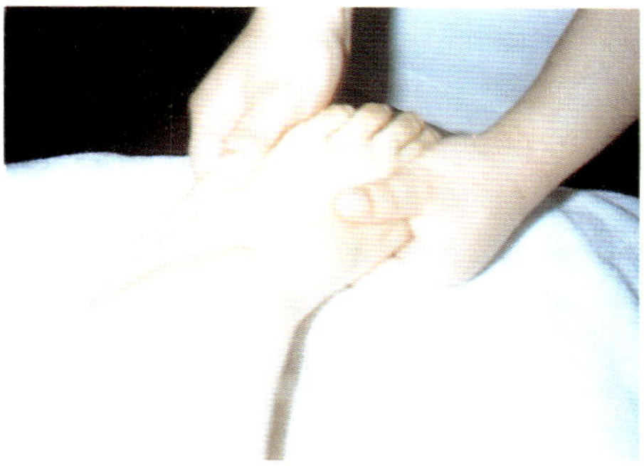

그림 9-16. 한 손으로 발가락을 가볍게 잡고 다른 한 손으로는 새끼발가락 쪽 지점에서 복숭아뼈 아래 부분까지 엄지를 사용해서 회전하면서 2-3회 문질러 준다.

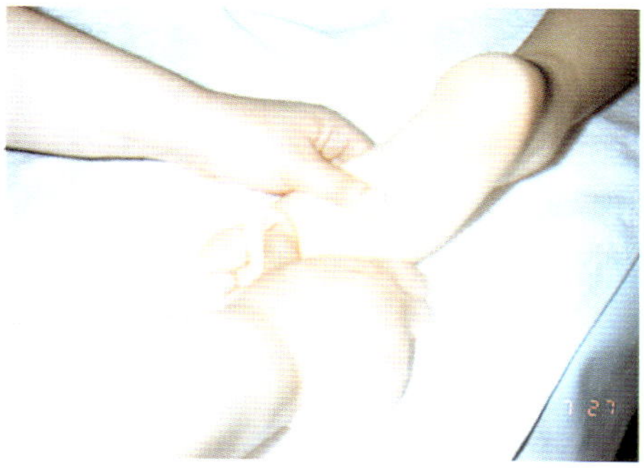

그림 9-17. 엄지손가락으로 발바닥의 중간 부위를 위쪽 방향으로 2-3회 문질러 준다

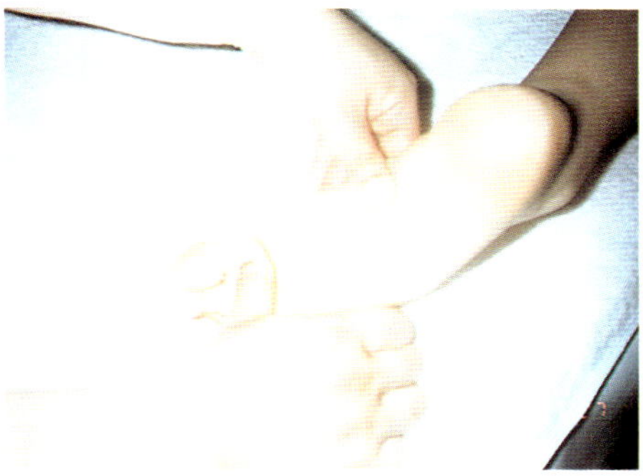

그림 9-18. 엄지손가락으로 발바닥 중간 부위쯤(용천)에서 시작해서 위쪽으로 가면서 지그시 눌러 준다.

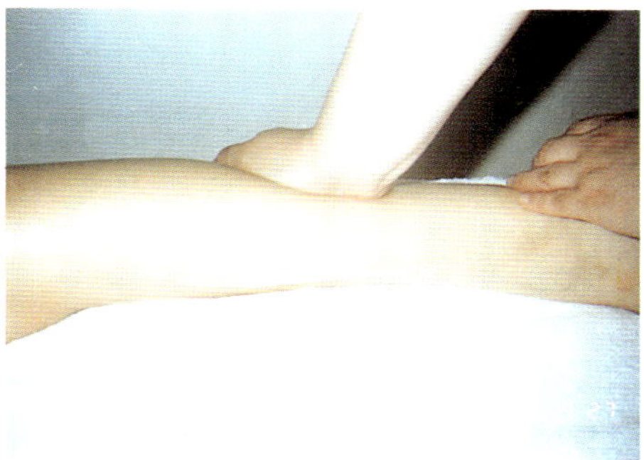

그림 9-19. 손바닥을 이용하여 종아리 아랫부분에서 오금 쪽을 향해 지긋이 누르면서 올라간다.

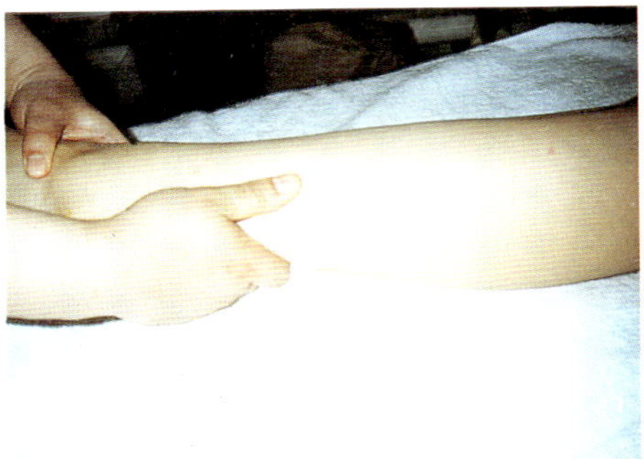

그림 9-20. 다시 내려오면서 그림과 같은 방법으로 하되 조금 더 압력을 가한다.

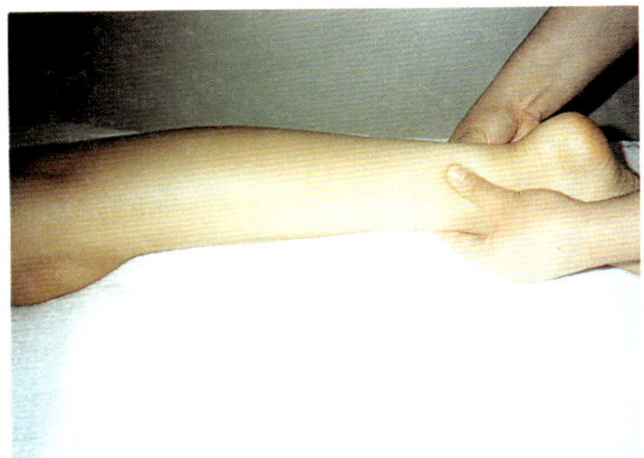

그림 9-21. 손가락의 바닥면을 사용해서 복숭아뼈 바로 위에서 시작해서 무릎관절 바로 아래까지 회전하면서 2~3회 문질러 준다.

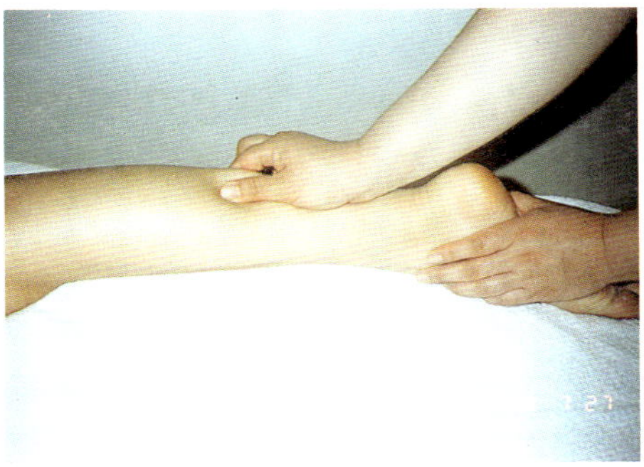

그림 9-22. 발뒤축의 아킬레스근을 엄지와 인지. 중지를 사용해서 부드럽게 2~3회 주물러 준다.

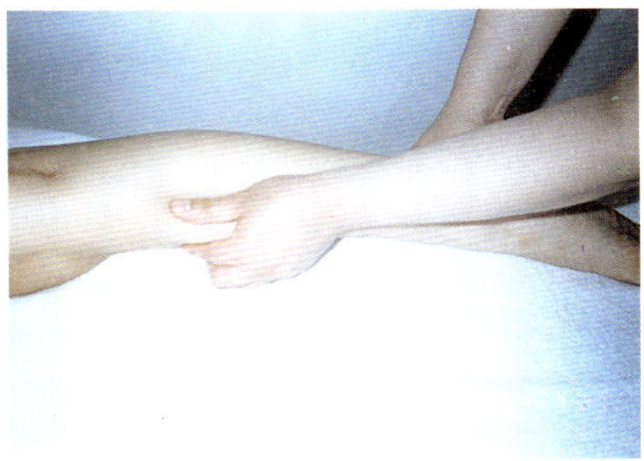

그림 9-23. 손아귀를 이용해서 종아리 근육부위에 압력을 주어 4~5초 정도 밀어 올린 다음 근육을 위쪽으로 지긋이 잡아 당겼다가, 다시 4~5초 정도 밀어 올리는 방법을 2~3회씩 좌측과 우측을 번갈아 가며 반복한다.

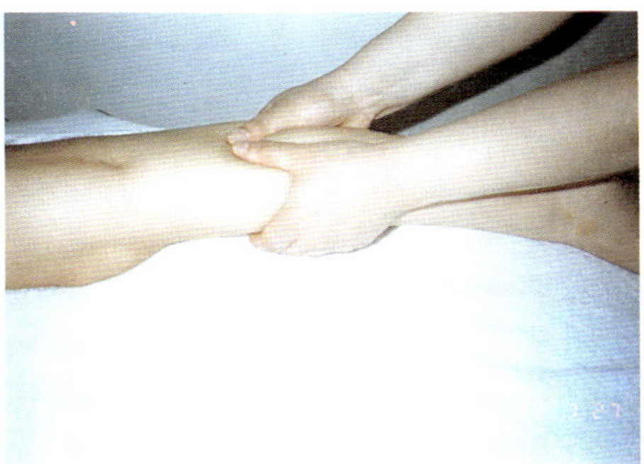

그림 9-24. 두 엄지손가락을 모아 종아리 아래쪽의 중간 지점에서 오금 쪽을 향해 지긋이 누르면서 문질러 올라가는 방법을 2~3회 반복한다.

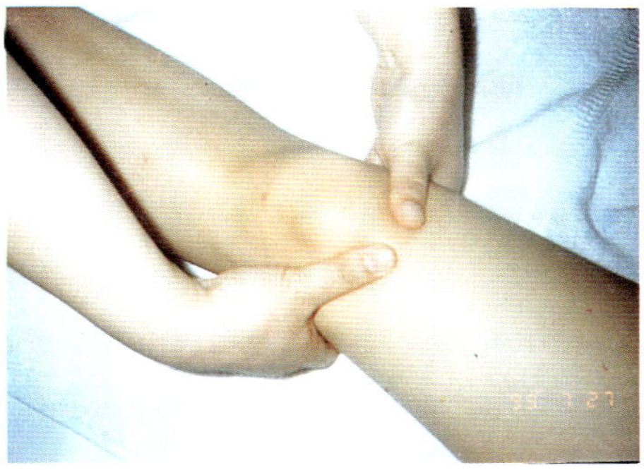

그림 9-25-1

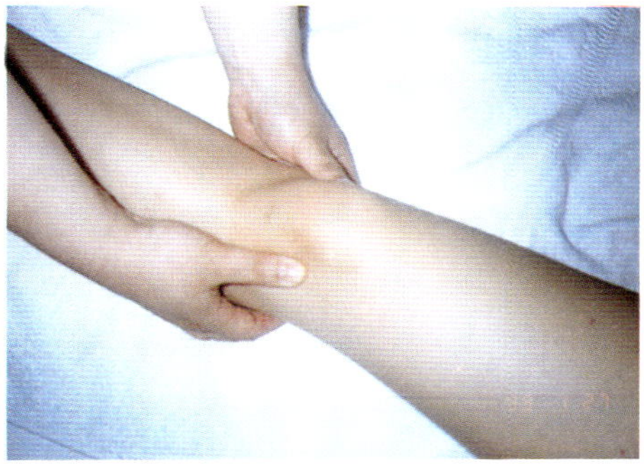

그림 9-25-2

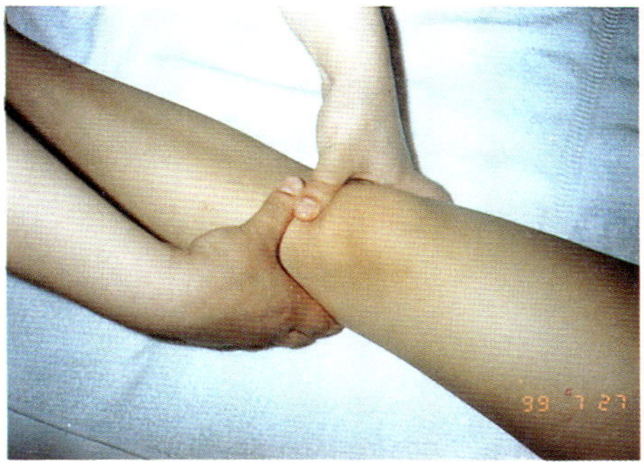

그림 9-25-3

그림 9-25. 두 엄지손가락으로 그림 9-25-1.2.3.에서와 같이 슬개골이 원형을 따라 좌, 우측 방향으로 매우 부드럽게 천천히 2-3바퀴 정도 문질러 준다.

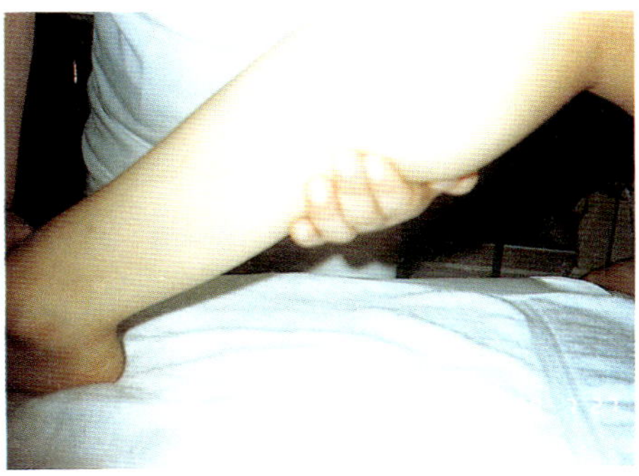

그림 9-26. 손바닥을 사용해서 종아리 근육을 아래에서 위쪽으로 부드럽게 4-5번 쓰다듬는다.

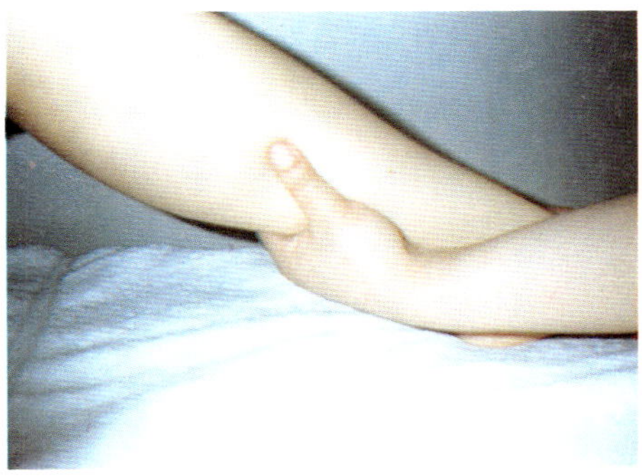

그림 9-27. 두 손을 번갈아 가며 종아리 근육을 부드럽고 경쾌하게 쓰다듬는다

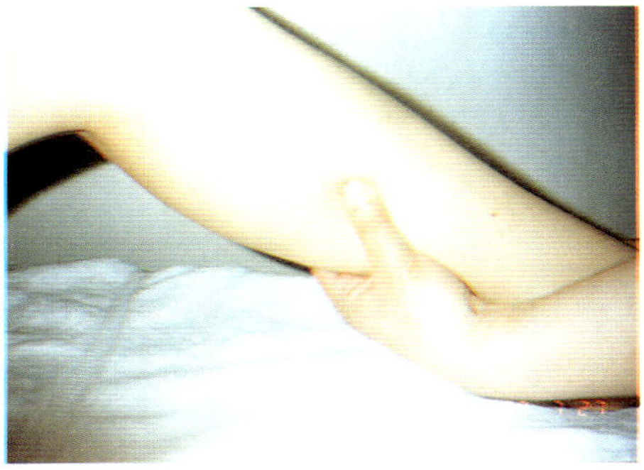

그림 9-28. 손아귀를 사용해서 종아리 근육을 부드럽게 주물러 준다음 손가락을 사용해서 종아리 근육을 잡고 좌우로 부드럽게 흔들어 준다.

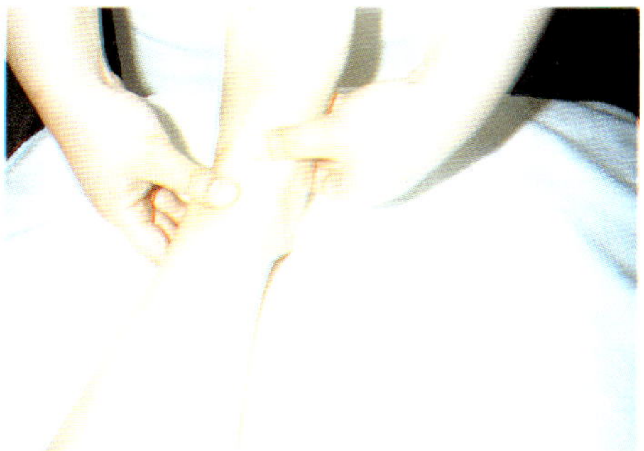

그림 9-29-1

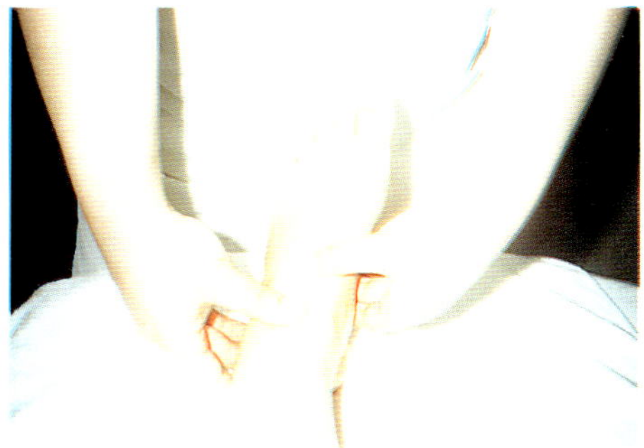

그림 9-29-2

그림 9-29. 두 엄지손가락으로 발목의 관절 부위를 가볍게 누르면서 좌우로 번갈아 가면서 2~3회 부드럽게 문질러 준다.

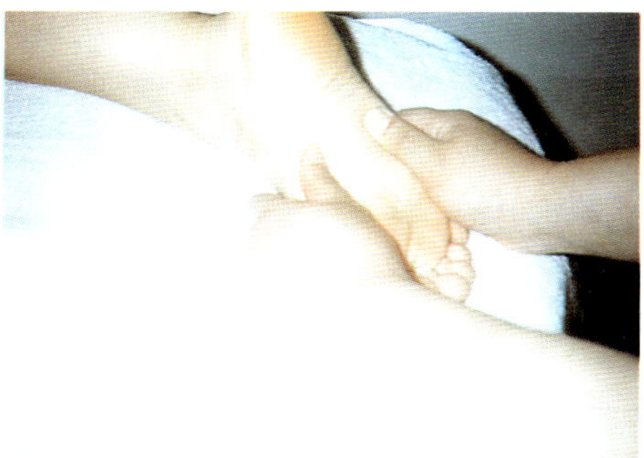

그림 9-30. 두 엄지손가락을 발바닥 중간에 대고 좌우로 지긋이 누르면서 문지른다.

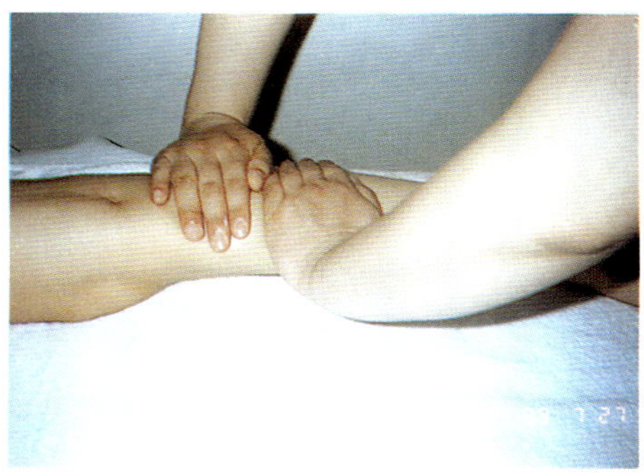

그림 9-31. 두 손바닥을 겹쳐 종아리 제일 아래 부분에서 오금 쪽을 향해 약간 압력을 주어 문지른다.

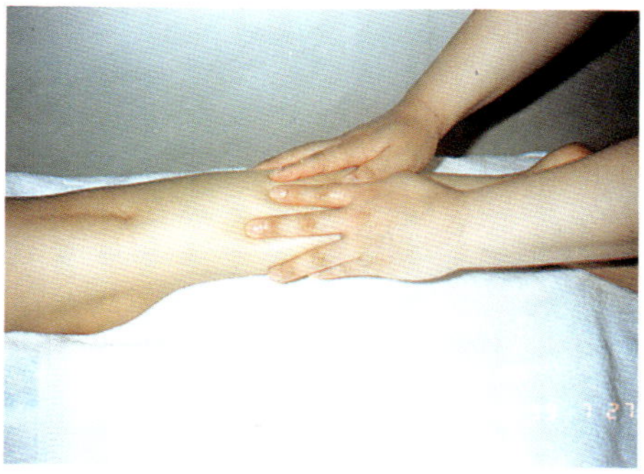

그림 9-32. 오금 부위에 문질러 올라간 손을 그림과 같이 변화를 주어 손가락 끝으로 부드럽게 쓰다듬어 내려온다

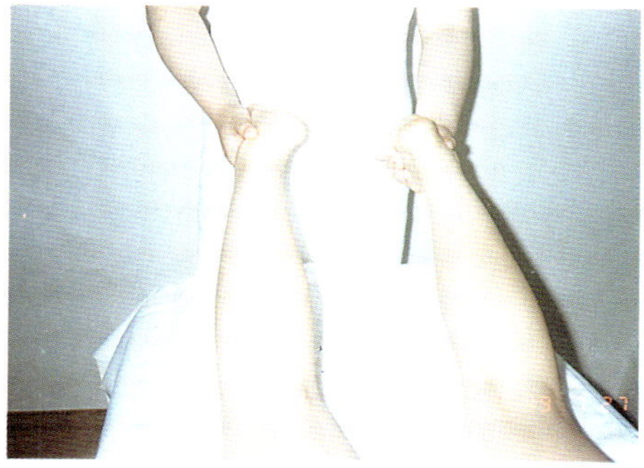

그림 9-33. 두 손으로 발목을 잡고 아래 위로 경쾌하고 부드럽게 흔들어 준다.

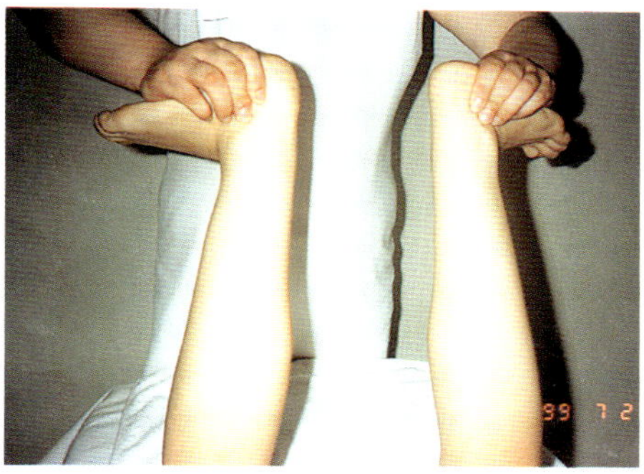

그림 9-34. 두 손으로 발목을 잡고 안쪽과 바깥쪽 방향으로 번갈아 가며 흔들어 준다.

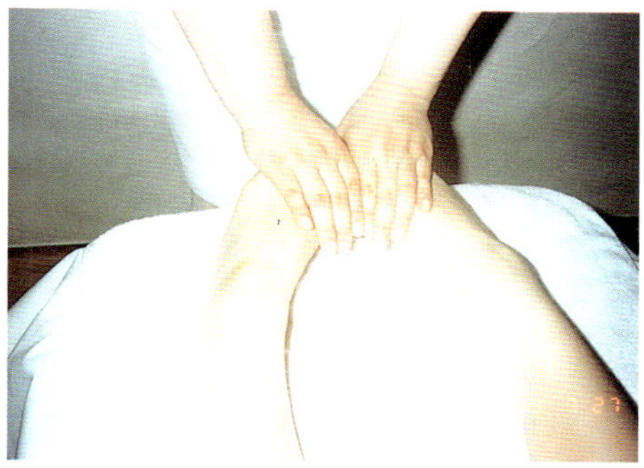

그림 9-35. 두 손으로 양 발끝 부분을 안쪽으로 지긋이 눌렀다가 갑자기 손을 떼는 방법을 2-3회 한다.

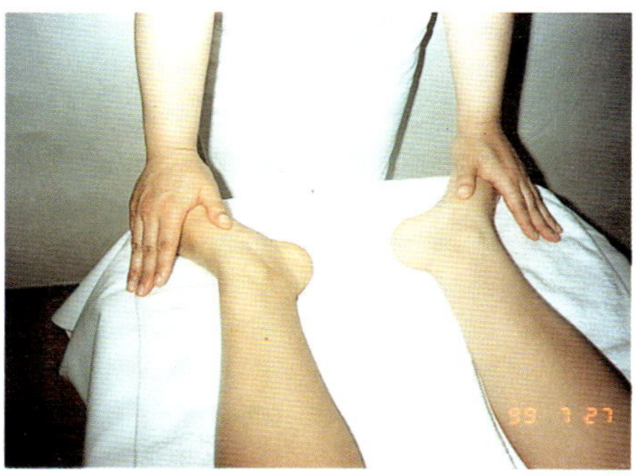

그림 9-36. 두 손바닥으로 양 발끝 부분을 바깥쪽을 향해 지긋이 눌렀다가 순간적으로 손을 데는 방법을 2-3회 한다.

5. 전신의 발반사요법 반사구

1) 순환기계

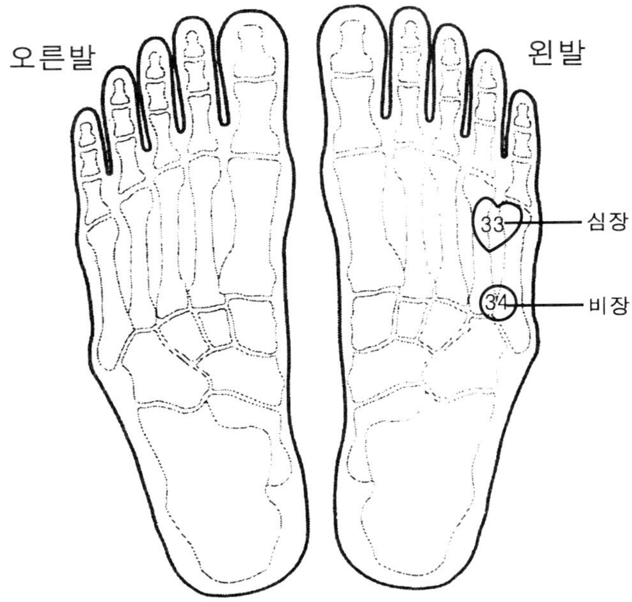

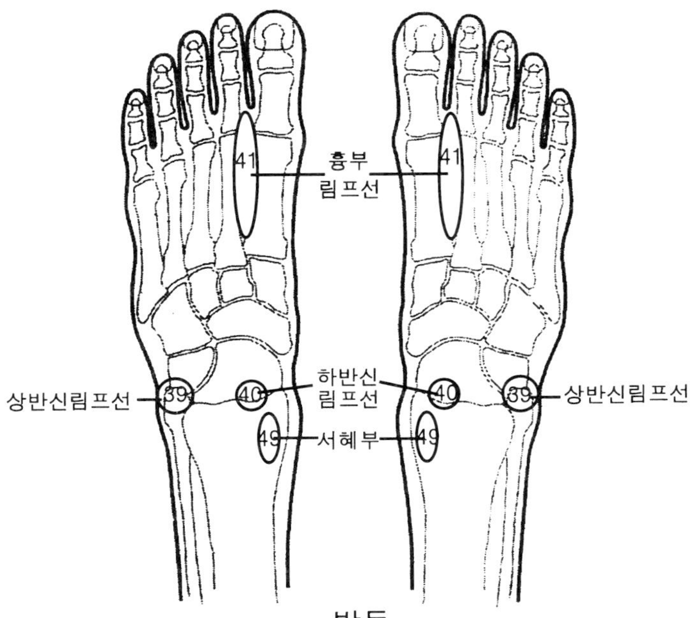

그림 9-37 순환기계의 반사구

(1) 심장

① 반사구

혈액을 전신으로 보내 말초혈관에서 이산화탄소와 산소를 교환하고 조직과 기관에 필요한 영양분을 공급하며, 노폐물을 체외로 배출시키는 역할을 한다.

혈압은 심장수축시의 혈압과 이완시의 압력비로 나타낸다.

② 반사구 위치

왼발의 제4,5번째 발가락 볼록한 살의 아래 지점

③ 반사구 적용증상

심장질환, 심장경련, 심장쇠약, 협심증, 부정맥, 심부전증, 순환장애, 수종, 동맥경화, 혈액중독, 혈관전색, 현기증, 기관지 이상 등

(2) 비장

① 반사구

인체에서 가장 큰 림프 기관인 비장은 다음과 같은 기능을 지니고 있다.

* 백혈구와 림프구를 생산하고, 항체와 항독소를 공급한다.
* 혈액을 여과, 저장하고 노쇠한 혈구과 체내에 침입한 세균 등의 이물질을 파괴한다.
* 골수의 조혈기능을 조절하고, 혈관으로 유입되는 혈액의 양을 조절한다.

② 반사구 위치

왼발의 심장 반사구 약간 오른쪽 아래

③ 반사구 적용증상

적혈구 부족이 원인인 빈혈증세, 암에 대한 저항력 약화, 식욕부진, 감기, 관절염, 간경화, 혈액중독, 불면증, 만성피로

(3) 상반신 림프선

① 반사구

림프선 중에서 겨드랑이와 어깨의 경계에 흐르는 림프선을 말한다. 인체 내에는 림프관이 퍼져 있는데 이관을 통해 림프액이 전신을 흐르고 있다. 림프액은 노폐물을 운반하고 세균의 침입을 막는 역할을 하다. 림프관에 산재되어 있는 림프절에서 림프액에 있는 유독물질을 걸러 낸다. 면역력의 열쇠는 혈액에 있으며 이 면역력을 가하게 유지하려면 백혈구 중 T림프구를 특히 강하게 해야 한다.

② 반사구 위치
양발 바깥쪽 복사뼈의 바로 앞에 있다. 손가락으로 눌렀을 때에 움푹 들어가는 부위이다.
③ 반사구 적용증상
림프선 종창, 림프관염, 림프선염, 유행성 이하선염, 낭종, 발열, 항체결핍증

(4) 흉부 림프선

① 반사구
가슴 부위에 흐르는 림프선으로 림프선은 림프액을 여과하고 백혈구의 일종인 림프구를 만든다. 몸 전체의 림프액은 약 2ℓ정도로 소장에서 지방을 흡수하여 각 조직으로부터 노폐물을 모으거나 세균과 죽은 세균을 운반한다.
② 반사구 위치
양발의 엄지발가락과 둘째 발가락의 사이, 손가락으로 눌러서 깊게 움푹 들어가는 부위다. 발등의 횡격막 반사구까지이다.
③ 적용 증상
유방 및 흉부에 나타난 종양, 통증, 염증, 발열, 낭종, 항체 결핍증

(5) 하반신 림프선

① 반사구
하복부 주위를 흐르는 림프선을 말하며, 몸의 중요한 부분 근처에는 모두 림프선이 있다. 골반의 결합조직, 복강과 흉강, 소화관에도 있고 맹장의 충수, 편도선, 비장 등 림프계통에 속한다.
② 반사구 위치
양발 안쪽 복사뼈의 바로 앞, 손가락으로 눌러 보았을 때 약간 들어가는 부위다.
③ 반사구 적용증상
림프선 종창, 림프관염, 림프선염, 낭종, 발열, 항체 결핍증

(6) 서혜부

① 반사구
림프선과 하복부 및 허리에서 다리로 이어지는 동맥, 정맥, 신경이 모여 통하는 곳이다. 하지(下肢)는 발에 분포된 반사신경을 몸 전체로 보내는 역할을 하므로 건강과 바로 직결되는 부분이다.

② 반사구 위치

양 발목 부근 거골과 연결된 경골(정강이뼈)의 관절 부위에 있다. 손가락으로 눌러서 움푹 들어가는 곳으로, 좌우 복사뼈 옆에 상반신, 하반신 림프선 반사구보다 비스듬히 위쪽에 있다.

③ 반사구 적용증상

하체의 저림, 생식기 질환, 성교 불능, 하지 냉증 등

2) 호흡기계

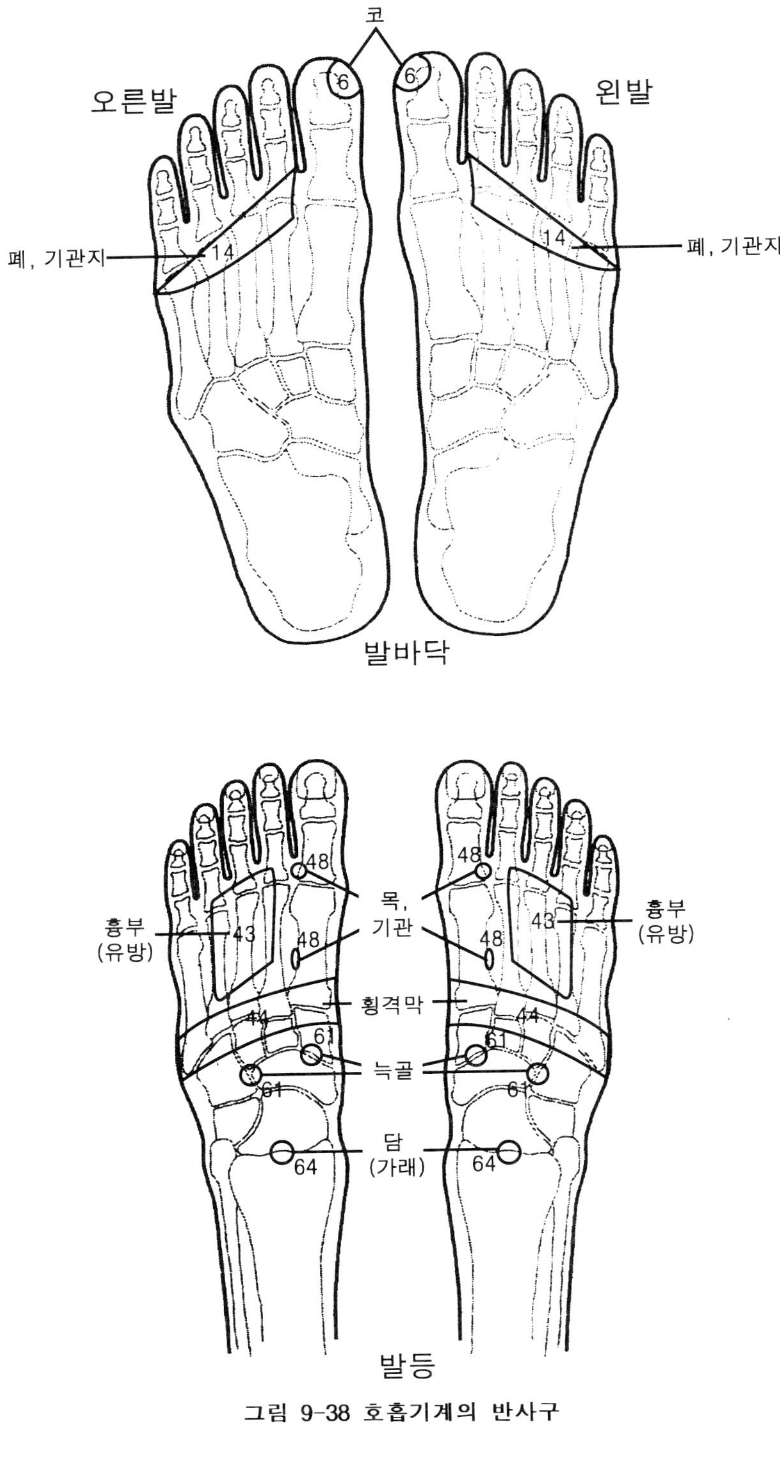

그림 9-38 호흡기계의 반사구

(1) 코

① 반사구
냄새를 맡는 후각신경이 있는 기관으로 후각은 사람의 감각계 중에서 가장 쉽게 피로를 느끼기 때문에 짧은 시간에도 한가지 냄새에 길들여져 그 냄새를 느끼지 못하는 것처럼 인식하게 된다.

② 반사구 위치
양발 엄지발가락 안쪽 바닥의 바깥쪽에 있다. 전두동 반사구와 경추 반사구의 사이, 삼차신경 반사구와 대칭 되는 위치에 있다.

③ 반사구 적용증상
유행성 감기, 편도선염, 비염, 부비강염(축농증) 등 코와 관련된 각종 질환

(2) 경부

① 반사구
무거운 머리를 떠받치고 있는 부분으로 어깨에 결림과 통증을 일으킨다.
신발 끝이 뾰족하여 발가락을 압박하거나 발이 조이는 신발을 신고 다니면 목에서 어깨에 걸쳐 혈액순환이 나빠지게 된다.

② 반사구 위치
양발 엄지발가락 안쪽 바닥의 접히는 부분, 소뇌 반사구의 밑에서 경추 반사구에 닿아 있다. 오른쪽 목 반사구는 오른발 엄지발가락에, 왼쪽 목 반사구는 왼발 엄지발가락에 있다.

③ 반사구 적용증상
고혈압, 저혈압, 정맥류, 우울증, 두통, 편두통, 신경통, 신경쇠약, 간질, 인후염, 편도선염, 경부 혈액순환 장애, 경부 관절염, 월경 장애, 불임증.

(3) 폐 기관지

① 반사구
폐는 자체의 근육은 없지만 기관을 둘러싸고 있는 흉부 근육의 펌프 작용으로 혈액을 통해 조직에 산소를 공급하고 이산화탄소를 배출하는 역할을 하는 호흡순환계의 주요 기관이다

② 반사구 위치
양발 둘째, 셋째, 넷째, 새끼발가락의 안쪽 밑 부분 도톰한 곳에 있다 오른쪽, 폐 기관지 반사구는 오른쪽에, 왼쪽 폐 기관지 반사구는 왼쪽에 있다.

③ 반사구 적용증상

폐렴, 기관지염, 천식, 유행성 감기

(4) 횡격막

① 반사구

심장, 폐, 기관, 식도 등이 있는 흉강과 간, 담낭, 위, 췌장 등이 있는 복강을 구분하는 막으로 특히 호흡기능에 중요한 역할을 한다. 이 반사구를 자극하게 되면 일시적으로 전신의 근육을 긴장시키므로 자율신경의 흥분 억제하여 횡격막의 경련이 멈추게 된다.

② 반사구 위치

발등 중간쯤 약간 볼록하게 솟는 부위를 따라 약 2㎝정도의 띠로 존재한다.

③ 반사구 적용증상

명치의 통증, 호흡곤란, 변비, 구토증세, 식도 열공헤르니아, 빈혈

(5) 늑골

① 반사구

갈비뼈라고 하는 늑골은 12쌍으로 되어 있으며 심장과 폐 등을 보호하고 있다. 갈비뼈의 통증으로 잘 걸을 수가 없을 때 이 반사구를 자극하면 회복된다.

② 반사구 위치

발목이 구부러지는 부위의 바로 밑 발등에 있다. 내측 늑골 반사구는 제1설상골과 주상골의 경계면에, 외측 늑골 반사구는 제3설상골과 주상골. 입방골의 접촉 경계면에 있다.

③ 반사구 적용증상

늑막염, 흉부 통증, 늑간신경통, 늑골의 각종 질병

3) 소화기계

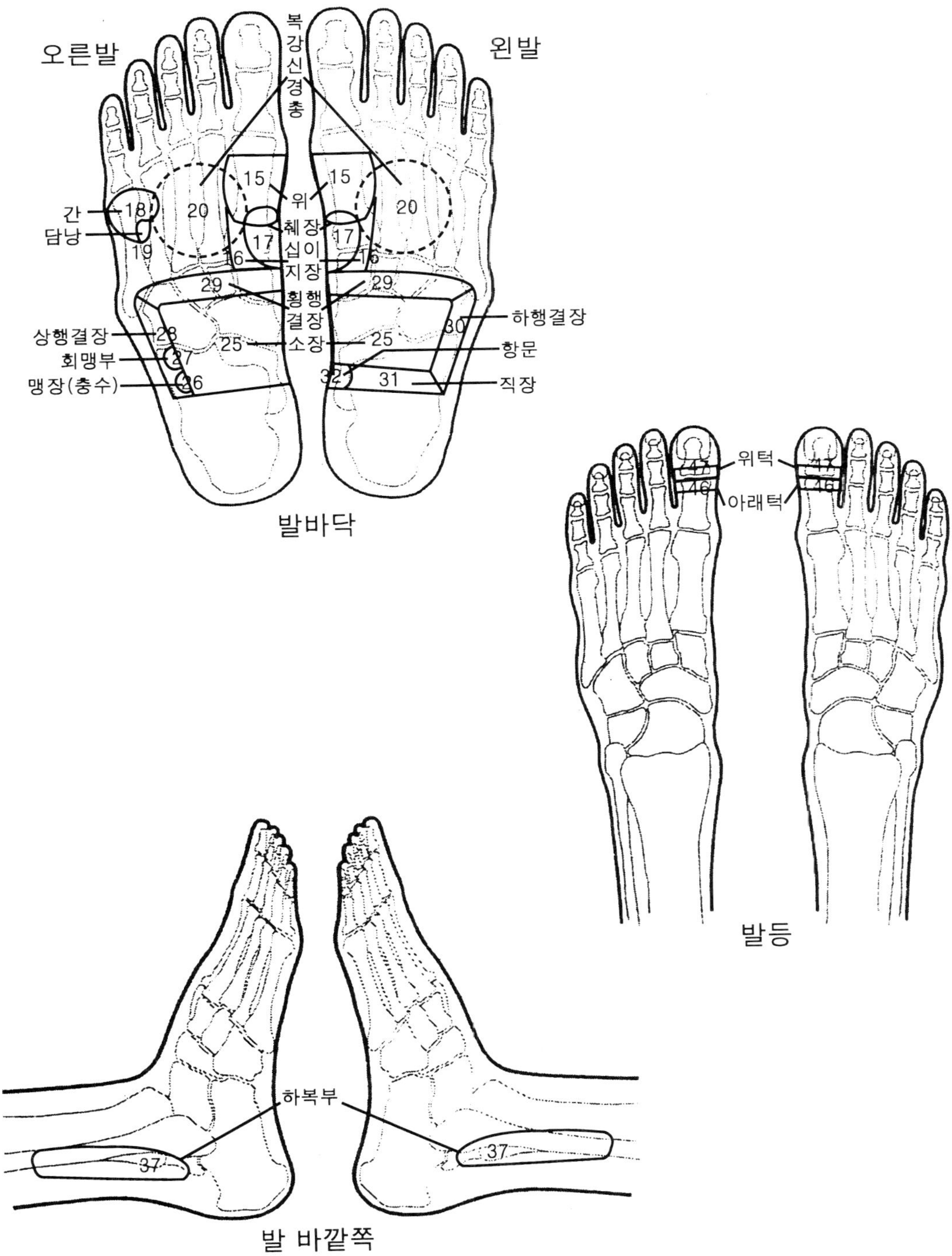

그림 9-39 소화기계의 반사구

(1) 윗턱(상악)

① 반사구
안면 중앙에 좌우 1쌍으로 결합하여 윗턱을 형성하고 있는 뼈를 말한다.
② 반사구 위치
엄지발가락의 말단지골과 근위지골이 맞닿은 관절 부위에 윗턱과 아래턱 반사구가 붙어 있다. 아래턱 반사구는 관절 부위에서 발등 쪽으로, 윗턱 반사구는 관절 부위에서 발톱 쪽으로 띠처럼 분포되어 있다. 오른쪽 반사구는 왼발 엄지발가락에 , 왼쪽 턱 반사구는 오른발 엄지발가락에 교차한다.
③ 반사구 적용 증상
턱의 염증, 감염, 화농, 치통, 치조농루, 악골염

(2) 아랫턱(하악)

① 반사구
씹는 것은 아래턱의 근육운동으로 이루어진다. 입술을 양분하였을 때 왼쪽 턱에 이상이 있으면 오른쪽 반사구에, 오른쪽 턱에 이상이 있으면 왼쪽 반사구에 나타난다.
② 반사구 위치
윗턱 참조
③ 반사구 적용 증상
턱의 염증, 감염, 화농, 치통, 치조농루, 악골염

(3) 위

① 반사구
위는 소화기관 중에서 가장 불룩한 부분으로, 음식물을 일시적으로 저장하고 이를 위산과 위액의 화학작용과 위 근육의 운동을 통해 죽의 형태로 만들어 소장으로 보내는 역할을 한다.
② 반사구 위치
엄지발가락 두 번째 뼈마디 부분의 볼록한 살 밑 지점(갑상선 반사구의 아래).
③ 발반사구 적용증상
위경련, 위궤양, 위염, 위산과다. 위하수, 위통, 구토 등

(4) 십이지장

① 반사구

소장이 시작되는 20-30㎝의 관으로 C자 모양으로 굽어 있는 십이지장은 운동성이 미약하나 소화기의 영양분 흡수에 관여한다.

② 반사구 위치

위 반사구와 췌장 반사구의 밑에 이어져 있다. 십이지장 반사구는 대단히 민감한 부위로 리플렉스시 혹과 같은 것이 느껴질 때도 있는데, 그것은 혈관에 쌓인 노폐물 덩어리다

③ 반사구 적용증상

소화불량, 복부팽창, 십이지장 궤양, 식욕부진, 식중독, 구취, 위통, 위궤양, 위산과다, 담낭염, 간염, 간경화, 영양불량증세, 만성피로, 췌장염, 당뇨병, 설사, 변비, 치질, 빈혈, 협심증, 심장질환, 신경쇠약, 파킨슨씨 증후군

(5) 소장

① 반사대

소장은 크게 위와 이어진 십이지장, 중간 부위의 공장, 그리고 대장에 이어지는 회장으로 구분할 수 있다. 소장에 이상이 생기면 위에 가스가 차서 장이 팽창하거나 설사 증세가 나타나며, 영양분을 흡수하지 못하면 위통, 탈모, 긴장 증세가 나타난다.

② 반사구 위치

발바닥에서 움푹 들어간 부위의 아래쪽에 있다. 소장 반사구의 위와 옆은 대장 반사구에 싸여 있다.

③ 반사구 적용증상

복통, 설사, 장염, 복부팽만증, 식중독, 간경화증, 영양불량증, 충수염, 빈혈, 만성피로, 탈모증세

(6) 상행결장(S상 결장)

① 반사구

맹장의 연결 부위인 상행결장은 결장중 가장 짧은 부분으로 횡행결장, 하행결장으로 이어져 직장으로 연결된다. 상행결장에 이상이 생기면 복통과 설사, 변비 같은 증상이 나타난다.

② 반사구 위치

양 발바닥의 굽어진 아치부분에 띠 모양으로 있다. 오른쪽 발바닥에는 상행결장 반사구와 횡행결장 반사구의 전반부, 왼쪽 발바닥에는 횡행결장 반사구의 후반부와 하행결장 반사구가 있다. 하행결장 반사구는 직장 반사구와 항문 반사구로 이어진다.

③ 반사구 적용증상

변비, 설사, 복통, 고관절염, 습진, 무좀, 식욕부진, 식중독, 위궤양, 위산과다, 간경화, 영양불량증, 충수염, 대장염, 치질, 빈혈증세

(7) 횡행결장

① 반사구

횡행결장은 맹장 부위에서 시작하여 비장에 이르러 다시 아래로 구부러져 하행결장에 이르는 부분으로, 결장 중 가장 길며 운동성이 매우 좋다.

② 반사구의 위치

상행결장 참조.

③ 반사구의 적용증상

상행결장 참조.

(8) 하행결장

① 반사구

횡행결장이 비장에서 꺾어져 내려오는 결장의 일부분인 하행결장은 직장과 항문으로 연결된다.

② 반사구의 위치

상행결장 참조.

③ 반사구의 적용증상

상행결장 참조.

(9) 맹장

① 반사구

대장의 시작 부위인 맹장은 사람에게는 그 기능이 퇴화되어 있으나 맹장의 끝에 붙어 있는 충수는 면역계와 관계가 깊은 림프 형성에 중요한 역할을 하고 있다.

② 반사구 위치

상행결장 반사구가 시작되는 부위로 오른쪽 발바닥 발꿈치의 앞쪽에 있다.

③ 반사구 적용증상

충수염, 맹장염, 하복부 팽만증

(10) 복강신경총

① 반사구

뇌와 신경 사이에서 교환되는 정보를 복부의 모든 기관에 보내는 역할을 하는 곳으로 스트레스에 매우 민감한 부분이다. 과도한 긴장은 소화관의 장애를 유발하여 신경성 소화기계 질환을 일으킨다.

② 반사구 위치

발바닥의 용천 ㅅ 자 모양의 주름 중앙에 움푹 들어간 곳

③ 반사구 적용증상

우울증, 불면증, 신경성 위염, 신경성 설사, 현기증

(11) 회맹부

① 반사구

대장의 입구이며, 소화되고 남은 노폐물이 공장과 회장을 지나 맹장으로 들어오게 되는데, 맹장 사이에 회맹판이 있어 대장의 유독성 노폐물이 소장으로 역류하는 것을 막아 준다.

② 반사구 위치

오른 발바닥 상행결장 반사구의 시작점으로 맹장 반사구 바로 위에 있다.

③ 반사구 적용증상

하복부 팽만증, 장염, 맹장염, 장폐색증

(12) 직장

① 반사구

영양분의 소화나 흡수는 이루어지지 않지만 노폐물을 저장하였다가 밖으로 내보내는 기능을 한다. 하행결장이 항문에 이르는 부위로서, 남성은 방광과 전립선 뒤에, 여성은 자궁과 질 뒤에 위치하고 있다. 직장의 기능이 정상적이지 못하면 변비가 생기고, 정맥이 이상하게 굽어져 늘어지면 치질이 생긴다.

② 반사구 위치

왼 발바닥의 발꿈치 앞쪽에 있다. 상행결장 반사구→횡행결장 반사구→하행결장 반사구→직장 반사구로 이어진다.

③ 반사구 적용증상

직장염, 충수염, 대장염, 치질, 변비, 설사, 습진, 무좀, 식욕부진, 식중독, 영양불량증, 위통, 위산과다, 간경화, 빈혈, 고관절염

(13) 항문

① 반사구

직장의 아래 부분으로 직장의 근육운동으로 밀려나온 노폐물이 체외로 나가는 문이다. 장의 연동운동을 활발히 하고 항문을 조여 주는 괄약근을 운동시키는 것이 중요하다.

② 반사구 위치

왼쪽 발바닥 방광 반사구의 안쪽

③ 반사구 적용증상

변비, 치질,

(14) 간장

① 반사구

간장의 기능은 약500여가지 정도나 되는데 생명유지에 필요한 물질조성을 위한 조성대사, 노폐물로 배설하기 쉬운 물질로 변하게 하는 분해대사, 혈액이 운반할 물질을 조성해 필요한 것은 남겨서 사용하고 그렇지 않은 것은 버리도록 하는 신진대사 등의 기능을 한다.

② 반사구 위치

오른 발바닥의 좌측, 기관지 반사구의 밑 부분에 담낭 반사구를 감싸고 있다.

③ 반사구 적용증상

간기능 장애, 간기능 저하로 인한 식욕부진, 간염, 간 비대증, 간경화 ,수종, 습진, 무좀, 구취, 위산과다, 십이지장궤양, 당낭질환, 황달, 영양불량증, 만성피로, 빈혈, 혈액중독증, 암, 종양, 임포텐트, 불면증

(15) 담낭

① 반사구

간에서 생성된 담즙의 농축과 저장을 주 기능으로 하는 서양배 모양의 장기로 간의 우측 아래 부분에 위치해 있다. 담즙은 대변색깔로 착색되어 나오고 장의 움직임을 자극해서 소화를 촉진한다.

② 반사구 위치

오른발 발바닥의 간장 반사구에 싸여 있다. 담낭에 결석이 생겼거나 염증이 발생했을 경우에는 담낭 반사구에 콩알만한 침전물 덩어리가 만져진다.

③ 반사구 적용증상

담석증. 황달, 소화불량, 구취, 위산과다, 십이지장 궤양, 간염, 간경화, 영양불량증, 만성피로 증후군 ,암, 종양

(16) 췌장

① 반사구

체내의 혈당농도를 조절하며 음식물의 소화와 영양소로의 전환을 돕는 기관으로 췌장에서 분비되는 인슐린은 탄수화물을 당으로 전환시키는 역할을 한다.

② 반사구 위치

양 발바닥의 안쪽, 위 반사구와 십이지장 반사구의 사이에 둘러싸여 있다.

③ 반사구 적용증상

당뇨병, 대사 장애, 췌장염, 췌장암

4) 비뇨생식기계

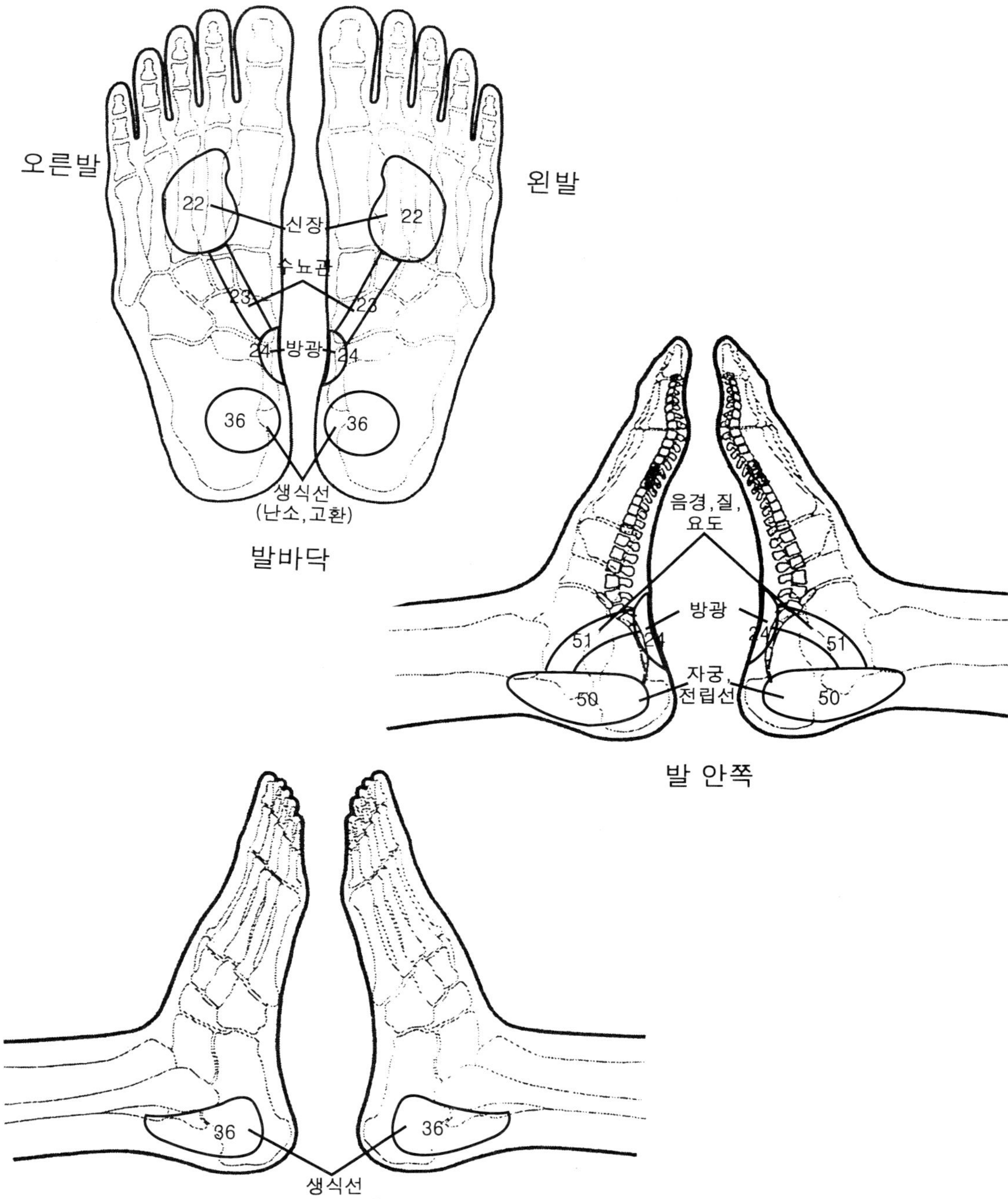

그림 9-40 비뇨생식기계의 반사구

(1) 신장

① 반사구

인체 배설 기관으로 각종 노폐물을 걸러 내고, 수분과 염분의 양을 조절하여 혈압에 영향을 준다. 적혈구의 생성을 촉진시키는 호르몬을 분비하며 모세혈관이 장애를 입히는 경우 피부에 발진이 나타난다.

② 반사구 위치

양발바닥의 중앙부, 즉, 족심(足心) 의 약간 위쪽에 있다.

신장의 여과작용을 원활히 하게 한다.

③ 반사구 적용증상

신부전증, 신장결석, 부종, 정맥류, 관절염, 기타 모든 질환의 필수 반사구

(2) 방광

① 반사구

신장에서 수뇨관을 지나서 보내진 소변을 일시적으로 저항하였다가 내외괄약근의 운동에 의해 요도를 통하여 체외로 배설시키는 기관이다.

② 반사구 위치

발바닥의 아치를 그리는 부분의 아래쪽이다.

③ 반사구 적용증상

신부전증, 방광결석, 부종

(3) 수뇨관

① 반사구

신장에서 여과된 독소, 과다염분, 혈류의 노폐물들이 소변으로 지나가는 근육질의 관이다.

② 반사구 위치

신장 반사구와 방광 반사구의 사이에 경사로 길게 연결되어 있다.

③ 반사구 적용증상

신체에 이상증상이 있을 때 신장 반사구, 방광 반사구와 함께 필수 자극 부위의 하나가 수뇨관 반사구다

(4) 요도

① 반사구

방광에 모아져 있던 소변이 밖으로 배출되는 통로이다. 남성의 요도는 소변과 정액의 통로로 이용된다. 특히 여성의 요도는 남성에 비해 매우 짧기 때문에 방광질환이 발생하기 쉽다.

② 반사구 위치

발의 안쪽 복사뼈 밑

③ 반사구 적용증상

요도발열, 요도염증, 여성냉증, 배뇨곤란, 오줌싸게, 요실금, 부종, 류마티스성 관절염 등

(5) 자궁

① 반사구

좌우로는 난관과 연결되어 있고 아래로는 질과 연결되어 있는 배 모양의 두꺼운 근육성 장기로서, 태아를 수용하고 영양분을 제공하며, 출산 시에는 자궁벽을 강하게 수축하여 태아를 밀어내는 등의 중요한 역할을 담당하고 있으므로 변화가 많이 일어나는 곳이다.

② 반사구 위치

양발 엄지발가락 쪽 복사뼈의 밑과 발뒤꿈치 사이에 있다. 손가락으로 눌러 약간 우묵하게 깊이는 곳이다.

③ 반사구적용 증상

자궁 발육부전, 자궁하수, 자궁근종, 자궁암, 생리통

(6) 전립선

① 반사구

방광 밑에 붙어 있고 그 중앙으로는 요도가 관통하고 있다. 약 알카리성 액체를 분비하여 사정관에서 정자의 운동을 촉진시키고 사정에 앞서 요도를 윤활하게 하며, 산성인 질과 오줌의 유해작용에서 정자를 보호하는 역할을 한다.

② 반사구 위치

자궁의 반사구와 같다.

③ 반사구 적용증상

전립선 비대, 전립선염, 빈뇨, 혈뇨, 요도염, 요도 동통

(6) 생식선(난소, 고환)

① 반사구

* 난소--난자의 생산과 성숙 및 배란을 유도하고 생식주기에 영향을 미치는 여성 호르몬을 분비하는 곳이다.
* 고환--음낭 내에 들어 있는 고환은 납작한 타원형의 기관으로 정액과 정자를 생산하는 곳이다.

② 반사구 위치

새끼발가락 쪽 복숭아뼈 뒤쪽, 아킬레스건의 밑 부분에 있다. 여성의 난소와 수란관, 남성의 고환, 정낭, 수정관이 생식선 반사구와 연계된 생식계통 기관이다.

③ 반사구 적용증상

불임증, 월경통, 생리불순, 성기 발육불량, 성불능 증세, 고환충혈, 정류고환, 배뇨곤란, 탈모증, 음부소양증(가려움증), 생식선 염증

5) 신경계

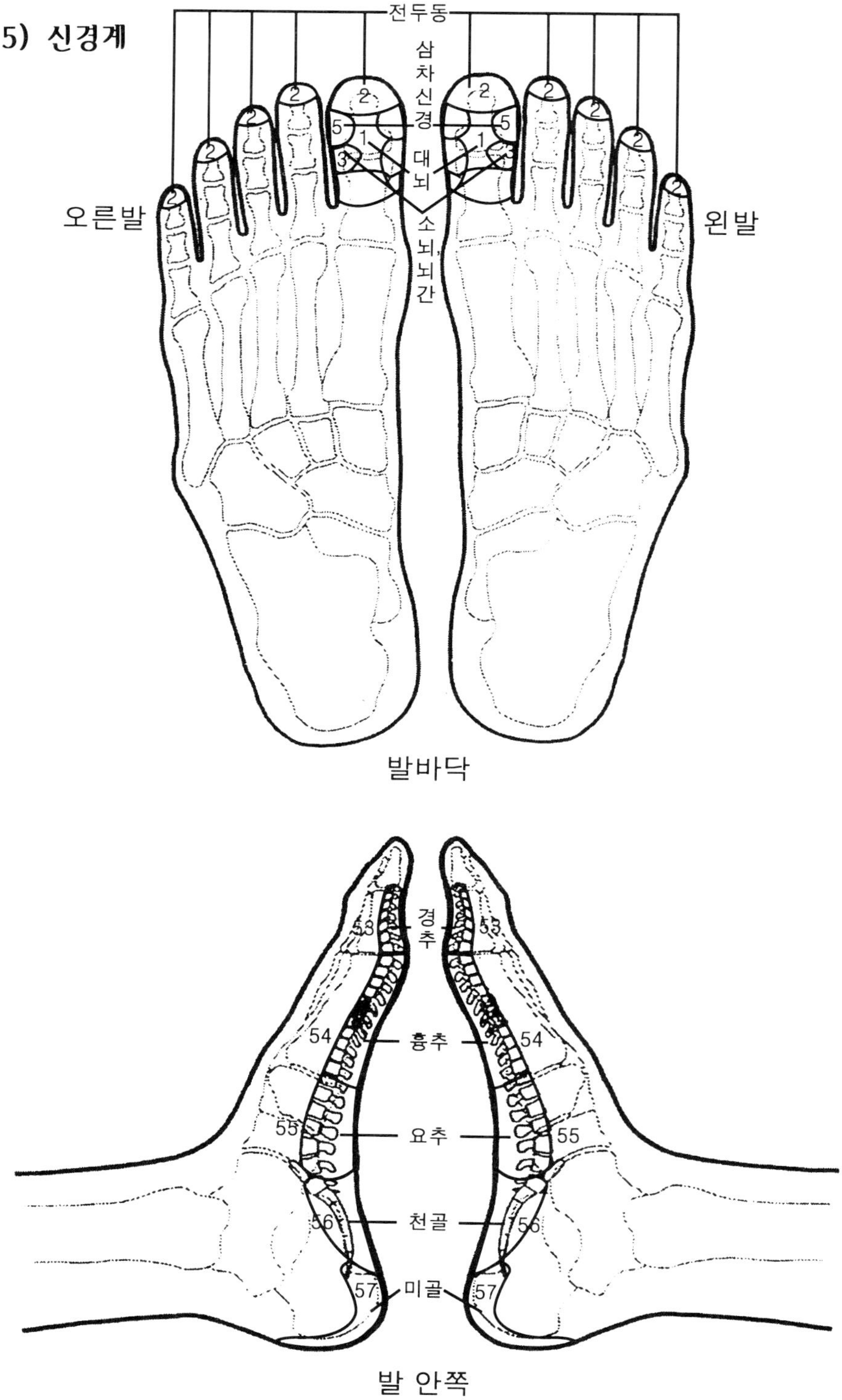

그림 9-41 신경계의 반사구

(1) 대뇌

① 반사구
대뇌피질은 운동영역, 청각, 시각, 미각, 후각, 영역과 언어, 기억, 상상, 지각, 학습, 이성 및 인격 등의 기능을 주관하는 연합영역으로 나눌 수 있다.
우뇌는 공간감각이나 창조력 같은 지적기능을 통제하고, 좌뇌는 분석적, 언어적 기능을 조절한다.
② 반사구 위치
엄지발가락 가운데 전체면
③ 반사구 적용증상
고혈압, 저혈압, 뇌진탕, 어지러움, 두통, 불면증, 뇌성마비

(2) 소뇌

① 반사구
좌반구와 우반구로 나뉘며 평형감각을 조절하고 근육의 긴장도 및 운동의 정밀도를 조정하며 근육의 활동을 통제한다.
신체의 운동감각을 통제하는 소뇌는 감각기관인 귀와 밀접한 관련이 있다.
② 반사구 위치
엄지발가락 안쪽 도톰한 부위의 하단. 제1관절의 둘째발가락 쪽 밑 부분에 있다. 오른쪽 소뇌 반사구는 왼발의 엄지발가락에, 왼쪽 소뇌 반사구는 오른발의 엄지발가락에서 교차한다.
③ 반사구 적용증상
고혈압, 저혈압, 신경통, 편두통, 신경쇠약, 불면증, 월경장애, 불임증, 비염, 편도선염, 중이염, 백내장, 현기증, 만성피로 증후군

(3) 삼차신경

① 반사구
뇌에서 얼굴 쪽으로 나가는 12신경 중 하나로 지각신경과 운동신경이 삼차신경절을 만들고 여기서 눈신경, 아래턱 신경, 윗턱 신경의 세 갈래로 나누어지는데 이를 삼차신경이라 한다.
② 반사구 위치
양 발 엄지발가락의 안쪽 바닥. 둘째 발가락의 옆머리와 닿는 부위

③ 반사구 적용증상

고혈압, 저혈압, 신경통, 두통, 편두통, 신경쇠약, 불면증, 치통, 전립선염, 불임증, 월경장애, 기관지염, 비염, 편도염, 이명, 평형기관 이상증세, 근시, 사시, 백내장, 안면신경마비 등

(4) 좌골신경

① 반사구

인체 중에서 가장 굵고 긴 신경으로 대퇴의 뒤쪽 근육, 하퇴와 발의 근육에는 운동신경이 흐르고 다리의 피부에는 감각신경이 흐른다. 하지의 운동이나 지각 운동 기능과 매우 깊은 관계가 있다. 다리의 모든 관절에도 신경지가 뻗어 있는 좌골신경은 골반의 이상이나 고관절의 장애 등에 의해 손상되는 경우가 많다.

② 반사구 위치

넙적 다리에서 무릎을 지나 다리의 경골과 비골을 따라서 복사뼈 부위까지 뻗쳐 있다.

③ 반사구 적용증상

좌골신경통 및 염증

(5) 전두동

① 반사구

눈 바로 위쪽에 있으며 외부로부터 침입한 병균이나 미생물이 염증을 일으키면 잘 낫지도 않으며 심한 두통을 느끼게 된다. 눈 아래에서 윗턱으로 연결된 상악동염은 잇몸의 통증을 일으키는 주요 원인이다.

② 반사구 위치

다섯 발가락 모두의 안쪽 도톰한 끝부분으로 발톱이 끝나는 곳에서 밑으로 1㎝ 정도의 범위에 있다. 오른쪽 전두동 반사구는 왼발의 발가락에, 왼쪽 전두동 반사구는 오른발의 발가락에 교차하여 있다.

③ 반사구 적용증상

축농증을 비롯한 눈, 귀, 코, 입의 각종 질환과 불면증, 현기증, 두통, 뇌진탕, 뇌졸중, 발열현상 등

(6) 경추

① 반사구

척주의 머리쪽 7개를 경추라고 한다. 경추는 머리와 이어지는 부분으로 대뇌와 신체의 각 부위가 연결되는 중추신경이 지나가는 매우 중요한 부위이다.

② 반사구 위치

경추 반사구는 엄지발가락, 말단지골과 근위지골이 맞닿는 관절의 내측면에 있다. 앞쪽 코 반사구 뒤쪽에 부갑상선 반사구가 있다.

③ 반사구 적용증상

경추통증, 경추 추간판 탈골, 좌골신경통, 신경통, 편두통, 정맥곡장, 경추염, 경추질환, 배통(背痛), 암

(7) 흉추

① 반사구

12개의 뼈로 구성되어 있으며 구조상 앞뒤로 뼈가 굽어져 있고 좌우로 갈비뼈를 지탱해 주고 있으며 흉강과 연결되기 때문에 뼈 조직이 견고하다.

추골의 일반적 구조를 갖춘 가장 전형적인 추골 형태를 하고 있는 등뼈이다.

② 반사구 위치

흉추 반사구는 경추 반사구보다 약간 발뒤꿈치 쪽에 위치하고 있다.

③ 반사구 적용증상

흉추통증, 흉추 추간판 탈골, 미골통, 좌골신경통, 신경통, 편두통, 정맥곡장, 흉추염, 관절질환, 암

(8) 요추

① 반사구

5개로 되어 있는 허리뼈로 체중의 대부분을 지탱하는 역할을 하며 거의 모든 운동을 담당하고 있기 때문에 척추의 다른 추골들에 비하여 크고 무겁다.

② 반사구 위치

요추 반사구는 흉추 반사구보다 약간 발뒤꿈치 쪽에 위치하고 있다.

③ 반사구 적용증상

요통, 요추 추간판 탈골, 미골통, 좌골신경통, 배통, 신경통, 편두통, 정댁곡장, 요추염, 관절질환, 암

(9) 천골

① 반사구

골반의 후벽을 형성하는 뼈로 태어날 때는 5개로 되어 있지만 성인이 되면서 하나로 융합되며 골반은 천골에 의해 강화되어 있다.

② 반사구 위치

천골 반사구는 요추 반사구보다 약간 더 발뒤꿈치 쪽에 위치하고 있다.

③ 반사구 적용증상

천골탈골, 미골좌상, 좌골신경통, 미골통, 배통, 신경통, 편두통, 정맥곡장, 관절질환, 암

(10) 내미골

① 반사구

꼬리뼈로 불리는 부위로 태어날 때는 3-4개로 되어 있다가 성장하면서 하나로 된다. 미골은 앉거나 넘어질 때 손상되기 쉬운 부위이며, 방광, 수뇨관, 직장과 신경이 연결되어 있다.

② 반사구의 위치

발 바깥쪽 뒤꿈치에서 아래까지

③ 반사구의 적용증상

좌골신경통, 미골손상 등의 후유증

(11) 외미골

① 반사구

꼬리뼈 바깥쪽 부위로 3-4개의 미추가 융합하여 한 개의 미골을 형성한다.

② 반사구 위치

양발 뒤꿈치에 있다. 발 안쪽 내미골 반사구는 자궁 전립선 반사구와 닿아 있고 발 바깥쪽 외미골 반사구는 난소 및 고환 반사구와 닿아 있다.

③ 반사구 적용증상

미골통, 좌골신경통, 미골좌상에 따른 후유증

(12) 대퇴신경

① 반사구

요추1,2,3,4번에서 빠져 나온 신경과 연결되어 있어 대퇴신경이 라고 부르며, 직장을 비롯하여 생식기, 방광까지 지배한다.

② 반사구 위치

양발의 안쪽 하퇴부에 있다. 위는 좌골신경 반사구와 아래는 자궁·전립선 반사구와 닿아 연계된다.

③ 반사구 적용증상

치질, 변비, 직장염, 항문염, 소화불량, 식욕부진, 위통, 위산과다.

6) 감각기계

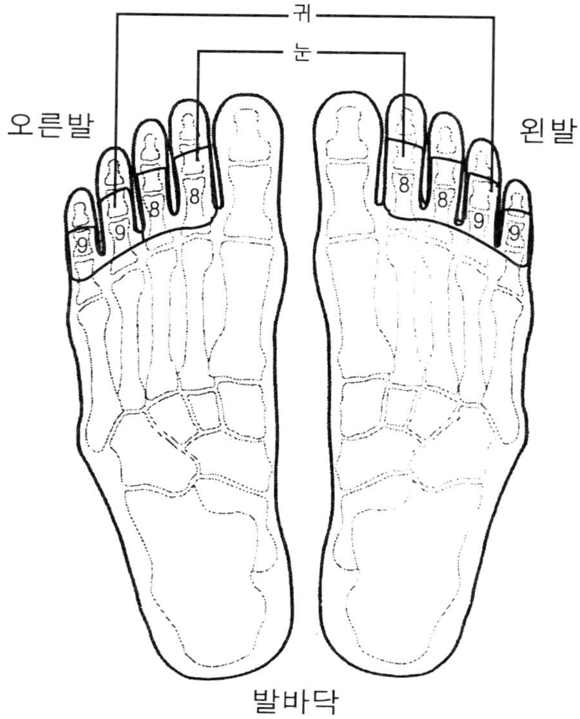

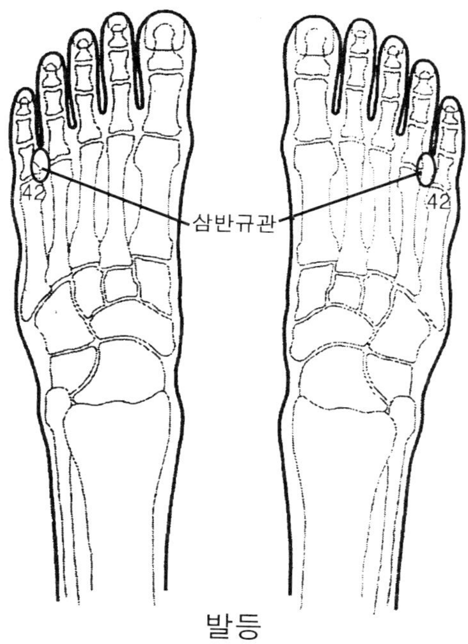

그림 9-42 감각기계의 반사구

(1) 눈

① 반사구

눈 주위는 지방 조직으로 중추신경계가 외브로 노출되어 있는 기관이다.

안근의 운동은 뇌에서 나온 3쌍의 신경에 의해 유효하게 조절되어 시력교정에 효과가 있는 반사구이다.

② 반사구 위치

양발 둘째 발가락과 셋째 발가락의 안쪽 밑 부분에 있다. 오른쪽 눈 반사구는 왼발에, 왼쪽 눈 반사구는 오른발에 교차하여 있다.

③ 반사구 적용증상

신경성 시력장애. 안저출혈, 눈질환(결막염, 각막염, 근시, 원시, 노안, 백내장, 녹내장)

(2) 귀

① 반사구

외이는 공기 중의 음파를 모아 고막을 거쳐 중이로 전달하고, 중이는 음파의 진동을 적당한 강도로 바꾸어 내이에 전달하게 된다. 내이는 아주 복잡한 구조로 되어있는데 청각과 평형감각을 느낄 수 있게 한다.

귀 질환이 없더라도 이명(귀울림)이 생기는 수가 있으므로 평형기관과 림프선을 함께 자극하는 것이 좋다.

② 반사구 위치

양발 넷째 발가락과 새끼발가락의 안쪽 딛 부분에 있다. 오른쪽 귀 반사구는 왼발에, 왼쪽 귀 반사구는 오른발에 교차하여 있다.

③ 반사구 적용증상

청각장애, 이명, 중이염 등

(3) 평형기관

① 반사구

귀는 외, 중, 내이로 구분되는데, 이중에서 내이에는 전정기관, 반고리관, 달팽이관 등이 있어 신체의 평형유지에 관여한다. 뾰족한 구두로 인한 발의 변형이나 손상이 심한 여자들에게서 더 많은 장애가 나타난다. 배설과 순환기능이 떨어지면, 소화 흡수가 잘 안되고 이는 평형기관의 기능저하를 초래한다.

② 반사구 위치

발등의 넷째 발가락과 새끼 발가락사이, 손가락으로 눌러서 움푹 들어가는 길이 1cm정도의 부위다. 발바닥의 귀 반사구와 연계되어 있다.

③ 반사구 적용증상

현기증, 멀미, 저혈압, 고혈압, 이명 등

7) 근·골격계

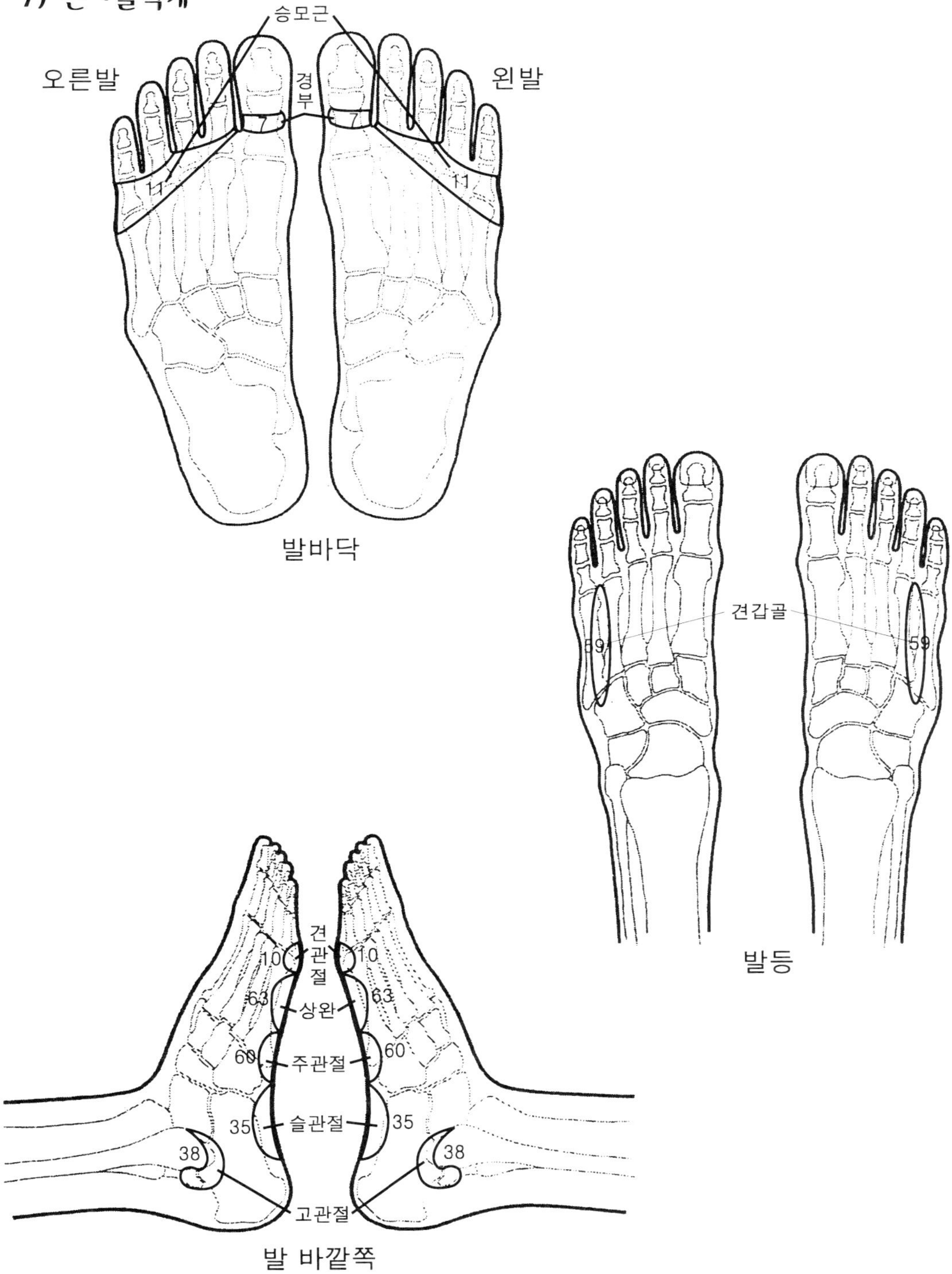

그림 9-43 근·골격계의 반사구

(1) 견갑골

① 반사구
양쪽 어깨로부터 등으로 내려가는 삼각형의 편평형뼈로 손과 팔의 움직임에 관여한다. 이곳에 상해를 입으면 어깨로부터 팔꿈치까지 통증을 느끼며 심하면 팔을 올리기조차 힘들다.

② 반사구 위치
발등의 넷째 발가락 중족골과 새끼발가락 중족골이 합쳐지는 부위를 따라 존재한다. 평형기관 반사구의 바로 뒤에 시작하여 횡격막 반사구를 지나 양 갈래로 갈라진다.

③ 반사구 적용증상
40견, 50견 등의 어깨통증, 견갑골 통증, 견관절 이상

(2) 어깨

① 반사구
몸체와 팔을 연결시켜 주는 부위로 인체에서 운동범위가 가장 넓다, 그러나 관절낭과 인대들의 발달이 미약하여 탈구가 쉽게 일어나는 관절이다.

② 반사구 위치
발 바깥쪽의 새끼발가락 아래 튀어나온 뼈 부위

③ 반사구 적용증상
어깨 관절의 염증, 어깨가 결리고 아픈 증상, 어깨의 통증, 손이 저리고 마비가 올 때.

(3) 고관절

① 반사구
관절의 통증은 노화현상 이외의 염증과 외상이 원인이 되어 간접적으로 변형성 관절증이 되는 경우가 있다. 골반과 대퇴골을 이어주는 관절로 꽉끼는 구두를 무리하게 오래 신으면 보행 시의 부자연스러운 자세로 인해 고관절통이 온다.

② 반사구 위치
오른쪽 고관절 반사구는 발 바깥쪽 복사뼈의 밑 부분에 있고, 왼쪽 고관절 반사구는 발 안쪽 복사뼈의 밑 부분에 있다.

③ 반사구 적용증상
고관절통, 고관절염, 좌골신경통, 미골통

(4) 팔꿈치

① 반사구

3개의 뼈와 3개의 관절로 구성되어 있으며 많은 신경과 동맥이 뼈대 가까이 지나가고 있어 주의를 요하는 곳이다.

② 반사구 위치

양발의 바깥쪽 측면 설상골과 입방골이 맞닿아 움푹 들어간 곳으로, 무릎관절 반사구와 윗팔 반사구의 사이에 있다.

③ 반사구 적용증상

팔꿈치 관절통, 팔꿈치 타박상, 팔꿈치 관절의 염좌, 탈구, 통풍

(5) 무릎

① 반사구

튼튼한 인대는 뼈의 결합을 강화하는 동시에 운동방향과 범위을 제한하며, 관절 주위의 주름과 지방은 보호 역할을 하고 있다.

② 반사구 위치

발 바깥쪽 복숭아뼈에서 척곡(발바닥을 구성하는 뼈)으로 이어지는 곳의 약간 들어간 부위로, 세게 누르면 상당한 통증이 느껴지는 곳이다.

③ 반사구 적용증상

관절염, 관절통, 무릎좌상

(6) 팔

① 반사구 위치

양발의 바깥쪽, 어깨 반사구와 팔꿈치 관절 반사구 사이를 연결하여 위치한다.

② 반사구 적용증상

팔 관절염, 팔관절통, 50견, 40견

(7) 승모근

① 반사구

목과 어깨에 걸쳐 있는 넓고 편평한 삼각형의 근육으로 머리를 뒤나 옆으로 굽히는 작용을 한다. 삼각근이라고도 하며 목이 저리고 아플 때 반사구와 함께 자극하면 효과적이다.

② 반사구 위치

양발의 눈 반사구와 귀 반사구의 아래쪽에 기다란 띠 모양으로 위치한다 오른쪽 승모근 반사구는 오른발에, 왼쪽 승모근 반사구는 왼발에 있다.

③ 반사구 적용증상

경부 통증, 어깨 통증, 손마비 증세, 손에 힘이 없는 증세, 배통 요통

8) 내분비계

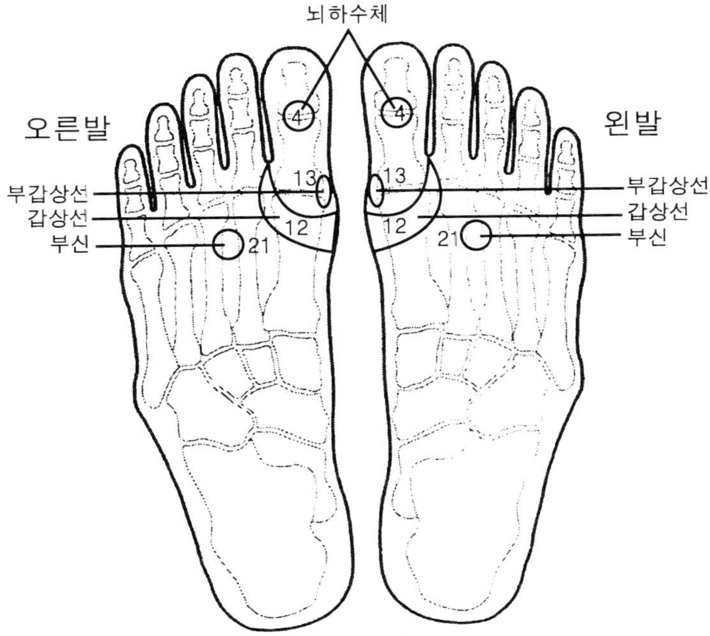

발바닥

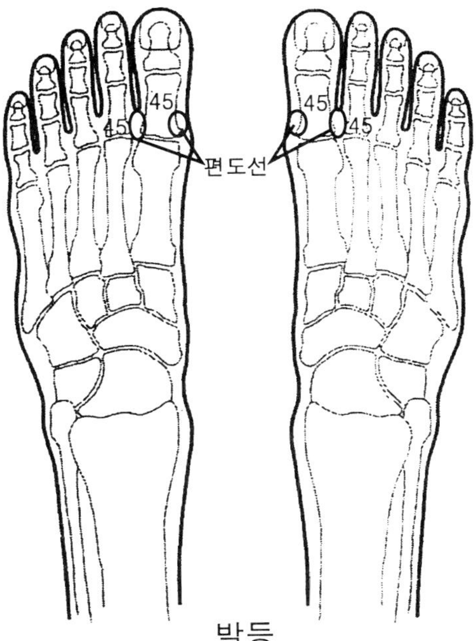

발등

그림 9-44 내분비계의 반사구

(1) 뇌하수체

① 반사구

중추신경의 지배로 내분비선을 조절하며 다음의 내분비 기관을 지배하고 있다.

◈ 성장호르몬 : 긴뼈의 성장에 관여하며, 분비 이상에 따라 거인증, 말단비대증, 소인증 등의 질환을 유발한다.

◈ 유선 자극 호르몬 : 젖 분비

◈ 부신피질 자극 호르몬 : 부신의 피질호르몬 분비

◈ 갑상선 피질 자극 호르몬 : 갑상선 호르몬의 합성 및 유리를 촉진

◈ 난포 자극 호르몬 : 난소와 고환의 정자발생 촉진

◈ 황체 형성 호르몬 : 여성의 에스트로겐(estrogen), 남성의 테스토스테론(testosterone)의 분비 촉진

② 반사구 위치

양 엄지발가락의 안쪽 바닥 정중앙 부위에 있다. 깊고 강한 리플렉스를 실시해야 효과가 있다.

③ 반사구 적용증상

내분비선의 분비실조로 인한 갑상선, 부갑상선, 부신, 비장, 췌장, 생식선 등의 기능장애

(2) 부신

① 반사구

부신피질호르몬(코르티코이드)의 결핍으로 초래된 증세로서, 관절염, 류마티스, 천식, 수종, 풍습, 대상포진, 간경화증, 협심증, 동맥경화, 혈액순환이상, 불면증, 좌골신경통, 알레르기, 건초열, 인후염, 유행성 감기, 근시, 사시, 현기증, 부신 부전증

② 반사구 위치

복강신경총 반사구와 겹치는 부위에 있으며, 신장 반사구의 바로 위에 있다. 부신 반사구는 아주 깊은 곳에 있으므로 리플렉스시 강하게 눌러야 효과가 있다.

(3) 갑상선

① 반사구

심장의 박동수를 일정하게 유지하고, 체내의 산소량을 조절하는데, 특히 비만에 특효반사구이다.

◈ 갑상선 기능항진증 : 신경계통이 강하게 자극을 받아 체중감소, 탈모, 정서불안 등 이 나타난다.

◈ 갑상선 기능저하증 : 산소의 소비량이 줄어들어 비만증이 생기며, 피부가 건조해지고 종창이 생기며 동작이 무기력해 진다.

② 반사구 위치

양발 발바닥의 엄지발가락과 둘째 발가락 사이에서 시작하여 엄지발가락 밑의 근육덩어리를 띠처럼 둘러싸고 있다. 양발을 동시에 실시해야 효과적이다.

③ 반사구 적용증상

갑상선기능저하증, 불면증, 갑상선 비대증, 비만, 야윔, 수전증 발한 등

(4) 부갑상선

① 반사구

칼슘을 조절하는 파라트로몬이 분비되며 인의 양을 조절한다. 폐경기 이후, 뼈의 칼슘 손실 예방에 좋은 반사구이며, 치아와 손, 발톱의 성장과 근육의 운동을 원활하게 한다.

◈ 부갑상선 기능항진증 : 골격계통의 장애

◈ 부갑상선 기능저하증 : 칼슘을 많이 섭취해도 그대로 배설되어 칼슘부족으로 근육경련이 일어나며, 혈액순환 장애가 발생하게 되어 순환계질환을 유발한다.

② 반사구 적용증상

관절염, 습진, 무좀, 간경화, 동맥경화, 혈액중독, 간질, 암, 알레르기, 종양, 갑상선종, 비만증, 전립선염, 자궁이상, 난소염증, 인후염, 불면증, 부갑상선 기능항진 및 저하증, 천식, 이명, 수족냉증

(5) 편도선

① 반사구

음식물과 공기가 체내로 들어가는 입구로 림프조직이 모여 있어 외부의 병원균이나 세균으로부터 1차 방어막 역할을 수행한다. 편도선염은 감기 등으로 일어나는 경우와 만성적인 체질로 일어나는 경우가 있으나 항상 고열을 동반하그로 매우 고통스러운 질환이다.

② 반사구 위치

엄지발가락의 근위지골 중간부분 좌우, 손가락으로 동시에 눌렀을 때 움푹 들어가는 곳이다.

③ 반사구 적용증상

편도선 비대, 편도선염, 편도선 동통, 편도선 이상에 의한 두통, 후두염, 유행성 감기

(6) 후두

① 반사구

인두는 식도, 후두는 기도와 연결된 근육성 관이다. 인후에서 아래로 내려와 기관지와 연결된 통로를 기관이라고 한다.

항상 발이 딱딱하고 부어 있으면 이곳에 이상을 호소하기 쉬우므로, 목을 많이 사용하는 사람이나 스트레스를 많이 받거나 과로 증상 등을 보이는 사람은 발의 뼈 사이의 근육을 풀어 주어 관절을 부드럽게 하여야 한다.

② 반사구 위치

발등 쪽 엄지발가락과 둘째 발가락이 합쳐지는 부위, 근위지골과 중족골이 맞닿는 관절의 앞쪽과 뒤쪽에 있다. 손가락으로 눌러 움푹 들어가는 곳이다.

③ 반사구 적용증상

편도선염, 유행성 감기, 천식, 성대이상, 발성곤란

(7) 유방

① 반사구

난소가 성숙되면 여성 특유의 호르몬이 분비되어 유방의 발육을 자극해서 제2의 성징이 나타난다. 일반적으로 좌측 유방이 우측 것보다 크며 월경 전기에는 커졌다가 월경이 끝나면 원상으로 되돌아간다.

이상이 생길 경우 림프선과 생식선의 반사구에 이상이 생기는 경우가 많다.

② 반사구 위치

발등의 둘째, 셋째, 넷째, 발가락 뿌리 부분 척골지간에 있다. 오른쪽 유방 반사구는 오른발에, 왼쪽 유방 반사구는 왼발에 있다.

③ 반사구 적용증상

월경 전의 유방 충혈, 유두종, 유선염, 유선낭종, 흉통, 폐렴, 천식

6. 발반사요법의 증상별 반사구

1) 현기증

신체의 평행이 유지되지 않으면 현기증이 일어난다. 원인은 귀 안의 달팽이관과 뇌 또는 신경의 장애로서도 일어날 때가 있다. 현기증은 사람에 따라 느낌이 다르기 때문에 증상이 다를 수도 있고 그 원인도 다른 경우가 있다.

중이염이나 빈혈, 동맥경화로 인한 고혈압이 있는 사람에게 일어나기 쉽다. 여성의 경우는 월경시, 임신초기 또는 갱년기에 일어날 수도 있다. 기타 노이로제, 변비통, 과로 등으로도 일어날 수 있다.

[현기증의 반사대]

발가락은 귀와 달팽이관의 반사대가 있는 부위이며, 이외에도 신장, 복강신경총, 경추 등의 반사대를 자극하면 된다.

2) 저혈압 증세

일반적으로 성인의 혈압정상치는 안정상태에서 최고혈압이 약 120㎜Hg, 최저혈압이 약 80㎜Hg를 말한다. 150/100㎜Hg이상을 고혈압이라고 하며, 100/60㎜Hg이하를 저혈압이라고 한다. 그러나 여자가 남자보다 최고혈압이 5-10㎜Hg 정도 낮은 것이 보통이다.

쉽게 피로하고 현기증이 자주 일어날 경우, 또는 아침 잠자리에서 일어나기 힘든 증상 등이 있는 경우는 적절한 대응이 필요하다.

[저혈압증의 반사대]

두부,목항, 심장, 심장 관련부서는 생식기의 반사대를 자극하면 된다. 다음 복강신경총, 상부 림프선, 서혜부 림프선을 자극한다. 어지럼증은 경추부를 자극하면 좋아진다.

3) 고혈압 증세

일반적으로 안정 상태에서 최고혈압이 150㎜Hg이상, 최저혈압이 100㎜Hg이하를 고혈압이라고 한다. 젊은이와 여자는 이 보다 5~10㎜Hg정도 낮은 상태를 말한다.

혈압은 여러 가지 원인으로 수시로 변화하므로 한번 체크로는 불충분하다. 따라서 처음 측정 후, 약간의 안정을 취한 뒤 체크하면 다시 낮아질 경우가 있다. 몇 번이고 측정해도 혈압이 높다면 고혈압 증세로 진단된다.

[고혈압증의 반사대]

두부, 목덜미, 심장, 심장 관련부위, 복강선, 신장의 반사대를 자극하면 된다. 발바닥 전체가 따뜻하도록 자극하면 혈액순환이 좋아지고 혈압이 내린다.

4) 심장병

심장병은 선천성 심장질환, 변성과 대사이상, 진행성 병변, 순환장애, 심내막의 병변, 심근 질환, 심낭 질환, 심장 종양 등 그 원인과 종류가 매우 다양하다. 그 중에서 순환장애로 일어나는 심근경색증, 협심증, 관상동맥경화증, 만성허혈성 심질환, 심부전증 등은 성인병의 하나이다. 원인은 비만, 동물성 지방의 과잉섭취, 고지혈증, 흡연, 당뇨병 등과 관련이 있다. 장년에서 노년의 남성에 특히 많고 전문직 사무직에 종사하는 직장인과 사회적인 지위가 높은 사람들에게서 호발한다.

외과적 조치를 필요로 하는 심장질환의 경우는 반사요법의 효과를 크게 기대할 수 없다. 물론 심근경색이나 협심증의 경우는 전문의의 상담이 필요하다.

발반사요법은 대체로 심장이 약한 사람이나 수술 후 회복 중에 있는 사람, 혹은 심장병 예방에는 효과가 있다.

[심장의 반사대]

심장 또는 심장 반사구의 자극이 효과적이다. 심장관련부의 대눈 왼발에 있으므로 유념해야 한다. 또 어깨관절을 자극해 보자. 단 심근경색의 가능성을 가진 사람은 강한 자극을 피하는 것이 좋다.

5) 상기증

상기의 원인은 여러 가지가 있다. 자율신경 조절증과 갱년기 장애, 열병, 과도한 난방 등으로 인한 체온의 상승이나, 타인 앞에 섰을 때 부끄러움을 타는 것도 원인이 된다.

상기 증세가 있을 때 머리에는 발열이 있지만 발에는 냉기를 느끼는 사람이 많다.

상기뿐만 아니라 어깨가 결리고 목이 뻣뻣하다고 호소하는 사람에게도 상기증에 대한 마사지를 하면 호전된다.

[상기증의 반사대]

상기증의 경우 두부와 경추부의 반사대를 자극해야 한다. 또 어깨 결림의 경우나 편관절의 경우에는 관절부위와 복강신경의 반사대를 자극하면 효과가 있다.

갱년기 장애는 자궁과 관련이 있는 부위를 잊지 말고 자극한다.

6) 코막힘

비점막 비후증, 알레르기성 비염(코감기), 만성비염, 축농증 등의 원인으로 코가 막힐 때가 있다.

코가 막히면 입으로 호흡을 해야 하는 불편 이외에도 머리가 희미해지고 집중력과 기억이 약해지는 등 일상생활에 크게 영향을 미친다.

잠자리 들기 전에 반사요법을 행하면 초기에 큰 효과를 올릴 수 있다.

[코막힘의 반사대]

코막힘의 경우 콧구멍, 폐, 두부전의 반사대를 자극한다. 덧붙여서 두부, 폐, 상부림프선, 신장, 부신, 복강신경총, 간장의 반사대를 자극한다

7) 화분증

화분증도 알레르기에 속한다, 알레르기의 원인은 꽃가루 이외에도 동물의 털, 이종단백질, 미세 먼지, 공해 물질 등 다양하다.

3월, 5월의 개화기 때에 꽃가루가 바람에 날려 눈에 들어가 재채기와 눈물이 나는 것을 화분증이라고 한다.

[화분증의 반사대]

코, 인후, 신장, 두부, 복강신경총의 반사대를 자극한다. 아픈 곳이 있으면 그 반사대를 집중 자극하는 것이 좋다.

8) 해수

기관지 천식이 체질적으로 일어나는 사람은 호흡곤란이나 발작이 자주 일어나며, 때로는 숨을 쉬지 못하는 경우도 있어 얼굴이 창백해지고 콧물을 흘리곤 한다. 원인으로서는 먼지, 진드기, 곰팡이, 화분, 동물의 털 등이다.

어린아이의 경우는 우유, 계란, 밀가루로 만든 특정한 음식에 대한 거부반응 때문에 나타나는 경우도 있다.

기관지 천식을 막는 방법은 감기증세가 일어나지 않도록 원인을 제거하는 것이 중요하다. 그러나 특정 원인을 제거할 수 없는 경우가 많아 잘 낫지 않는 병이다.

[천식의 반대사]

기관지, 폐, 신장, 부신, 림프선, 횡격막의 반사대가 효과를 높인다. 천식이 발작하면 앞서 말한 반사대를 자극한다. 자극의 통증이 느껴지는 부분이 통증이 완화될 때까지 반사요법을 행한다.

9) 딸꾹질

딸꾹질은 흉부와 복부로 나뉘어지는 횡격막의 경련으로 일어난다. 하루 이상 계속되면 죽는다고 겁내는 사람도 있으나 딸꾹질 때문에 죽지는 않는다. 일반적으로 곧 멈추지만 간혹 장시간 계속될 때도 있으며, 병이라고 할 수는 없으나 고통스럽다.

놀라게 한다던가, 등을 두드린다던가, 또는 숨을 오래 동안 멈추었다가 쉬는 호흡정지 상태로 치료할 수 있는 대증요법이 전해 내려오지만, 발바닥을 자극함으로서 그 친다는 것을 알고 있으면 편리하다.

[딸꾹질의 반사대]

천천히 호흡을 마며 횡격막과 위장의 반사대를 자극해 본다. 약하게 누르며 크게 숨을 들이마신 후 손가락을 떼였다 붙였다 하며 천천히 토해 내본다.

10) 기관지염

기관지염에는 급성과 만성 두 가지가 있다. 급성 기관지염은 감기 등의 원인으로 일어나며 감기가 나으면 낫는다. 그러나 급성 기관지염이 낫지 않고 길게 끄는 경우 만성 기관지염이 된다.

축농증이나 비염 등과 같은 깊은 관계가 있다. 또 대기오염으로 인해 일어나기도 한다. 만성 기관지염의 특징은 아침에 일어났을 때나 아침식사 후에 목이 막힌 것 같고, 기침과 가래가 나온다. 만성 기관지염이 10년, 20년 계속될 경우 주의가 필요하다. 관리를 잘 못하면 폐기종이나 폐렴을 유발할 수도 있다.

일상생활에 주의하고 금연을 하고 대기오염을 피해야 한다.

[기관지염 반사대]

기관지염은 폐, 코 등 호흡기와 연관이 있으므로 기관지, 코, 인후, 폐, 상부림프선, 횡격막의 반사대를 자극한다. 반사대를 자극해서 통증을 느끼는 부분이 있으면 그곳을 중점적으로 자극한다.

11) 편도선염

목의 입구에 있는 구개편도에 세균성 염증이 일어나는 질병이다. 세균이 입으로 들어갔다고 해서 반드시 염증이 일어나는 것은 아니며, 감기나 과로가 주요 원인이 되어서 일어나는 병이다.

편도염이 생기면 39℃~40℃의 고열이 나며 한기를 느끼고 목이 아프다. 숨을 들이 마시면 통증이 생기고 양측 편도가 붓는다.

보통은 치료를 잘하면 수일 내에 열이 내리며 낫는다. 그러나 급성 편도염을 자주 앓게 되면 만성 편도염이 되어 신장이나 심장병, 류마티스의 원인이 될 수 있어서 주의가 필요하다.

[편도염의 반사대]

편도염에는 편도선과 상부 림프절의 반사대를 자극하면 효과적이다. 어깨와 목덜미를 주무르며, 경추와 편관절 반사대를 자극하고, 통증을 느끼는 부분은 점차 강하게 자극해 본다.

12) 자율신경 실조증

자율신경 실조증은 민감하고 긴장하기 쉬운 정신 상태의 체질을 가진 사람이 여러 가지 스트레스를 받은 결과로 자율신경 조절균형이 깨짐으로써 일어나는 증세이다.

자율신경은 내장의 움직임과 호르몬 분비를 조절하는 신경으로 교감신경과 부교감신경이 연대작용으로 내장을 움직이며, 호르몬 분비를 촉진하거나 억제, 조절한다.

질병은 아니나 맥이 없거나, 열, 현기증, 숨막힘, 불안감, 긴장, 나른함 등의 증상이 나타난다.

[자율신경의 반사대]

자율신경에 관련한 복강신경계를 자극한다. 통증을 느끼던가 부어오르는 느낌을 느끼는 경우 느슨한 자극을 한다. 또 정신 안정의 효과가 있는 항문의 반사대를 엄지손가락으로 자극한다.

13) 불면증

몸은 피곤한데 눈이 말똥말똥하고 잠을 이루지 못한 경험을 한 사람들이 많을 것이다. 생각이 많고 신경이 곤두서서 잠을 이룰 수 없었다고 하더라도 날이 밝을 때쯤에 잠이 들거나 다음날 밤은 잠을 잘 수 있는 경우도 있다. 그러나 며칠이고 아무리 자려고 노력해도 잠을 잘 수 없는 사람이 있다. 이것이 바로 불면증이다.

원인은 노이로제나 자율신경 실조증 등을 생각하게 된다. 잠을 못 이루는 고통은 대단한 것이다. 수면제에 의지한다는 것은 건강을 해치는 원인이 된다.

[불면증의 반사대]

불면증은 밤이 되면 자율신경이 재워지지 않는 경우에서 비롯된다. 마음을 가라앉히기 위하여 복강신경증의 반사대를 자극한다. 정성껏 들여 자극하면 기분이 가라앉으며 아울러 눌러서 아픈 목덜미, 경추, 어깨 관절의 반사대를 자극해야 한다.

14) 안정피로

안정피로라고 하는 것은 안구 주변에 압박감을 느끼며, 불쾌감과 어깨 결림, 두통, 매스꺼움 등의 증상을 나타낸다. 특히 OA기기를 장기간 사용하는 직장인들에게서 안정피로를 호소하는 사례가 증가하고 있다. 이 외에도 안질이나 노이로제, 갱년기 장애에 의한 안정피로가 올 수도 있다.

가능한 컴퓨터 작업은 1시간에 10분 정도의 휴식을 취하는 것이 중요하다.

[안정피로의 반사대]

눈의 반사대는 발의 셋째 가운데 발가락에 있다. 이곳을 자극해야 한다. 두통이나 어깨 결림이 올 경우에는 관련된 반사대를 자극한다. 간장이나 신장의 상태에 의하여 달라지므로 관련 반사대를 자극한다.

15) 아토피성 피부염

아토피성 피부염은 심한 가려움증을 수반하는 피부염으로 재발율이 매우 높은 질환이다. 증상은 연령에 따라 젖먹이(0-2세), 유아기(2-12세), 성인기로 나뉘어진다.

대부분은 유아기에 완치되나 최근에는 성인들이 많이 앓고 있다. 가장 큰 원인은 알레르기 반응이지만, 발생의 기전이 완전히 밝혀진 것은 아니다.

알레르기 반응을 일으키는 원인 물질(우유, 계란, 콩, 진드기, 먼지 등)을 멀리할 필요가 있다.

[아토피성 피부염의 반사대]

아토피성 피부염은 잘 낫지 않는 병이다. 환경에 주의하면서 반사요법을 시도한다.

아토피성 피부염의 증상은 전문의의 진단을 받아 보고, 그 원인을 밝히는 것이 중요하다. 반사요법으로는 신장, 부신. 폐의 반사대를 자극한다.

16) 스트레스의 해소

현대 사회에서 스트레스가 없는 사람은 없을 것이다. 성인은 물론 청소년들까지도 시험, 친구 관계 등으로 인해 크게 스트레스를 받는다. 또한 사회적 지위가 높을수록 더욱 더 스트레스 원인이 증가하게 된다. 현대 사회에서는 어떻게 스트레스를 빨리 해소하느냐 하는 것이 건강관리의 가장 큰 요인이 되고 있다.

스트레스에 의해 생체리듬이 깨지면 신체의 변화를 가져오지만, 스트레스가 해소되면 신체의 변화는 정상으로 돌아온다. 인간 활동의 기본이 되는 생체리듬을 조절하는 자율신경이 항상 정상을 유지한다는 것은 참으로 중요한 일이다

17) 치통, 발치 후의 발치통

충치의 아픔, 충치를 앓아 보지 않은 사람은 모른다. 치통의 아픔으로 밤을 새우는 경우가 있다. 물론 충치를 발반사요법으로 고칠 수는 없다. 그러나 충치의 아픔을 완화할 수는 있다. 또한 발치 후의 통증 완화에도 효과를 낼 수 있다.

실제로 오른편 윗편 두 번째 어금니(우측상악제2대구치)를 발치 한 여성이 통증을 호소하여 넷째, 셋째, 다섯째, 발가락 등과 안팎으로 자극을 주고 복강신경총에 자극을 주었더니 통증이 멈추었다.

그러나 반사요법으로 아픔이 멎었다고 해서 안심해서는 안되고 반드시 치과에 가서 치료를 받아야 한다.

[치통의 반사대]

치통의 반사대는 발가락에 있는 계열에 대응 반사대가 정해져 있으므로 우측 치통의 경우는 오른쪽 발에 반사대가 있고, 왼쪽 치통일 때는 왼발의 반사대가 있으므로 발가락의 제2관절을 경계로 윗니와 아랫니의 반사대가 있음을 명심해야 한다.

18) 간질환

신체의 아픔은 몸이 편찮다는 위험신호이다. 아프지 않고도 토하거나, 공연히 몸이 무거운 증상 등은 어딘가에 이상이 있다고 호소하는 위험신호이다.

간장을 흔히 '침묵의 장기' 라고 하는데, 이것은 증상이 치명적이 될 때까지 위험 신호를 쉽게 나타내지 않는 장기라는 의미이다. 따라서 간질환은 자각증세가 거의 없다. 그러므로 간장의 아픔을 느낄 때에는 대단히 위험한 상태라는 것이다. 이때는 즉시 입원하여 적절한 조치를 하여야 한다.

그러나 조기에 발견하면 급성 간장염은 치료가 쉬운 병이다. 급성 간장염을 조기에 발견해서 치료하지 않으면 만성간염과 간경화, 간암 등으로 진행된다.

급성 간염의 초기 증상은 감기와 유사하다.

[간장병의 반사대]

간장의 반사대는 오른쪽 발바닥이 있다. 왼쪽 발에는 없다. 반사대를 자극했을 때 통증을 느끼면 아픔이 없어질 때까지 매일 자극을 한다. 또한 간장 기능의 증진을 위하여 담낭이나 흉추의 반사대도 자극한다.

19) 당뇨병

당뇨병은 인슐린의 부족에서 생기는 병이다. 인슐린은 에너지의 원천이 되는 혈액중의 당을 분해하여, 체내에서 흡수하고 필요에 따라 에너지로 변화시키는 일을 담당하고 있다. 그러나 인슐린이 부족하면 당을 에너지로 변화하는 힘이 약해지므로 에너지 부족 상태가 되며, 에너지화 되지 못한 당이 뇨와 함께 몸밖으로 배출되고 만다. 이 것을 당뇨병이라고 한다.

당뇨병의 초기에는 거의 자각증상이 없다. 다만, 피로하기 쉽고 목이 마르고 소변의 양이 많아지며 자주 소변을 보게 되고 체중이 감소한다. 그리고 어지러움증, 가려움증과 눈이 침침해지거나 신경통 등의 증세가 나타난다.

20) 신장병

수족이 붓고 눈꺼풀이 붓는다면 신장기능 장애의 가능성이 있다고 보아야 한다. 급성 신장염은 신염(nephritis)과 신부전증을 동반하는 질환으로 보통은 신장 장애의 초기 증세에 나타나나 발견하기 힘든 병이다.

신장은 뇨를 통해 혈액 중의 노폐물을 걸러 내어 배설하고, 체내의 염분과 수분을 조절하는 대단히 중요한 역할을 하는 장기로 신장 장애가 일어나면 혈뇨로 변화될 수도 있다.

신장병의 치료에는 시간이 오래 걸린다. 그러나 식이요법을 중심으로 장기간에 걸쳐 잘 치료하면 완치도 가능하다.

[신장병의 반사대]

신장과 뇨관의 반사대를 자극한다. 가능한 한 시간을 두고 정성스럽게 자극한다. 그리고 방광, 서혜부의 림프선 반사대에 대해서도 함께 자극한다. 신장병의 증상을 개선하기 위해서는 매일 자극하는 것이 좋다.

그러나 반드시 전문의의 진찰을 받고 주의 사항을 지켜야 한다.

21) 만성 위염, 위궤양

만성 위염은 흔한 질환이다. 만성 위염은 증상이 없을 경우도 있는데, 그 증상은 다음과 같다. 식욕이 없고 위가 팽만하고 답답함이 있으며, 누르면 통증이 있고 또 명치 부위가 거북하고, 토하고 싶은 기분을 느끼고, 설사와 변비가 반복되는 등의 변화가 나타난다.

위궤양은 위액이 음식을 소화시키는 것이 아니라 자기 위의 일부를 자극하여 위의 내력에 상처가 생긴 상태이다. 주로 나타나는 증상은 위가 아프고 공복시 메스껍고 위출혈도 있다.

원인으로는 담배, 술, 커피 등의 자극성 음식, 그리고 과식과 정신적 스트레스이다.

[만성 위염, 위궤양의 반사대]

위와 십이지장의 반사대를 자극한 다음 복강신경총, 직장, 항문, 식도 등의 관련 반사대를 자극해 본다.

현재까지의 치료 경험으로는 많은 효과를 보고 있다.

22) 가슴앓이

가슴앓이는 식도 하부의 운동장애로 일어나는 것으로 위액의 산도가 높아지거나, 위액이 식도로 역류하거나, 식도협착증으로 인한 압박 등에 의해 발생한다.

가슴앓이의 주원인은 위와 관련되어 있다. 과음, 과식으로 위의 산도가 높아지거나 반대로 위의 약화로 위산이 적게 분비될 때에도 일어난다.

[가슴앓이의 반사대]

위의 반사대를 자극한다. 복강신경총의 반사대를 자극한다. 위의 반사대를 안에서부터 바깥쪽으로 자극한다. 일반적으로 위가 약한 사람은 이 방법이 효과가 좋다.

23) 설사

설사는 대장에서 수분 흡수가 원활치 않아 일어나는 질환으로, 장에 염증이 있거나 소화불량의 증상이 있으면 설사를 한다. 일반적으로 과식을 하거나 단백질 등을 과다 섭취가 소화불량의 원인이라고 본다.

여름에 찬 음식을 많이 먹거나 상한 음식을 잘못 먹으면 세균감염 등이 생겨 급성설사가 되고 만성인 경우로 악화되는 경우도 있다. 이 경우에는 반드시 전문의의 진단을 받아야 한다.

한편 원인이 확실치 않은 설사로 고통받는 사람이 의외로 많은데 이는 스트레스가 쌓여 대장이 과민반응을 나타내는 경우가 대부분이다. 가능한 장애를 자극하는 커피나 탄산음료, 방향성 식품, 차가운 것 등은 피하는 것이 좋다.

[설사의 반사대]

복강신경총의 반사대를 자극한다. 급할 때 효과가 높다. 위나 십이지장이 편치 않을 때는 위와 십이지장의 반사대를 자극하고, 진통이 있을 때는 대장과 소장의 반사구를 자극한다.

24) 식욕부진

식욕부진은 병이 아닐 때에도 일어나는 수도 있다. 운동부족이나 하는 일에 문제가 있을 때, 인간관계가 원활치 않을 때, 또는 정신적인 원인 등의 요인으로 식욕이 없을 수 도 있다.

또한 위장, 간장, 소화기 계통의 질병이 있거나 또는 신열이 날 때에도 식욕이 없을 수 있다.

[식욕부진의 반사대]

위와 식도, 그리고 복강신경총의 반사대를 자극한다. 복강신경총의 반사대는 진정작용이 있다. 반사대를 자극하다가 아픈 부분을 감지하면 정성껏 자극한다.

25) 숙취

알코올이 체내에 들어가면 간장에서 분해되어 아세트알데히드라는 물질로 변하고, 아세트알데히드가 다시 분해되어 초산이 된 후 탄산가스와 물로 분해되어 호흡, 땀, 오줌 등으로 체외로 배설시킨다.

그런데 간장의 처리능력의 한계가 있기 때문에 과음한 경우는 알코올을 전부 처리하지 못하기 때문에 체내에 남게 된다. 이오 같이 분해되지 않는 아세트알데히드는 숙취의 원인이 된다.

숙취가 심하면 위를 상하게 되고 토하며 가벼운 탈수증에 빠지게 된다. 숙취는 시간이 경과되면 해소되지만 그간의 고통은 보통이 아니다.

[숙취의 반사대]

숙취는 간장의 기능과 깊은 관계가 있으므로 오른쪽 발바닥의 간장 반사대를 자극하고 다시 위, 신장, 수뇨관의 반사대를 자극한다. 동시에 두통 반사대도 자극한다.

26) 변비

변비는 설사의 반대이다. 대장에서 수분을 과다하게 흡수하여 통변을 나쁘게 한 상태이다. 변비의 가장 큰 원인은 장이 약해지는 것이다. 장이 약해지면 상습적으로 변비가 나타난다. 또 불규칙한 생활이나 수분과 섬유질이 부족한 식사, 운동 부족이 원인인 이완성 변비와 스트레스로 인한 변비도 있다.

식물성 섬유질을 많이 먹고 식생활의 개선을 병행하며, 반사요법을 취하는 것이 좋다.

[변비의 반사대]

소화기 전체의 원활한 활동을 높이기 위해 양쪽 발의 위, 소장→오른쪽발 상행결장→오른쪽발 횡행결장→왼쪽발 횡행결장→왼쪽발 결장→복강신경총→왼발 직장 순서대로 반사대를 자극한다.

27) 치질

치질을 앓으면서도 병원에 잘 가지는 경향이 있다. 방치하면 대부분 더욱 더 악화되므로 주의를 요한다. 치질은 증상별로 여러 가지 종류가 있다. 항문 주위의 정맥이 부풀어오르는 치핵, 항문의 주변에 구멍이 뚫리는 치루, 항문이 째져 상처가 나는 열치 등으로 구분한다.

치질은 배변 시 마다 상처가 나기 때문에 변비로 이어지기 쉽다. 늘 항문 주위를 청결하게 유지하는 것이 가장 큰 예방법이고, 평소 변비가 되지 않도록 신경을 써야 한다.

[치질의 반사대]

항문, 복강신경총과 S상결장의 반사대를 자극하며, 아픈 곳이 있으면 그곳이 효과 반사대이다. 단, S상결장의 반사대는 왼발 바닥에만 있음을 주의한다.

28) 방광염, 배뇨장애

여성에게 많은 병이다. 증세로는 소변만 보고 나면 통증이 있고, 소변을 자주 보며 용변 후에도 잔뇨감이 있고 또한 오줌이 탁하고 피가 섞여 나올 때도 있다. 하복부가 묵직하고 기분이 나쁘다. 이와 같은 증상이 있으면 방광염의 가능성이 높다. 활성화되면 좋지 않으니 병원에 가서 검사를 받고 조기에 치료할 것을 권한다.

방치해서 증상이 심해질 경우 극단적으로 소변이 나오지 않는 경우도 있다.

29) 갱년기 장애

40대 후반부터 폐경기까지 호르몬의 분비균형이 깨어져서 일어나는 갱년기 장애는 두통, 견비통, 어지러움증, 도환, 상기 등 여러 가지 증세가 나타난다. 또한 쉽게 피로하고 화를 잘 내며 복부의 둔통을 느끼는 등 증세가 전신에 걸쳐 나타난다.

또 기억력이 감퇴하고 판단력의 저하되며, 불안감, 우울증, 무력감 등의 정신적인 증상도 나타난다.

최근에 이르러서는 생활개선 등으로 폐경기가 늦어지는 만큼 갱년기 기간도 길어지고 있다. 중년기가 되면 적절한 운동과 취미생활 등을 통한 기분전환으로 갱년기 장애를 예방함이 바람직하다.

[갱년기 장애의 반사대]

대뇌, 소뇌, 뇌하수체, 경추, 골반, 질 등의 반사대를 자극한다. 그 중 뇌하수체는 호르몬 분비의 중추이므로 정성 들여 자극을 한다.

기타 변비나 두통 등은 그 증세의 반사대를 참고한다.

30) 부종

부종이란 피하에 수분이 저류되는 상태를 말한다. 심할 경우에는 손으로 눌러보면 손가락 자국이 난다. 신체 내 여분의 수분이 오줌이나 땀으로 체외에 노출되지 않아 피하에 침투되어 부종이 일어나는 것이다. 신장의 장애뿐 아니라 심장의 장애, 즉 심근경색과 심장판막증 등의 심장병으로도 부종이 일어난다.

이외에도 신체의 중력이 가해지는 부분에서 일어날 수도 있으며, 내복약을 잘못 먹었을 때에도 일어날 수 있으므로, 부종이 나타나면 반드시 의사와 상담을 하는 것이 좋다. 빈혈, 영양실조, 악성종양, 피로할 경우에도 나타날 때가 있어 언제나 원인을 정확히 알 필요가 있다.

[부종의 반사대]

일반성의 부종은 상부림프선, 액와(겨드랑이)림프선, 서혜부림프선 등의 반사대를 자극하여 혈행과 림프액의 흐름을 좋게 하면 호전된다.

신장이나 심장 원인의 경우는 그 반사대를 찾아서 자극하면 된다.

31) 비만, 여윈사람

비만은 에너지 축적이 과다한 결과이며, 체내의 지방질을 증가시킨 상태라고 할 수 있다. 표준체중보다 20%정도 높으면 문제가 없으나 20% 이상일 때에는 주의가 필요하다. 감량을 위해 무리하면 도리어 신체밸렌스를 깨져 건강을 해치기 쉬우므로 균형 있는 식사와 운동으로 해소해야 한다.

한편, 마른 사람은 표준체중보다 20%이하로 떨어진 사람을 말한다. 위장병이나 소화기 계통의 이상으로 영양섭취나 활용이 제대로 이루어지지 않거나, 거식증일 경우 의사와 상담이 필요하다. 그러나 특별한 원인이 없는 경우에는 문제가 없다.

[비만 .여윈 사람의 반사대]

비만의 경우 신장, 부신, 심장, 갑상선 반사대를 자극한다. 동시에 발 전체를 주무르면서 아픈 곳을 집중 자극한다.

마른 사람의 경우는 장, 복강신경총의 반사대를 자극해야 한다.

32) 탈모증

보통 사람의 머리카락은 매일 일정한 개수가 빠지고, 일정한 개수가 새로 난다.

그러나 머리를 자주 감지 않아 비듬이 많아지면 가려움증이 생기게 되며, 손으로 긁게 되면 모근을 상하게 되어 머리가 빠지게 된다.

원형탈모증은 정신적 스트레스나 고통, 불안 등이 원인인 원형 또는 도장 모양의 탈모증세를 지칭한다. 정신적 불안이나 스트레스가 있으면 자율신경이 원만치 못해 혈액순환이 나빠져 모근에 있는 모유두를 약하게 하여 그 부분의 털이 빠지는 것을 말한다.

원형탈모증은 원인이 해소되면 낫는다. 탈모의 예방은 혈행이나 신진대사를 좋게 하는 데 있다. 언제나 머리를 청결히 하고 혈행을 좋도록 마음쓰는 것이 중요하다.

[탈모증의 반대사]

우선 두피의 혈행을 좋게 하기 위해 엄지발가락 전체를 정성껏 자극한다. 회복을 돕는 방법으로 복강신경총을 자극하며, 부신이나 신장 반사대를 자극하여 호르몬 분비를 촉진시킨다. 이외에도 내분비나 생식기의 반사대를 자극한다.

33) 노화방지

모든 생물은 나이를 더해 가면서 노화되어 간다. 노화는 피할 수 없는 세포생리 현상으로 인간도 역시 노화를 피할 수 없는 것이 현실이다.

그러나 규칙적인 생활과 적절한 운동, 그리고 항상 자신의 건강을 체크, 관리하며 정신적으로 늘 긍정적이고 적극적인 젊음을 간직하는 것이 노화를 지연시키는 데에 효과가 있다고 한다.

따라서 자신의 컨디션에 문제가 있을 경우에는 발바닥을 전심으로 자극, 체크하는 습관을 계속하는 것이 바람직하다.

34) 성생활

일상적인 스트레스에 의하여 성기능이 저하되는 사람들이 많아지는 추세이며 젊은 사람들도 이러한 증상을 호소하고 있다.

풍요로운 성생활은 정신적, 육체적인 건강의 바로미터(barometer)이다. 임포텐스나 불감증의 원인은 기능적인 원인보다는 정신적인 원인이 많다. 따라서 무엇보다도 정신적인 요인이 좋아져야 한다.

그러나 정신적인 요소와 관계가 없다고 해도, 신체적 기력이 충실치 않으면 풍요로운 성생활은 이룰 수 없다.

[성생활 반사대]

성생활의 풍요로움을 보장하는 중요 반사대는 내분비계의 반사대이다. 부신, 신장, 뇌하수체의 반사대 중심으로 자극해야 한다. 그리고 생식기, 서혜부 림프선 반사대를 자극해 주어야 한다

35) 신경통

신경통은 말초신경이 잡아끄는 듯이 심한 통증을 말한다. 그러나 신경통은 두통과 같이 병명보다는 증세로 나타나는 성질이 있다. 신경통을 일으키는 원인은 확실하게 정의되어 있다.

원인으로서는 헤르페스(herpes) 병원체에 감염에 의한 염증이나 당뇨병 등의 대사 이상, 각종 중독, 그리고 뼈의 변형으로 인한 압박도 있다.

그 원인이 확실치 않은 신경통은 주로 두부와 안면에 일어나는 삼차신경통과 늑골에 치우쳐서 아픈 늑간신경통, 그리고 허리 부위에 아픔이 연결되는 좌골신경통 등이 있다. 신경통 발작 시에는 참을 수 없을 정도의 아픔이 동반된다.

[신경통의 반사대]

삼차신경통은 두부, 상부림프선의 반사대를, 늑간신경통은 늑간신경, 복강신경총의 반사대를, 좌골신경통은 요추, 선골, 미골의 반사대를 자극한다.

이외에도 공통되는 반사대로는 신장과 부신의 반사대가 있다.

36) 류마티스와 통풍

류마티스는 전신의 국부 관절에 부종이 일어나는 질병이다. 대표적으로는 만성 관절 류마티스, 류마티스 염, 변형성 관절염 등이 있다. 또한 관절통이나 부종의 증세가 같이 나타날 때도 있다. 원인, 발병하는 연령, 경과 등은 각기 다르다.

류마티스는 잘 낫지 않는 난치병이며, 만성화되기 때문에 초기에 주의를 요한다. 만성 류마티스는 관절뿐만 아니라 전신에 증세가 나타나며, 초기에는 현기증, 미열, 피로감 등의 증세와 함께 손가락, 발가락의 소관절이 아프고, 붓고, 좌우 대칭으로 아픈 증세가 나타난다.

통풍은 당뇨병과 같이 대사의 이상이 원인이다. 관절에 요산이 침착해서 통증을 일으키며, 발작도 일으킨다.

이 경우에는 식사를 주의해야 한다.

[류마티스와 통풍의 반사대]

류마티스의 경우 부신, 신장, 복강의 반사대를 자극한다. 또 통풍은 요산과 관계가 있으므로 신장과 뇨관의 반사대를 자극하고 편관절, 경추, 주관절, 무릎의 반사대를 잊지 말고 자극한다.

37) 요통

인간은 두발로 서서 걷기 때문에 척추를 똑바로 세워야 하며, 그렇게 하기 위해 추간판, 소관절, 인대, 다시 그를 둘러싼 근육이 코르셋처럼 척추를 지지한다. 그러므로 당연히 골반 위에 있는 요추에게 부담을 준다.

요추는 다섯 개의 뼈로 이루어져 있는데 네 번째 뼈는 기울어져 매달린 형태로 있기 때문에 무거운 것을 올릴 때에는 빠져나가기가 쉬우므로 주의해야 한다. 따라서 물건을 들 때에는 두 팔의 힘을 균형을 잡아서 들어야 한다.

[요통의 반사대]

요통은 근육과 뼈, 관절 등에 이상이 있을 때 발생하므로 요추와 천골의 반사대를 자극한다. 이외에도 골반, 질, 미골, 복강신경총의 반사대를 자극한다.

38) 오십견

인간은 두발로 걸으면서 견비통이 생겼다고 한다. 네발로 걷는 개나 고양이에게는 어깨 결림이 있을 수 없다. 즉, 두발로 걸으면 선 채로 머리의 무게를 목, 어깨, 요부로 받기 때문에 무거운 것을 들 때에는 어깨에 부담을 주게 되어 어깨 근육이 피로해지며, 혈액순환의 불량으로 견비통이 일어난다.

반대로 운동부족으로 인해 어깨에 혈액순환 장애가 일어나도 견비통이 될수 있다. 보통은 50세 정도가 되면 오십견이라고 부르는 견비통이 생기는데, 어깨가 아파서 팔을 들 수가 없는 증후군으로 관절 주위염이라고도 부른다

일반적인 근육의 노화가 원인이다.

[오십견의 반사대]

두부, 항, 경추, 견관절, 상지대의 반사대를 자극한다. 목덜미가 뻣뻣한 사람은 엄지손가락의 반사대를 자극하고, 눈이 피로한 사람의 경우는 눈의 반사대를 자극한다.

39) 일과성 통증

잠을 잘못 자서 몸의 일부에 통증을 받은 경험은 누구나 한두 번쯤 경험했을 것이다. 이러한 일과성 통증은 어깨나 목, 허리의 통증과는 달리 일과성이 대부분 이어서 어느 정도 시간이 지나면 자연히 낫는다. 하루 이틀에 나을 수도 있지만 일주일씩 목 부위나 어깨의 어느 한편에 아픔이 남아 있을 수도 있다.

목을 자유로이 움직일 수 없을 때에는 일상생활에 대단히 불편할 뿐 아니라 유쾌하지 않아 정신적으로도 좋지 않다. 목을 천천히 돌리면서 운동을 하는 것도 좋지만 발바닥 반사대를 자극하는 것이 보다 효과적이다.

[일과성 통증의 반사대]

통증이 심할 때는 정형외과의 진찰을 받아야 한다. 경추와 목, 경부와 외측의 반사대를 자극하며, 아픈 부분이 나타나면 강하게 자극을 한다. 그러면 완화될 수 있다.

7. 발반사요법의 효과와 결론

1) 발바닥에는 5종류의 노폐물이 있다.

발의 뼈와 근육, 그리고 뼈의 이음새 역할을 하는 관절로 구성되어 있으므로, 발이 유난히 통통하거나 부은 부위는 혈액순환을 방해하는 물질이 있다는 것을 의미한다. 특별히 몸이 아픈 곳이 없는데도 아침에 눈을 뜨면 온몸이 나른하고 다리가 천근 만근이나 되는 것처럼 무거우며, 오후만 되면 쉽게 피로해지는 사람들은 대체로 다음과 같은 5종류의 오염물질의 울체를 생각해 볼 수 있다.

① Gas- 발바닥의 중심 부분(아치가 형성된 부분)
② 수분- 발등
③ 지방- 복숭아뼈 둘레
④ 뇨산- 발가락과 발가락 사이
⑤ 중금속- 발목, 무릎 등의 관절

이 5가지 의 노폐물 중 가스 형태의 노폐물은 발바닥을 자극해서 꾸준히 문질러 주면 기체 형태로 고여 있다가 트림이나 호흡으로 배출되며, 발목이 소복하고 부은 듯이 통통해진 수분 형태의 노폐물도 발등을 손으로 잘 마사지 해주면 쉽게 부은 상태가 제거된다.

문제는 양쪽 복숭아뼈 주변의 말랑말랑한 지방형태의 노폐물과 발가락과 발가락 사이의 뇨산이다. 복숭아뼈 둘레에 지방형태로 많아 만져지는 사람은 대체로 비만한 사람이나 체중이 자신의 신장에 비해 벨런스가 맞지 않은 사람에게 나타난다. 이 지방형과 불순물은 끈적임 상태로 오래도록 쌓여서 응집되어 있기 때문에 한 두번의 마사지로는 잘 풀어지지 않으므로, 양손을 이용하여 꾸준히 자극을 하면 응어리진 부분이 흐물흐물해 지면서 없어질 수 있다.

또한 단백질이 분해될 때 생기는 물체로서 맹독성을 나타내는 뇨산은, 처음에는 육류나 생선을 즐기는 사람의 발바닥에 분말형태로 마치 가는 모래가 물살이 세지 않은 곳에 쌓이듯이 쌓이지만, 점점 단단하고 굵은 알맹이가 되면서, 마치 단단하게 돌이 박힌 것처럼 발가락 사이나 발바닥에 쌓여 혈행을 둔화시키는 원인으로 작용한다. 소위 담즙이나 신장결석은 바로 이 뇨산의 증가로 생기는 질환이다.

또한 작업환경이 열악한 산업체의 근로현장에서 근무하는 근로자나, 중금속 생산라인에서 오랫동안 근무했던 근로자들의 발바닥이나 발등, 발목, 무릎관절 등 인체의 취약한 부분에 중금속 등의 노폐물이 침전되어 둔화시키는 데 일조를 한다.

2) 결론

발은 우리의 무거운 몸을 지탱시켜 줄뿐 아니라, 전신의 기관에 큰 영향을 미친다. 그것은 발에 있는 반사구라는 부분이 내장기관과 밀접한 관계를 갖고 있기 때문이다. 발을 자극하는 것이 멀리 떨어져 있는 신체의 이상 증상에 영향을 준다는 건 믿을 수 없다고 하는 사람도 있겠지만 발반사요법은 유럽에서는 100년 전부터 연구되어 온 과학적인 근거가 있는 요법이다.

간단한 방법으로 효과를 볼 수 있는 발반사요법은 부작용이 없고 언제나 어디서나 누구든지 활용할 수 있기 때문에 건강에 관심이 높은 사람들은 물론 전문적인 일을 하는 메디컬 분야에 종사하는 사람들도 응용하면 건강한 삶을 유지할 수 있으리라 생각한다.

제 10 장 발관리(Podologie)

1. 발관리와 미용

1) 발의 기능

우리들이 똑바로 서거나 걷거나 할 수 있는 것은 발이 있기 때문이다. 몸을 받쳐 주고 균형을 유지하는 발의 구조는 매우 복잡하며, 특히 발목부터 발가락에 이르는 뼈나 근육, 혈관, 신경 등의 구조는 인간에게서만 볼 수 있다. "인간의 발은 생체공학상 최고의 작품이고, 예술상 최고의 작품"이라고 찬양한 것은 르네상스 시대의 예술가인 레오나르도 다빈치이지만, 그 말에 찬성하지 않을 수 없을 정도로 인간의 발은 기능적으로 만들어져 있다.

발은 원래 인체의 다른 부위보다 피로가 더 빨리 나타나는 기관이기 때문에 발에 맞지 않는 신발을 장시간 신고 일을 하거나, 걷거나 하면 피로감이 배로 늘어난다. 또, 구두에 쓸려 까지거나 굳은살, 티눈, 못 등이 생기고 무릎이나 허리가 아프기도 하며, 두통이나 신경질, 발한 등의 증상이 나타나는 경우도 있다.

체중을 지탱하고 몸을 이동시키는 것이 발의 본래 기능이지만, 이 기능이 얼마나 중요한지는 맨발로 흙이나 잔디 위를 걸으면서 발의 움직임을 살펴보면 잘 알 수 있을 것이다. 즉 발뒤꿈치부터 땅을 밟고, 발바닥으로 딱 받쳐 주고, 발가락과 발가락 죽지로 대지를 차서 몸을 이동한다. 이러한 일련의 동작에 의해 몸의 균형을 잡으면서 곧바로 걸을 수 있는 것이다.

그러므로, 일어서거나 걷거나 하는 일상생활에서 신는 신발은 이러한 발의 역할을 방해하지 않는 것이어야 한다. 그러나 유감스럽게도 발의 움직임이나 기능에 딱 맞는 신발을 고르기는 쉽지가 않다. 너무 발에 딱 붙는 거북한 신발이나 지나치게 헐렁한 신발은 걷기에 불편할 뿐만 아니라 발의 여기저기에 부담을 주게 된다. 또한, 여성의 발을 아름답게 보이게 하는 폭이 좁고 굽이 높은 하이힐도 발건강에는 적합하지 않다.

2-1) 발관리 기구(그림 10-1-1)

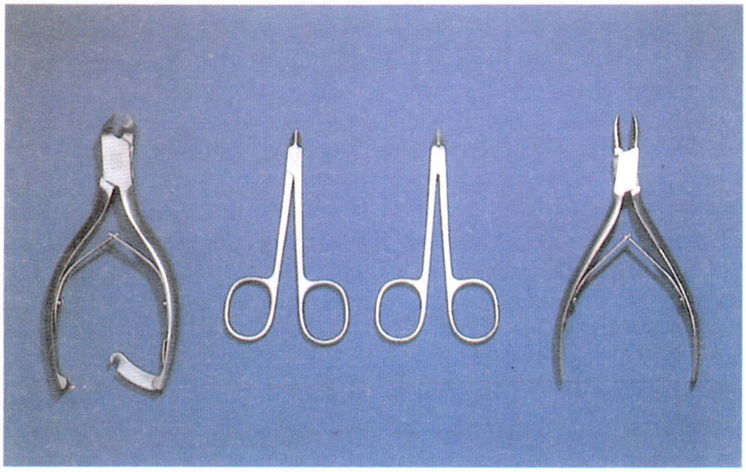

좌로부터 Kopfschneider, flache Hautzange, gewölbte Hautzange, spitze Eckenzan

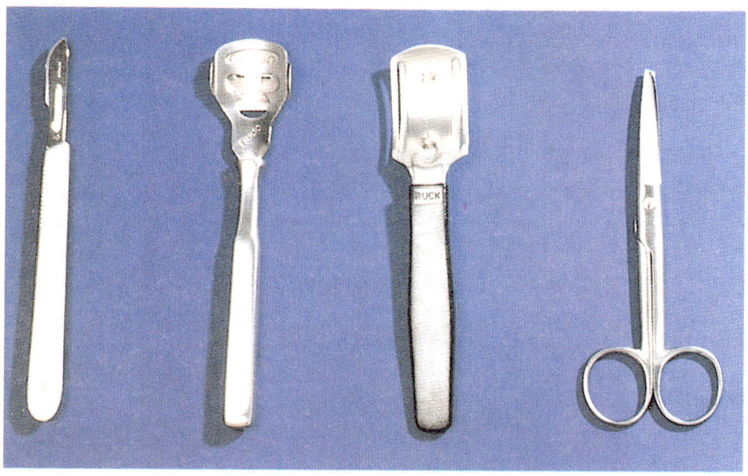

좌로부터 Skalpell, Hobel mit, spezialklinge, Hornhauthobel, Verbandschere

2-2) 발관리 기구(그림 10-1-2)

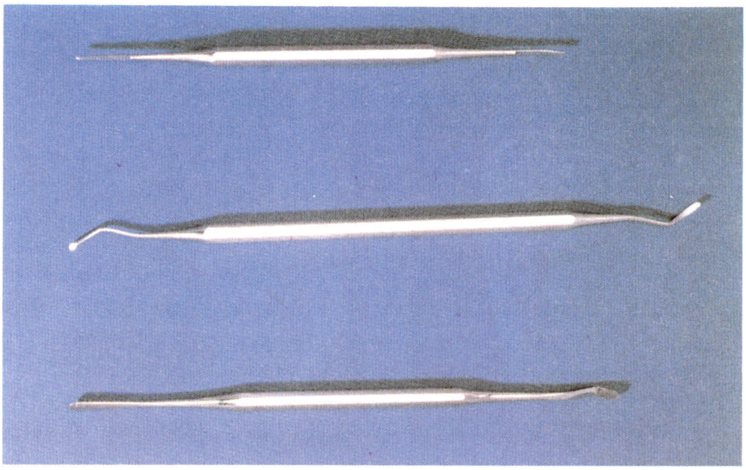

위로부터 Doppelendige Instrumente für die Nagelreinigung : Eckenfelie, "Nagelinstrument"(Exkavator), Doppelinstrument

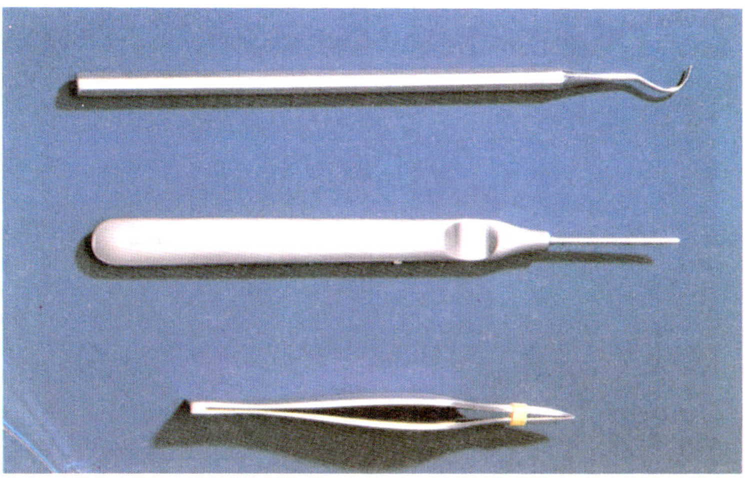

위로부터 Wattehaken, Hohlmeißel, splitterpinzette

2-3) 발관리 기구(그림 10-1-3)

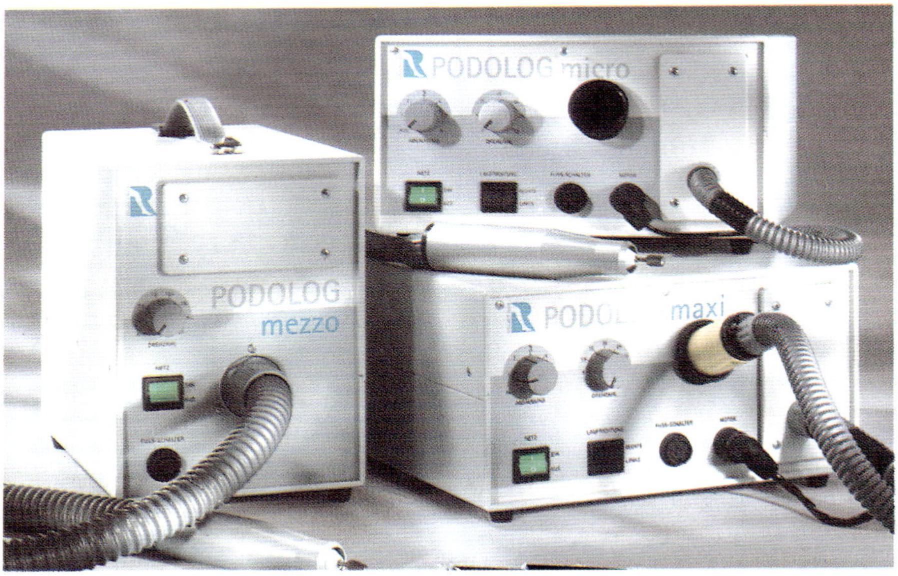

마이크로 모터 : 흡입관이 정착되어 있다. 끝에 프레이저를 장착한다.

Nagelfalzfräser
발톱홈의 각질을 제거하는 데 사용한다.

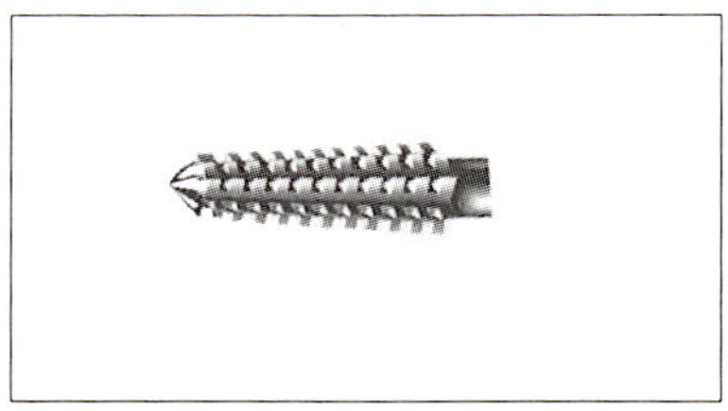

Radfräser
나무발톱을 갈아 내는데 사용한다.

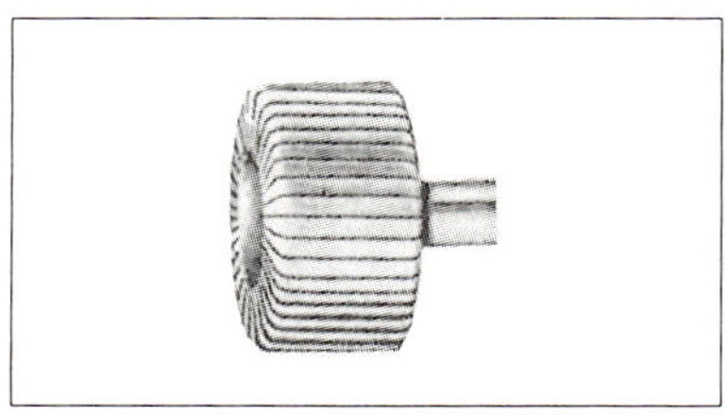

Gezackte Hohlfräser
발톱홈의 굳은 각질 제거용

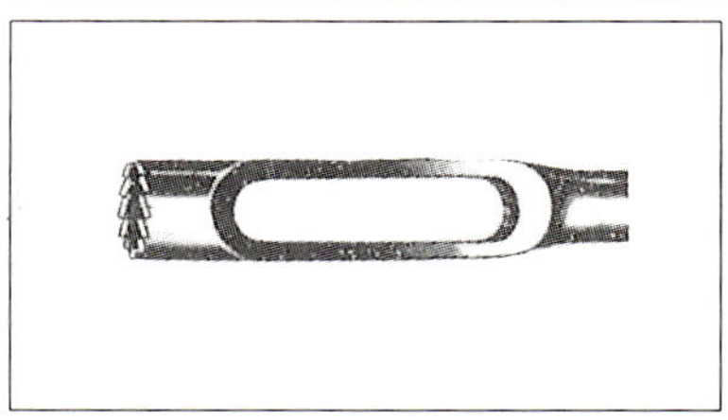

Hohlfräser
티눈 제거용 홀프레져

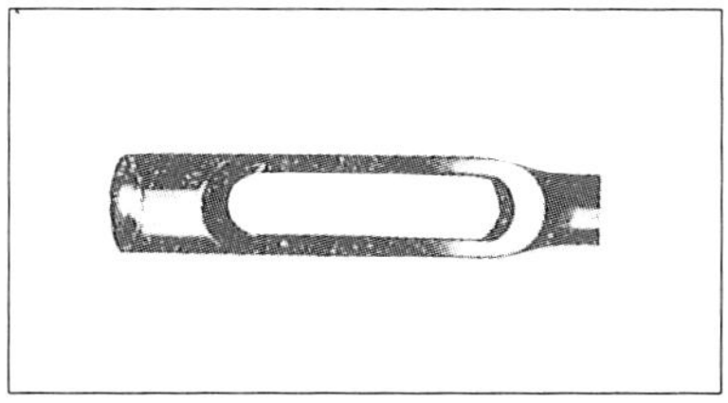

Schirmfräser
발 뒷꿈치의 굳은살을 제거할 때 사용한다.

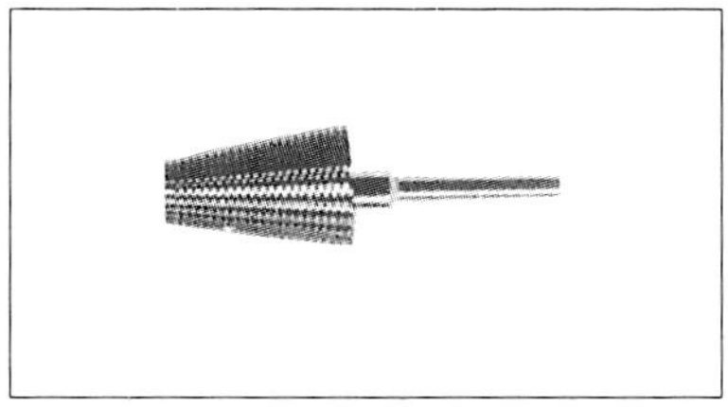

Kugelfräser
티눈과 발톱홈의 굳은 각질을 제거하는데 사용한다.

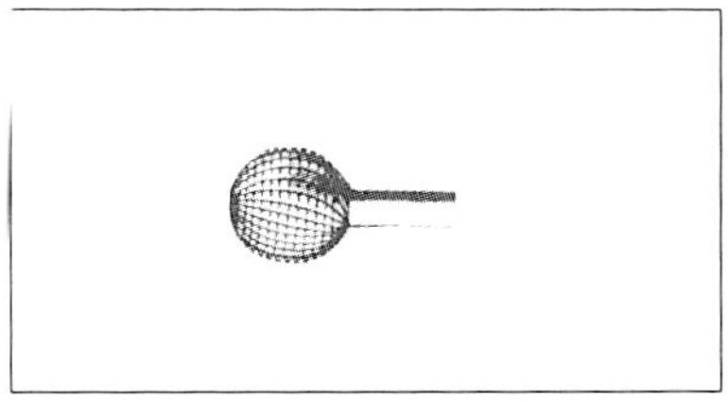

Diamantfräser
발톱표면 위를 갈아 내는데 사용한다.

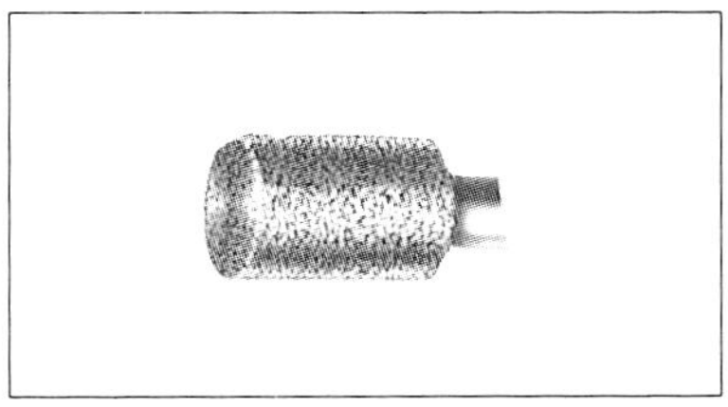

Zigenhaarbürste
발톱홈의 분진을 제거하는데 사용한다.

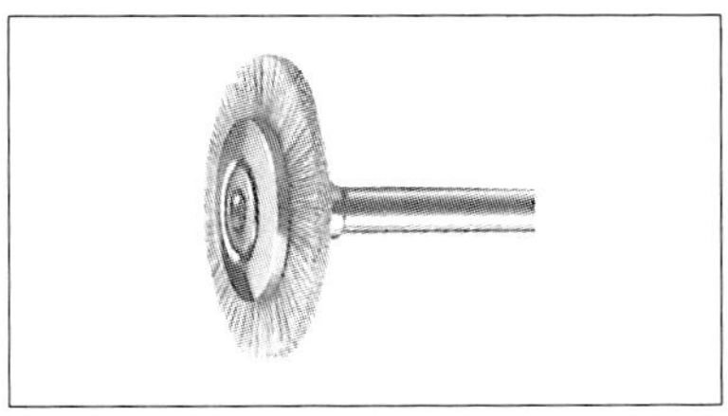

3) 발관리사의 역할

푸쓰 플레게를 하면서 손님에게 적절한 조언을 해 줌으로써, 발관리사는 건강에 관한 조언자로서의 평가를 받는다. 그 밖에 발관리사의 역할은 다음과 같다.

① 피부표면을 매끈하게 하고, 딱딱한 각질을 없애 준다.
② 너무 많이 걸어서 생긴 발의 손상, 갈라짐에서 감염증을 예방한다.
③ 방취, 방균, 특히 진균감염을 예방한다
④ 상쾌한 향기가 있는 관리실에서 피로회복과 쾌적한 기분을 만끽하게 해준다.

처음 오는 손님에게는 발관리의 전과정을 상세히 설명해 준다. 손님이 벗어 놓은 신발은 발톱 부스러기나 먼지가 튀지 않도록 의자 옆에 두며, 그 신발만 봐도 발의 형태를 알 수 있어야 한다.

발을 관찰하면서 발의 변경 유무, 발바닥의 굳은살이나 발가락 측면의 티눈이나 못박힘, 파고드는 발톱 등이 있는지를 관찰한 후 각탕기에 시원한 물과 발삼푸(foot shampoo)를 첨가한 후 발을 청결히 한다.

종이타올로 발의 물기를 잘 닦고, 발가락 사이의 수분도 키친타올로 물기를 제거한 후 소독용 스프레이를 분사한다.

2. 발톱의 구조

1) 발톱의 구조

발톱은 피부의 부속기관으로서 발가락 끝을 지지해 주는 역할을 하며 주성분은 각질로 이루어져 있다. 발톱은 매우 단단한 형태의 케라틴을 함유한 죽은 각질세포의 층으로 구성된 얇은 판이다. 발톱의 보이는 부분이 발톱 몸통(조체)이고 피부에 의해 덮인 부분은 뿌리이다. 각피는 몸통 속으로 계속 자라는 각질층이다.

발톱은 발톱의 근위 부위에 위치한 바탕질로부터 자란다. 바탕질의 작은 부분인 반달은 몸통이 하얗고 달 모양으로 보이는 발톱의 바닥부이다. 반달이 자람에 따라 발톱은 하루에 0.8mm의 성장속도로 발톱 끝을 향해 밀려간다. 털과 달리 발톱은 계속 자라고 휴지기가 없다.

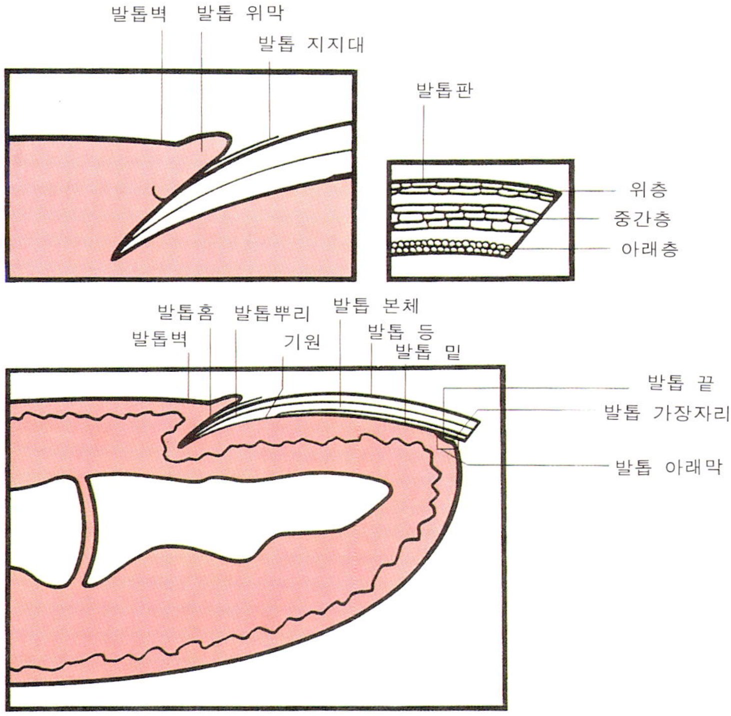

그림 10-2 발톱의 구조

2) 발의 변형

발은 선천적으로 대부분 건강한 발을 가지고 태어난다. 그러나 성장하면서 내적 그리고 외적인 영향으로 인하여 변형된다. 변형은 일반적으로 발의 근육과 조직이 과중한 부담을 받게 되어 변화되는 것을 뜻한다. 이러한 근육과 조직의 영향으로 인하여 발의 궁형이 내려앉게 된다. 이러한 증상은 우선 발의 피곤함과 통증에서 느낄 수가 있다.

① 발의 변형의 외적인 요인
- 볼이 좁고 끝이 뾰쪽한 신발을 착용할 때
- 운동과 직업에 의해 발이 과중한 부담을 받을 때
- 운동부족으로 인하여
- 다쳤거나 수술로 인하여

② 내적인 요인
- 근육과 조직의 약화
- 비만과 체중 미달의 변화로 인해
- 뼈의 성장장애에 의해(예 : 비타민 D의 결핍, 구루병)
- 발의 궁형의 변화 또는 혈행장애나 혈관질환으로 인하여
- 태아가 모태에 있는 동안 위치가 바르지 못했을 때

(1) 선상족

선상족은 중족과 발가락뼈의 구조 변형이 문제이다. 중족골의 제 2,3,4 뼈가 내려앉아서 바닥에 닿게 되며, 이 때문에 제 2,3,4 발가락의 관절이 밑으로 처지게 된다. 발가락은 움츠려 들며 각을 이루는데 망치나 짐승의 발톱처럼 움켜진 상태로 나타나는 게 특징이다. 엄지발가락의 관절이 밖으로 휘어지는 현상을 나타낸다. 발가락의 움직임은 발의 짧은 근육으로 인하여 자유롭지 못하고 때로는 움직임을 불가능하게 만들기도 한다. 이러한 선상족의 변형으로 인하여 외반모지가 생기며, 통증은 지골에 나타나며 발바닥에 티눈이나 굳은살이 생긴다.

이러한 선상족의 원인을 살펴보면 과다한 체중과, 딱딱한 바닥에 오래 동안 서 있거나 발에 맞지 않는 신발을 신었을 때 발생한다.

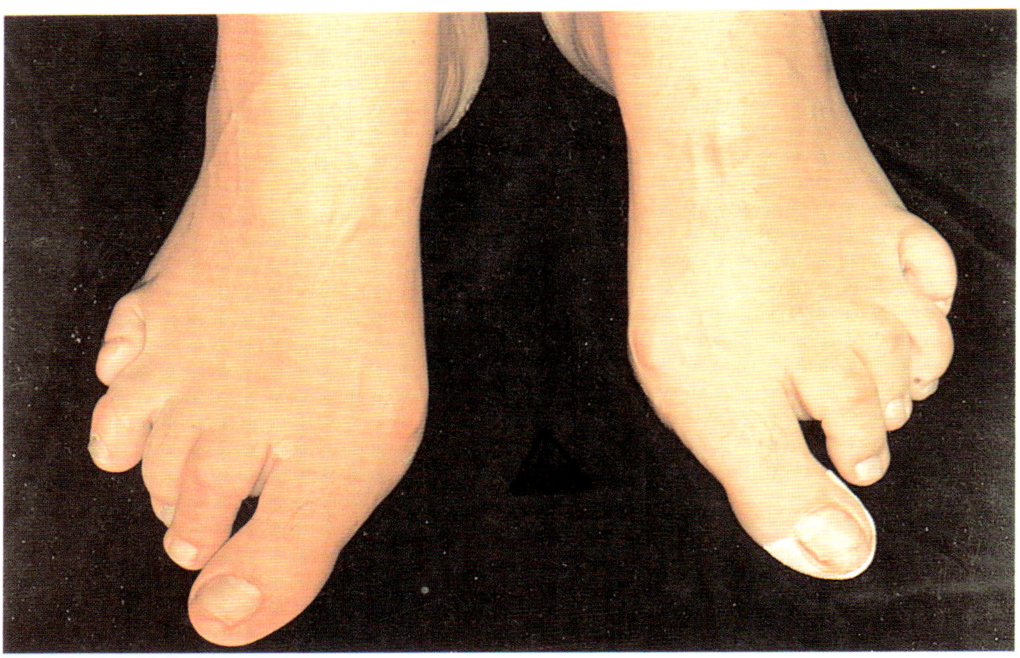

그림 10-3 선상족

(2) 수하족

수하족은 발의 기능이 약화되어 나타나는 현상이다. 일반적으로 안쪽 족궁이 밑으로 가라앉아 발바닥과 발등 안쪽에 통증이 나타날 뿐만 아니라, 장딴지에서 엉덩이까지 통증이 나타나게 된다. 수하족은 편평족의 전 단계로서 이러한 현상이 오래 지속되면 편평족으로 변하게 된다.

수하족의 원인은 체중 증가로 인하여 발이 부담을 많이 받거나 직업적인 영향으로 인하여 오래 서 있을 때, 또는 발의 약화, 예를 들어 병원에 오래 입원해 있을 때 등이다. 이러한 발은 마사지 특히 발 김나스틱 운동을 통해 많은 효과를 볼 수 있다.

(3) 편평족

편평족은 선천적으로 타고나는 현상은 드물며 대부분 수하족의 변형 또는 후천적인 구루병에 의해서 나타난다.

발 안쪽의 족궁이 내려앉아서 생기는 현상으로서 바깥쪽보다 안쪽 족궁이 당기는 현상이 나타난다. 또한 발바닥에 티눈이나 굳은살이 생기는데 이러한 변형의 원인을 살펴보면 다음과 같다.

- 비만으로 인하여 발이 체중의 부담을 많이 받을 때
- 오래 서 있거나 무리한 보행으로 인하여
- 발바닥의 근육조직의 약화 또는 선천적인 결합조직의 약화로 인하여
- 근골의 골절로 인하여

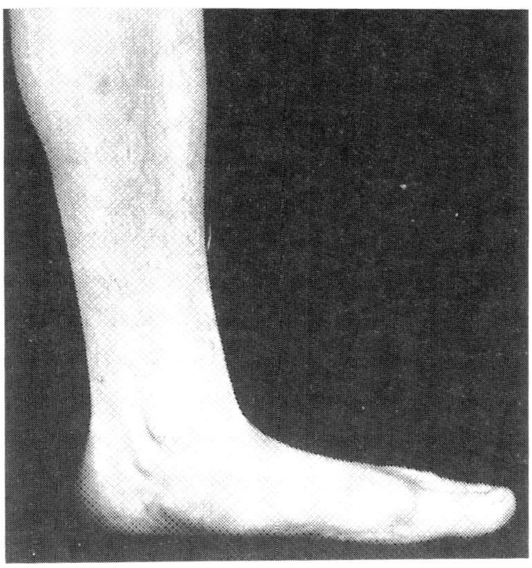

그림 10-4 편평족

이러한 변형으로 인하여 무릎관절과 고관절(허리관절), 그리고 척추에 부담을 많이 받게 되며, 특징적으로 구두창과 구두굽의 안쪽이 많이 닳게 된다. 발꿈치 안쪽 부위와 제1 발바닥뼈 아래 부위에 각질이 형성된다.

관리 방법으로서 발 안쪽에 안창을 대어서 높여 주거나 발 체조를 통해 관리하고 발바닥에 생기는 티눈이나 굳은살을 제거하여 통증을 덜어 준다.

(4) 요족(오목발)

편평족과는 반대의 현상이다. 대부분의 경우 선천적으로 타고나며 유전으로 인하여 나타나기도 한다. 발등은 높게 올라가고 근골이 다른 뼈보다 높게 치솟아 있다.

바깥쪽에서 보았을 때 아치 모양을 이루고 있으며 엄지발가락과 새끼발가락의 관절이 눈에 띄게 두드러지는 현상을 나타내고, 발 앞쪽이 넓고 발가락은 약간 움켜진 상태를 나타내는게 특징이다. 신발의 눌림으로 인하여 발가락 윗부분과 발가락 끝에 굳은살과 티눈이 생긴다. 이러한 변형의 원인을 살펴보면 다음과 같다.

- 인대가 당김으로 인하여 생기는 류마티스로 인해
- 선천적인 병으로 인하여(매우 드문 경우이다)
- 굽이 높은 신발을 신었을 때
- 근골의 골절로 인하여

이러한 발은 굽이 낮은 구두에 안창을 깔아 주며 발마사지와 발 체조를 통해 관리한다.

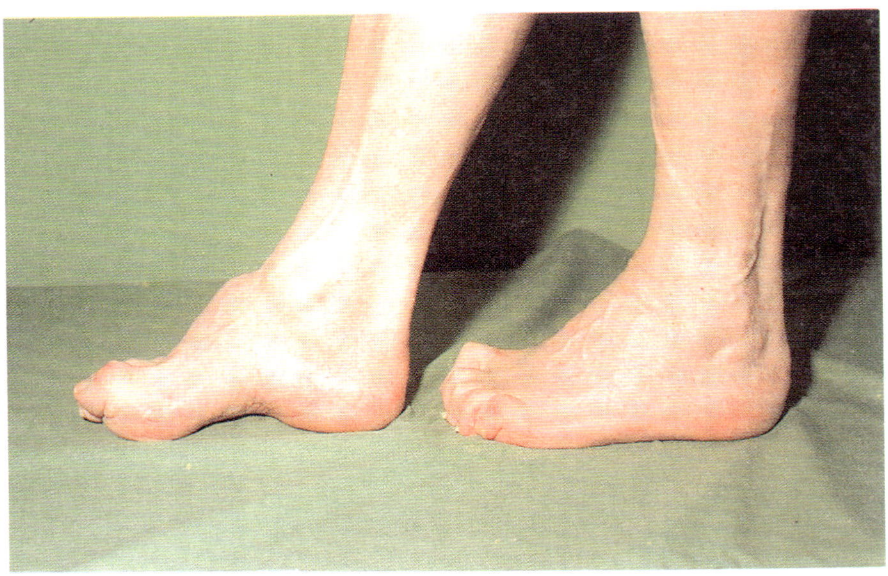

그림 10-5 요족

(5) 외반족

외반족은 대부분이 유년기에 많이 나타난다.

어린아이들은 아직 발의 근력이 제대로 발달되어 있지 않아서 하중에 견디는 힘이 약하다. 이러한 하중이 오래 지속되면 거골(목말골)이 수하족에서와 마찬가지로 밑으로 짓눌려지고 관절의 어긋남으로 인해 발 한가운데의 뼈가 앞으로 나오게 된다. 유년기에 외반족의 형태를 지닌 어린이들은 족관절이 약하기 때문에 발이 안쪽으로 굽는 현상을 나타낸다.

발 안쪽의 복숭아뼈가 튀어나오고 거골은 안쪽 복숭아뼈 아래로 보이게 되는 현상을 나타낸다. 보통 2개의 복숭아뼈라고 불리는 이 현상이 외반족을 구별하는 표시이다. 복숭아뼈에서 거골의 변형된 상태로 인해 발은 하퇴부에 비스듬하게 되며 발안쪽 가장자리가 밑으로 처지는 현상을 보인다.

외반족이 되는 주 요인은 아직 발의 뼈나 근육조직 등이 제대로 발달되지 않은 상태에서 무리한 보행이나 비만으로 인해 발이 체중의 부하를 많이 받을 때 발생한다.

어린이에게 있어 외반족은 성장장애를 가져온다. 그래서 이러한 유형의 발은 발김나스틱을 통해 효과를 얻을 수가 있다. 그러나 어린이들에게 있어 외반족은 성장과 함께 대부분 사라지게 된다.

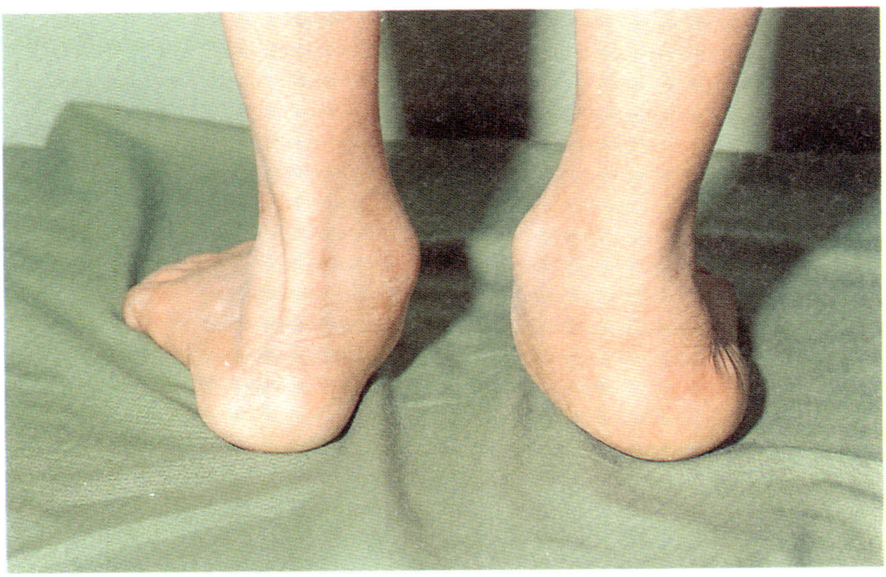

그림 10-6 외반족

(6) 첨족

요족의 상태보다 한 단계 더 변형된 현상으로 발 안쪽이 더욱더 높게 궁형이 이루어진 형태이다. 그래서 발 바깥쪽 가장자리만 바닥에 닿게 되는 게 첨족의 특징이다. 통계적으로 보면 이러한 현상의 발은 1000명에 하나 꼴이다.

여자보다는 남자에게 더 많이 나타나며 약 50%가량이 양발에 이러한 현상이 나타난다. 첨족은 선천성과 후천성이 있다. 선천성은 주로 유전에 의한 것이며 보통2대에 걸쳐 나타난다. 선천성 첨족은 또한 뼈의 관절에 이상 변화를 가져온다.

발의 기능은 변형된 상태로 인하여 정지와 움직임이 제약을 받게 된다.

첨족의 상태가 심한 경우 특수 신발을 맞추어 신어야 한다.

몸의 하중이 발에 골고루 실리지 않기 때문에 발의 관절이 변하게 된다. 또한 특정 부위에만 하중이 가해지기 때문에 못 박힘이나 티눈이 형성된다.

(7) 동상

동상은 보통 혈액순환의 장애에 의해 발생한다. 증상이 나타나면 우선 혈액순환을 촉진시키며 근육조직을 가볍게 자극해 발의 활성화를 도와준다.

발에 혈액의 정체 현상이 일어나면 발을 가볍게 마사지 해줌으로서 혈액순환에 도움이 되도록 한다. 마사지를 할 때 유의할 점은 곧바로 동상 부위를 마사지하지 말고 다른 부위를 먼저 가볍게 마사지 해준 다음 동상 부위를 마사지하는 것이다..

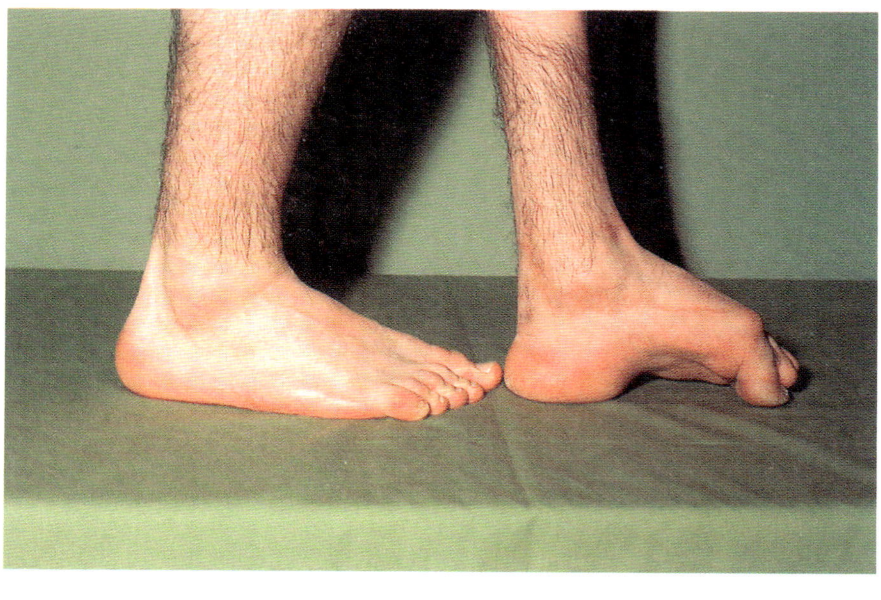

그림 10-7 첨족

마사지 동작은 손가락으로 가볍게 원을 그리면서 마사지하고 서서히 힘의 강도를 높여서 마사지한다. 또한 동상에 바르는 크림을 아침. 저녁으로 두껍게 바른 후 부드럽게 마사지한다. 크림을 바르기 전에 혈관을 확장하는 각탕용 첨가제를 넣고 족탕에 발을 담근다.

동상을 예방하기 위해서는 가을부터 관리를 해야 한다. 겨울에 항상 동상이 재발하는 사람은 규칙적으로 관리를 해야 한다. 특히 체질적으로 차가운 발을 지닌 사람은 혈액순환이 순조롭게 이루어지지 못하기 때문에 일반적인 사람에 비해서 동상에 걸릴 확률이 높다. 이러한 차가운 발을 관리하는 방법으로는 마사지와 발 김나스틱을 통하여 혈액순환을 원활하게 해줌으로서 동상 예방에 좋은 효과를 볼 수 있다.

위에서 언급한 동상에 대한 예방 및 관리는 누구나 손쉽게 할 수 있기 때문에 독일에서는 발관리실보다는 집에서 주로 많이 하고 있는 실정이다.

(8) 외반모지(Hallux valgus)

엄지발가락이 X자 형태로 중족지절 관절에서 굽어 새끼발가락 방향으로 굽은 상태이다. 신발의 압력과 마찰로 인해 엄지발가락뿌리에 딱딱한 각질이 생긴다. 때로는 염증이 생기기도 한다. 이때 통증은 엄지발가락뿌리에 나타난다. 외반모지가 생기는 원인으로는 선천적인 병과 볼이 좁고 앞이 뾰족한 신발의 착용 등을 들 수가 있다. 남자보다는 여자에게 많이 생기는데 그 이유는 발에 적합하지 못한 신발을 많이 착용하기 때문이다.

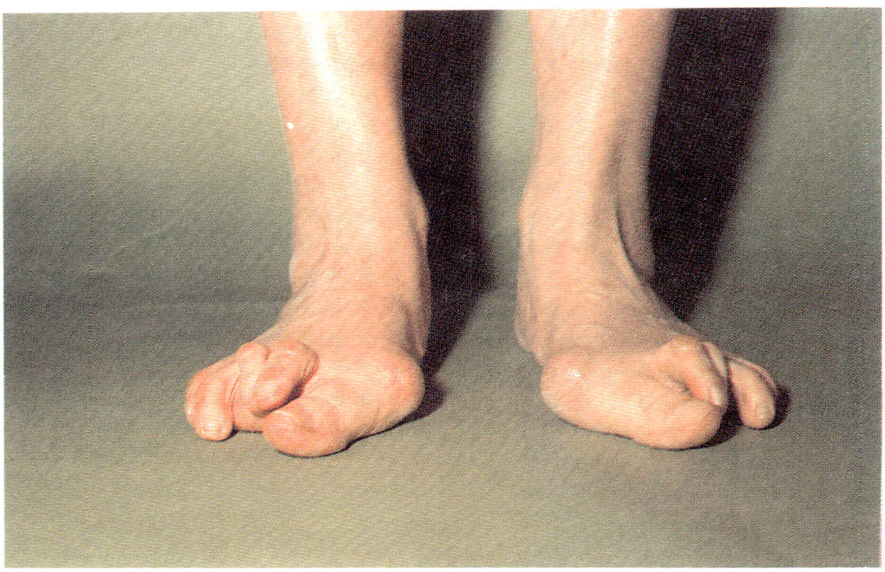

그림 10-8 외반모지

외반모지의 발관리는 편한 신발을 착용하고 비만인 경우에는 체중을 감소시킨다. 또한 엄지발가락 관절에 나타나는 티눈이나 굳은살을 제거해 주며 취침 시에는 엄지발가락에 특수 밴디지를 착용하여 발가락이 바깥쪽으로 당겨지도록 하거나 오테제를 이용하여 관리해 준다.

통증이 심한 경우에는 의사의 진단을 받도록 한다.

(9) 강직성 굴지증(Hallux rigidus)

외반모지 진행으로 인하여 엄지발가락의 관절이 점점 더 심한 변화를 초래한다. 관절 부위의 뼈가 자극을 받아 염증이 생기게 되며, 관절이 계속해서 자극을 받게 되면 엄지발가락 관절뼈에 통증을 수반하는 엄지발가락 뿌리가 형성된다. 이러한 현상은 주로 선상족에 나타난다. 또한 엄지발가락 관절이 시간이 지남에 따라 딱딱하게 굳게 된다.

(10) 망치 엄지발가락(망치발)

이러한 종류의 변형은 선천성의 경우는 매우 드물고, 주로 후천성에 의해서 발생하며 체중과도 관계가 없다. 망치발은 편평족, 요족, 선상족에 많이 나타난다. 발가락의 굴곡이 심해져 중족지절 관절이 중족골 위로 들어 올려진다. 모든 발가락에 이러한 현상이 나타날 수 있는데 두 번째 발가락에 나타나는 경우가 가장 많다.

근본적인 원인은 발의 변형에 의해서 나타나지만 이외에도 볼이 좁은 신발의 착용이나 발가락의 골절로 인하여 이러한 현상이 나타나며, 발가락 끝 부분에 각질이나 티눈이 생기기도 한다. 관리 방법으로는 이러한 현상을 완화시키는 패드(발가락 덮개, 티눈용 패드, 망치발용 패드)를 사용한다.

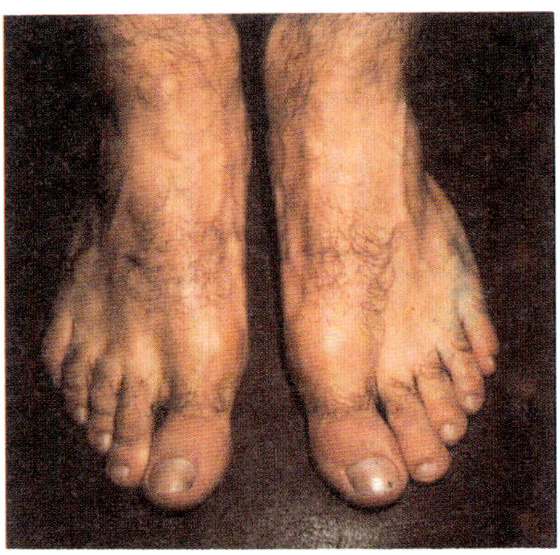

그림 10-9 강직성 굴지증

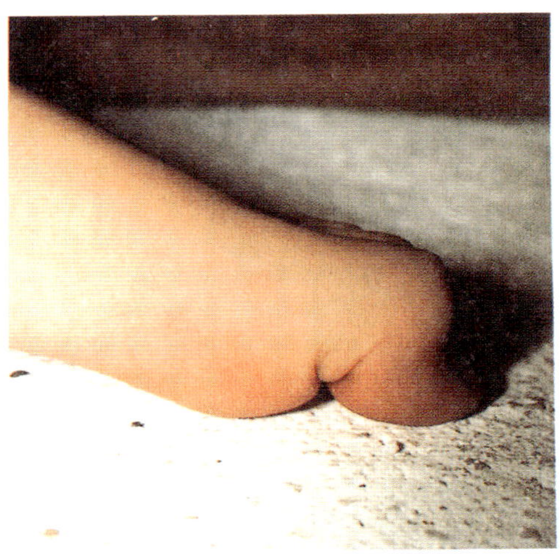

그림 10-10 망치 엄지발가락

(11) 며느리 엄지발가락

엄지발가락의 종족골 뿐만 아니라 중족골까지 심하게 굽어서 움켜진 현상이다. 엄지발가락의 중족관절과 종족관절이 딱딱하게 굳게 된다. 이러한 현상은 주로 선상족의 형태에 많이 나타난다.

발관리로서 통증 부위에 크림을 발라 주며 관절이 굳지 않도록 발가락을 움직여 준다. 신발의 형태 또한 바꾸어 주어 발가락이 편안하도록 해준다.

굴곡의 현상이 심해서 완전히 경직된 후에는 수술을 통해서 관리해 주어야 한다.

(12) 정맥류

정맥류는 일반적으로 결합조직이 약해서 혈관이 확장되어 나타나는 현상으로 표재성과 심부성이 있다. 이러한 현상을 지닌 사람은 발을 꼬지 않도록 하며 오래 서 있거나 뜨거운 물에 목욕하거나 마사지 등을 금해야 한다. 특히 발 마사지도중 혈관벽을 상하게 할 우려가 있기 때문에 발 마사지를 해서는 안된다. 또한 햇볕에 장시간 있는 것도 피해야 한다. 정맥류는 또한 임산부에게도 나타난다. 그러나 대부분 출산 후에 없어진다. 정맥류는 장시간 서서 직업에 종사하는 사람에게 많이 나타난다.

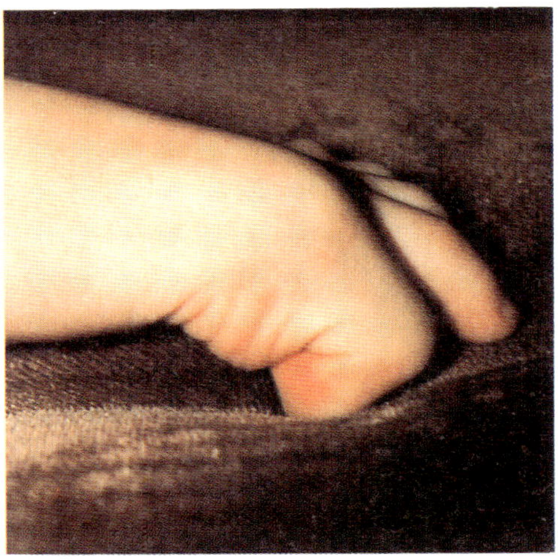

그림 10-11 며느리 엄지발가락

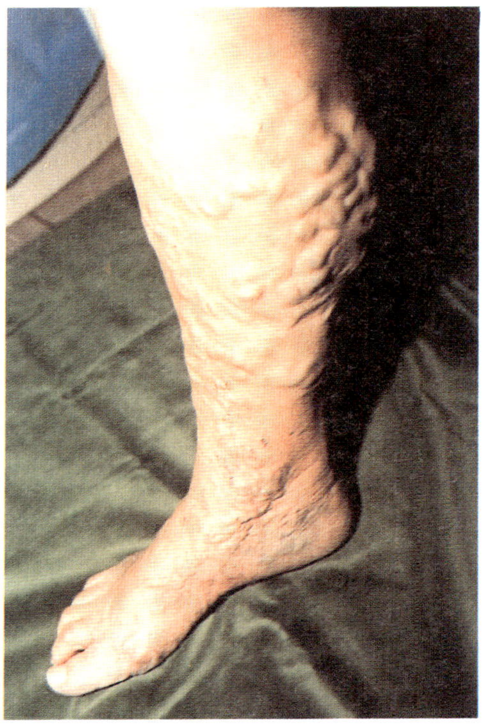

그림 10-12 정맥류

(13) 발굽골돌기

사람들은 가끔 발뒤꿈치의 통증을 호소한다. 이러한 현상은 아침에 일어나서 걸을 때 그리고 낮에 걷거나 서서 활동할 때 갑자기 통증이 나타난다. 이때 통증은 찌르는 듯한 아픔을 느끼게 된다. 특히 딱딱한 바닥을 달릴 때 발은 예민하게 대응한다.

발의 외적인 현상으로서 티눈이나 굳은살이 형성되지 않기 때문에 발굽골돌기를 판단하기가 매우 어렵다.

발굽골돌기는 다른 기관을 자극할 뿐만 아니라 염증을 야기 시키기도 한다. 이러한 발굽골돌기의 형성 원인에 대해서는 아직 명확하게 규정짓고 있지 못하다.

통증이 수반되는 발굽골돌기의 관리는 우선 자극을 받거나 염증이 생긴 부위를 잘 관리해 주어야 한다. 이러한 것은 새로운 자극을 피하기 위해서 필수적이다. 염증이 생겼을 경우 안정을 취함과 동시에 여기에 알맞는 크림을 발라 준다.

또한 신발 뒤꿈치 부위에 탄력이 있는 안창, 예를 들면 스펀지 또는 실리콘으로 된 플라스틱 안창을 깔아 자극이나 통증을 감소시키도록 한다.

발굽골돌기는 통증이나 자극을 경감시키는 재질이나 염증을 제거하는 물질로서 통증을 완전히 제거하지 못하기 때문에 의사의 치료를 받아 관리하도록 한다.

(14) 족부다한증

많은 사람들이 땀나는 발로 인하여 괴로워하고 있는데 이렇게 땀이 많이 나는 원인은 통풍이 잘되지 않는 신발을 신거나 또는 발 위생에 적합하지 못한 신발을 신었을 때 심한 냄새를 유발할 뿐만 아니라 각질을 하얗게 팽창시켜 발가락 사이에서 무좀균이 번식하는데 좋은 조건을 형성해 주기도 한다.

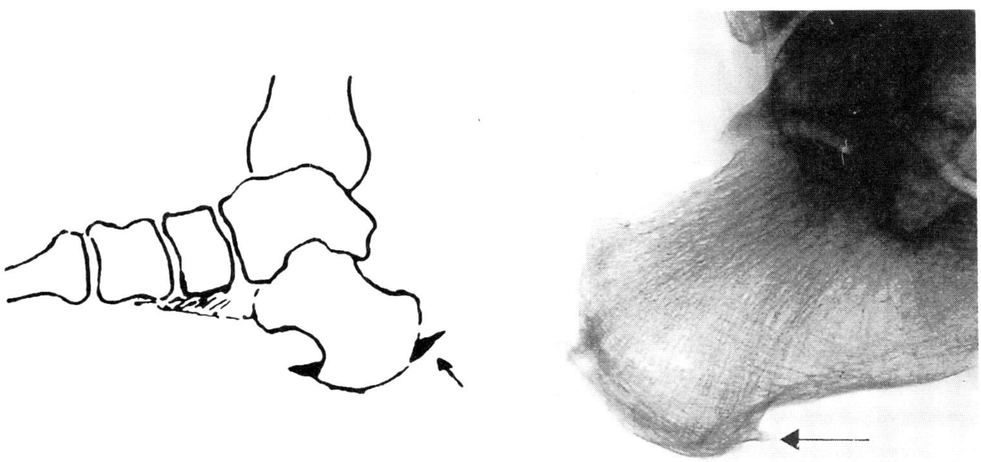

그림 10-13 발굽골돌기

이외에도 두꺼운 각질 특히, 발뒤꿈치나 발바닥과 마찰을 일으켜 피부를 상하게 하기도 한다. 그래서 땀나는 발은 우선 발을 청결하게 하는 게 중요하다.

비누는 순하고 부드러우며 질이 좋이 것을 사용하되, 너무 자주 목욕하거나 특히 뜨겁거나 따뜻한 물에 오랫동안 있는 것은 피해야 한다. 또한 젖은 수건으로 자주 발을 닦아주어 땀 냄새가 나지 않도록 한다. 땀은 분해된 후 냄새를 맡을 수가 있는데 분해되기 전에는 냄새가 거의 없다. 땀은 스스로 분해되면 피부 이외의 부분, 즉 양말에 빨리 흡수된다.

20℃정도의 찬물에 발을 담그고 가볍게 마사지하듯이 씻으면 땀나는 발에 있어서 효과적으로 도움을 얻을 수가 있다. 규칙적으로 아침에 발과 양말, 신발에 파우더를 뿌려 주면 땀의 흡수력이 좋아 도움이 된다.

간찰진의 증상은 미지근한 물에 카밀렌을 첨가해 잠깐동안 담가 두고 콜로이드로 관리한다. 특히 저녁에는 발에 수분 조절을 유지하는 발관리 제품을 바르거나 유분 크림을 발라 준다. 매일 새로운 양말을 갈아 신고 화학섬유나 털(모직)로 된 양말은 땀을 유발하는 작용을 하므로 면으로 된 양말을 신는다.

신발 깔창은 활성탄으로 된 재질이 좋으며 저녁에 신발에서 꺼내어 환풍 시키도록 한다.

이외에도 규칙적인 김나스틱, 즉 발의 근육을 강화시켜 주는 김나스틱과 마사지를 매일 해준다. 왜냐하면 개개의 근육군이 활발하게 움직여 발의 근육강화에 도움을 주기 때문이다. 가장 좋은 방법은 잔디나 모래 바닥에서 맨발로 김나스틱을 하는 것이다. 매일 이러한 연습을 반복함으로서 땀이 나는 발은 혈액순환의 원활함과 환기를 통해 상태가 좋아지는 현상을 볼 수 있다. 또한 신선한 공기는 땀나는 발에 매우 중요한 역할을 한다.

잦은 발 목욕은 오히려 땀나는 발을 상하게 할 우려가 있다. 그래서 발 목욕은 1주일에 2번 정도가 좋다. 온도는 38℃ 이상을 넘지 않도록 하고 발 목욕 시간은 5분 정도가 이상적이다. 발 목욕 후에 찬물로 씻어 내고 가볍게 마사지하는 게 좋다.

(15) 갈라지는 발

발바닥이나 발 가장자리, 특히 발뒤꿈치가 갈라지는 현상을 볼 수 있는데, 이러한 현상은 여름보다 겨울에 더 심하게 나타나며 갈라진 부위는 통증을 느끼게 된다.

갈라지는 발은 피부 표면이 어린선(비늘)의 형태로 나타나므로 피부가 갈라지는 현상이 나타나면 매우 신중하게 관리를 해야 하며 두꺼워진 각질을 조심스럽게 제거해야 한다. 두꺼워진 각질을 제거할 때 주의할 점은 피부가 상처를 입을 수가 있으므로 피부를 사전에 부드럽게 한 후 제거하도록 한다. 이때에는 크고 거친 프레져를 사용하여 각질을 제거해 준다.

발이 갈라지는 원인을 살펴보면
- 발의 변형으로 인하여
- 발에 맞지 않는 신발로 인한 피부의 자극을 통해
- 직업적인 영향으로 인하여
- 체중과다
- 피부의 노화
- 피부 표피층에 공급 부족으로 인한 유기체의 변화 등이다

집에서도 혼자서 관리할 수 있는데 갈라진 부위가 심한 경우에는 저녁에 상처에 바르는 크림을 갈라진 부위에 두껍게 바른 후에 거즈 붕대로 잘 감싸주거나 또는 오클루씨브페르반트(Okklusivverband)로 잘 감싸준다.

발이 갈라지는 현상이 나타날 때에는 지속적으로 갈라지는 부위를 관리해야 하며, 상태가 좋아졌다고 해서 관리를 그만두면 또다시 갈라지는 현상이 나타난다. 따라서 각질에 바르는 크림이나 갈라지는데 바르는 크림을 지속적으로 사용해야 한다.

또한 일주일에 한번씩 물에 발을 담가 각질을 연하게 한 후, 버퍼로 제거해 주면 통증으로부터 벗어날 수 있다.

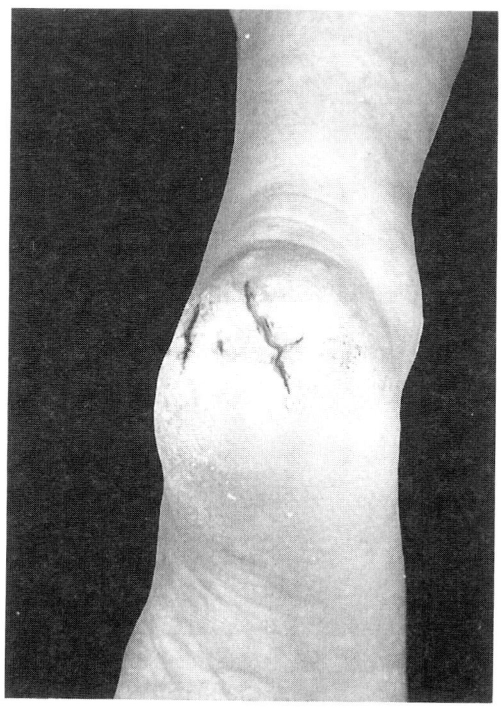

그림 10-14 갈라지는 발(뒤꿈치)

3. 발 피부의 변형

발에 가장 많이 나타나는 피부의 변형은 과도하게 각질이 형성된 것인데 이런 한 굳은살은 각화증과 티눈의 두 가지 형태로 나타난다. 일반적으로 각화증은 피부의 표면에 나타나 있지만 티눈은 피부의 깊은 층까지 뿌리를 내리고 있다.

1) 굳은살 관리

특히 발뒤꿈치와 발바닥 그리고 변형된 발에서 이러한 각질을 많이 볼 수 있다. 이러한 각질을 제거할 때에는 호른하우트 호벨(Hornhauthobel)과 그로써 호른하우트 호벨(Grobser Hornhauthobel)이나 푸쓰 플레게 기구를 이용하여 제거해 준다.

각질은 혈관이나 신경과는 무관하므로 각질을 제거해도 출혈이나 통증이 나타나지 않는다. 그러나 갈라진 발의 두꺼운 각질을 제거할 때에는 주의해야 한다. 상처가 생기지 않도록 한다고 갈라진 발 피부결의 반대 방향으로 작업을 해서는 안 된다.

각질을 제거한 후에는 카펜 쉴라이퍼(Kappenschleifer)로 매끄럽게 다듬어 주고, 젖은 수건으로 깨끗하게 닦아준다. 갈라진 현상이 심한 사람은 잘 소독하고, 쉬룬덴(Schrunden)크림을 발라 준다.

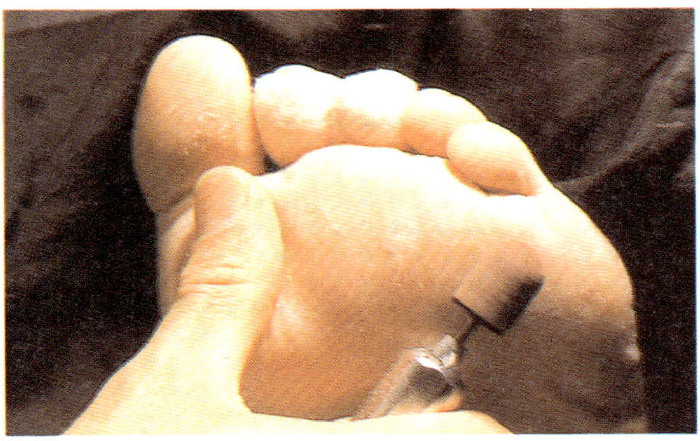

그림 10-15 카펜 쉴라이퍼(Kappenschleifer)로 각질을 다듬어 준다

2) 각화증 관리

스칼펠(Skalpell)이나 쿠겔 프레져(Kugelfräser)또는 쉴라이프 스타인(Schliefstein)을 이용하여 제거해 준다. 못을 제거한 후에 카펜 쉴라이퍼(Kappenschleifer)로 매끄럽게 다듬어 준다. 발톱과 피부관리를 한 후에는 다시 한번 발을 주의 깊게 관찰하며, 발톱 홈과 발톱 가장자리를 도펠 인스트루멘트(Doppel Instrument)로서 검사해 본다. 상처가 생긴 부위는 소독하고, 크림을 발라 준다.

손님에게 발에 대한 조언을 하고, 특히 변형된 발의 원인 및 관리에 대해서도 설명해 준다. 또한, 거동이 불편한 사람의 경우에는 옷을 입거나 일어설 때 도와주도록 한다.

마지막으로 관리사 자신의 손을 청결하게 소독하고, 사용한 기구를 깨끗하게 소독해 놓도록 한다.

3) 티눈

신발의 압박을 받아 두꺼워진 각질이 시간이 지남에 따라 피부의 변형을 일으켜 원추형 마개모양 또는 별모양의 형태로 나타난다. 이때 티눈은 피부 층 깊숙이 파고 들어가 골막이나 발뼈를 자극하기 때문에 통증을 느끼게 된다.

(1) 원인

티눈은 뼈를 덮고 있는 피부의 한 부위가 오랫동안 압박을 받아 생기는데 가장 근본적인 원인은 발에 맞지 않는 신발을 착용하여 발과 발가락에 변형을 가져오는 경우이다. 그 외에 다른 요인을 살펴보면 신진대사 작용의 억제 또는 혈액순환 작용이 정상적으로 이루어지지 못했을 때 발생한다. 티눈이 발생하는 부위는 주고 새끼발가락과 엄지발가락, 발가락 사이, 발바닥, 발톱 홈 등에 나타난다.

(2) 티눈의 종류와 제거방법

티눈의 제거 방법으로 스칼펠(Skalpell)과 디아만트 쿠겔프레(Diamantkugelfräser)와 홀 프레져(Hohlfräser) 하우트 창애(Hautzange)를 사용한다.

① 발가락 사이의 티눈

대부분 많은 사람들이 오랜 시간 동안 발가락 사이에 티눈이 발생했는데도 전혀 통증을 느끼지 못하는 경우가 있다. 또한, 여름에 땀으로 인하여 피부마찰을 일으켜 변하거나 또는 더욱 딱딱해 지기도 한다. 이러한 유형의 티눈은 옆 발가락의 발톱이 특정 부위를 계속해서 자극함으로써 발생할 수도 있다.

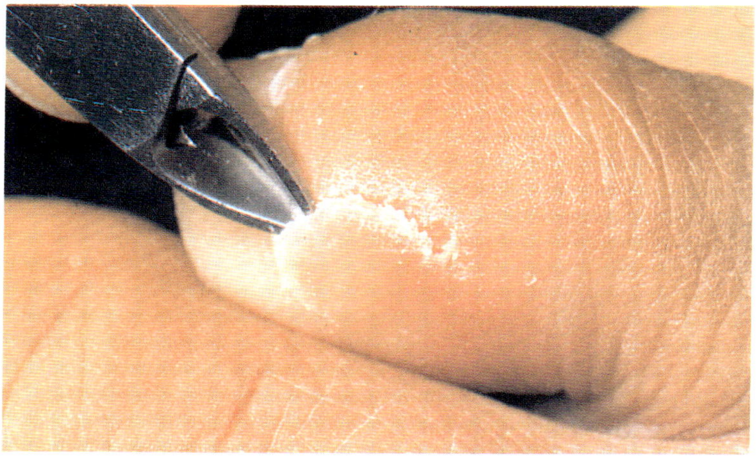

그림 10-16 발가락 사이의 티눈을 하우트창애(Hautzange)를 이용하여 제거한다

발가락 사이의 티눈 형성에 가장 중요한 역할을 하는 것은 신발이다. 볼이 좁은 신발을 착용함으로서 발가락이 압박을 받아 티눈이 생기게 된다.

이러한 발가락 사이의 티눈을 제거하는데 가장 좋은 기구는 스칼펠(Skalpell)이다.

② 엄지발가락 뿌리의 티눈

엄지발가락에 나타난 티눈은 대부분 뼈의 변형으로 인하여 발생한다. 이러한 부위에 발생하는 티눈은 조그맣게 생기거나 전체 부위에 생긴다. 티눈의 형태는 피부에 깊이 주름이 지므로 이러한 티눈을 관리하는데 있어서 숙련된 기술을 필요로 한다.

이 티눈은 하우트창애(Hautzange)와 스칼펠을 이용하여 신중하게 제거해 준다.

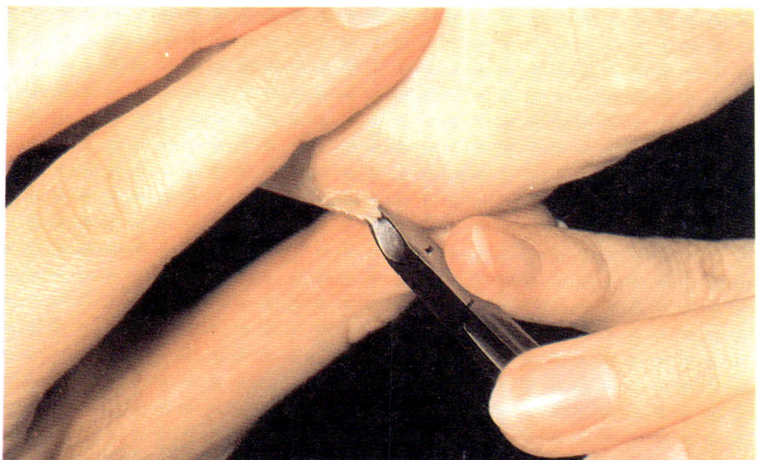

그림 10-17 엄지발가락 뿌리의 티눈을 하우트창애(Hautzange)를 이용하여 제거한다

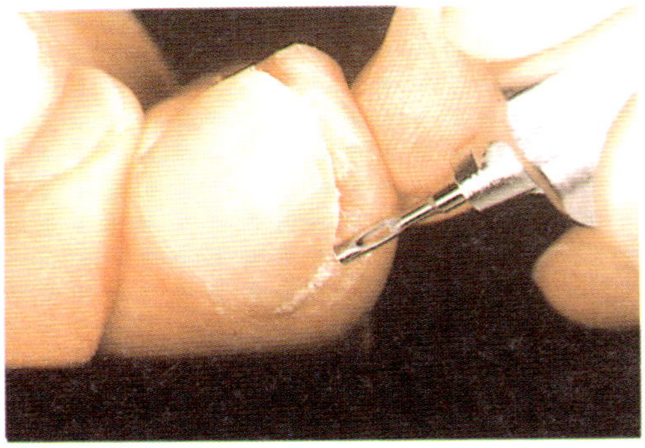

그림 10-18 발톱홈 사이의 티눈을 Hohlfräser를 이용하여 제거한다

③ 발톱 홈 사이의 티눈

발톱 홈에 발생하는 티눈은 발톱 측면을 너무 짧게 잘라 파고드는 발톱 현상으로 인하여 생기거나 볼이 좁은 신발을 신어서 생기게 된다. 또한 비만인 사람의 경우 일반적인 사람보다 발톱 벽이 압박을 많이 받아 이러한 현상이 생기게 된다. 특히 피부가 연한 사람은 발톱 홈이나 벽에 염증이 생기는 경우도 있다.

이러한 발톱 홈 사이의 티눈은 디아만트 쿠겔프레져(Diamantkuglfräser)와 톱니 모양으로 생긴 게작크테 홀프레져(Gezackte Hohlfräser), 그리고 스칼펠(Skalpell), 하우트창애(Hautzange)를 이용하여 제거해 준다.

④ 발바닥 부위의 티눈

발바닥 부위의 티눈은 선상족과 편평족 또는 신발의 영향으로 인하여 많이 발생한다. 보행 시 자극을 받기 때문에 많은 통증을 느끼게 된다.

발바닥 부위의 티눈을 제거할 때에는 주로 하우트 창애(Hautzange)나 홀 프레져(Hohlfräser)를 많이 이용한다. 홀 프레져를 이용하여 티눈을 제거한 후에 쿠겔프레져(Kugelfräser)를 이용하여 마무리 작업을 해주도록 한다.

(3) 각질과 티눈의 구분 방법

일반적으로 티눈과 각질을 제대로 구분하지 못하는 경우가 많이 있다.
각질은 피부층 표면 위에 두껍게 쌓여 있는 현상으로 티눈에 비해서 통증이 덜하다. 표면적으로 보기에는 티눈과 각질을 육안으로 판단하기 어려울 때가 종종 있다.

각질과 티눈을 구분하는 방법을 살펴보면 다음과 같다.

① 도펠 인스트루멘트(Doppel Instrument)로 각질의 중심 부위를 눌러 본다.
이 때 통증이 있으면 티눈으로 간주하면 된다.
② 각질의 표면을 스칼펠 또는 호른 하우트호벨 크레도(Hornhauthobel Credo)를 이용하여 깎아 본다.
티눈인 경우 뿌리가 보이게 된다.
③ 스프레이로 물을 뿌려 본다.
티눈인 경우에는 뿌리가 노란색을 띠게 된다.

4) 피부무좀

(1) 원인

주로 곰팡이 균에 의해서 전염되는데 무좀균은 습기가 있는 따뜻한 곳이나 통풍이 잘 되지 않는 곳에 번식한다.

무좀이 발생하기 쉬운 곳이 바로 우리 발인데 특히 발가락 사이가 위에서 언급한 무좀균이 번식하기에 가장 좋은 조건을 지니고 있다. 무좀은 기온이 따뜻한 여름에 가장 심하게 나타나며 겨울에는 약간 주춤한 현상을 볼 수 있다. 피부 부위에 번식한 무좀은 발톱 및 손톱에까지 번지며 생식기에도 옮는다.

무좀이 나타나는 초기에는 피부가 벌겋게 되거나 비늘 모양의 현상이 나타난다. 때로는 약간의 피부의 갈라지는 증상을 보이기도 한다. 시간이 경과함에 따라 노란 색깔을 띤 물집이 생긴다. 무좀은 다른 병과는 달리 스스로 치유되지 않는다.

(2) 관리방법

① 신발과 양말을 푸더(Puder)를 이용하여 자주 소독하고 구두 2-3 켤레를 번갈아 가며 신는다.
② 발을 자주 씻어 청결하게 하며 특히 발가락 사이의 습기를 없애 준다.
③ 무좀 약을 규칙적으로 발라 준다.

5) 사마귀

사마귀는 주로 피부 표면에 볼록하게 솟아 나와 있는데 바이러스균에 의해서 발생한다. 사마귀의 발생부위는 특히 얼굴, 손, 생식기, 발바닥부위 등이며 드문 경우이지만 손톱과 발톱 밑에도 나타나는 현상을 볼 수 있다.

6) 족저 사마귀

발바닥에 나타나는 사마귀로서 여러 가지 형태와 반점이 밀집해 있다. 체중의 눌림으로 인하여 압박부위에 못박힘 형태로 개개의 사마귀 또는 다수의 사마귀가 자라는데 특히 발뒤꿈치 부위에 많이 나타난다.

이때에는 티눈과 비슷한 형태로 두꺼운 각질에 덮여 있다. 보통 티눈과 혼동하기 쉬운데 모양이나 검은 색깔로 티눈과 구분한다. 특히 발바닥에 나타난 족저사마귀는 감염의 위험성이 있기 때문에 의사에게 관리를 받도록 한다.

4. 발톱의 변형

대부분의 발톱 장애는 내적인 영향과 외적인 영향으로 인하여 발생된다.

1) 내적인 영향

유전적인 원인으로 인하여 또는 선천적으로 성장 장애와 신진대사 장애 그리고 중병으로 인하여 변화되는 현상을 볼 수 있다.

2) 외적인 영향

기계적이고 화학적인 작용, 즉 마찰에 의해서 그리고 발가락과 발톱 부위에 생긴 상처나 감염에 의해 변화된다.

피부 무좀은 발톱 끝 또는 발톱 측면에 발생하여 발톱의 변형을 가져온다. 그러나 박테리아 감염에 의해 발톱의 성장의 장애를 가져오는 경우는 드물다. 이러한 영향으로 인하여 발톱은 외관상 아름답지 못하고 노란 갈색을 띠게 된다. 감염이 된 부위는 무디며 무감각하고 또한 부서지기 쉬운데 발톱은 외관상 석면의 형태를 띠고 있다. 이때 또한 발톱은 발톱조상으로부터 두드러지게 돌출 된다.

만약 날카로운 기구로 잘못 관리했을 경우 발톱의 변화가 올 수 있기 때문에 신중하게 관리해야 한다. 또한 비타민 A나 B의 부족 같은 영양결핍으로 인하여 발톱의 변형이 발생하기도 한다.

3) 형태의 변형

혈액 순환의 작용으로 인하여 발톱이 부서지는 현상이 일어난다. 물론 여기에는 영양 부족이나 신진대사 장애 또는 피부병으로 인하여 발톱 형성과 구조 및 형태의 변화에 영향을 미친다.

발톱이 길게 도랑이 파이는 원인은 신경성 또는 정신적인 긴장감에 의해서 이러한 현상이 나타난다. 이러한 원인으로 인하여 발톱이 부서지고 윤기가 없으며 발톱이 갈라지게 된다. 이러한 현상들은 특히 노년층에서 혈액순환의 장애로 인하여 많이 나타난다. 아치형 발톱은 혈액순환의 장애나 노년층의 뼈의 변화에 의해 나타난다.

4) 색깔의 변형

발톱에 가장 많이 나타나는 색깔의 변형은 하얀 반점인데, 반점 모양 또는 선이 그어진 형태로 나타난다. 이러한 하얀 반점은 발톱에 조금만 상처를 입어도 발톱 뿌리 주위까지 영향을 미친다. 하얀 반점은 아직 발톱의 각질이 부드러운 청소년들이게서 많이 볼 수 있다.

발톱 밑의 출혈로 인하여 검은 반점이 생기는데 발톱과 함께 자라, 앞으로 나오게 된다. 검은 반점은 또한 과다한 피부 색소로 인하여 나타나기도 한다.

발톱 밑의 색깔이 갈색이나 파란 검정색일 경우에는 피부암일 경우가 있으므로 의사의 진단을 받아 보도록 한다.

하얀 발톱은 더 이상 몸에서 충분한 케라틴(각질)를 형성하지 못하기 때문에 발톱이 밝은 핑크색-은색을 띠게 된다. 이때 반달이 없어지며 발톱에 많은 도랑이 생긴다. 하얀 발톱은 10-20살까지의 나이에서 병의 증상으로 인하여 나타나는 것을 종종 볼 수 있다.

발톱이 노란색으로 나타나는 현상은 발톱기질(조상)의 색깔이 노랗게 변화되기 때문이다. 이러한 발톱을 잘라 보면 색깔이 없다. 또 다른 원인은 화학물질에 의해서도 일어난다. 담배를 많이 피우는 사람인 경우 발톱의 색깔이 노란 갈색을 띤다.

발톱의 색깔이 변했는지 발톱 기질이 변했는지 구분하려면 발톱의 표면 위를 약간 갈아 보면 알 수 있다. 또한 발에 땀이 많이 나는 족부다한증의 경우에도 발톱 색깔이 노란색을 띠게 된다.

(1) 나무발톱(Holznagel)

두꺼운 발톱은 노란 색깔을 띠게 되며 대부분 발톱은 갈라지고 다공성의 부서지는 특성을 지니고 있다. 일반적으로 발톱의 형태가 변화되어서 생기는 현상으로서 발톱이 두껍게 변화되는데 발톱 무좀과 혼동할 수 있으나 냄새가 나지 않는 것이 특징이다. 때로는 발톱 무좀과 색깔이 비슷하기 때문에 발톱의 윗면을 약간 갈아 보면 나무 발톱인 경우에는 색깔이 없어지게 된다.

① 원인

- 선상족 유형의 형태를 지닌 발이 심한 하중을 받았을 때
- 건강하지 못한 신발의 압박으로 인하여
- 충돌과 짓눌림으로 인해 발톱 뿌리나 발톱 기질(조상)이 상처를 입었을 때
- 피부병으로 인하여(예 : 습진)
- 영양공급의 장애
- 혈액순환의 장애
- 호르몬의 분비장애
- 나이가 들어감에 따라 발톱이 두껍게 된다.

② 관리방법

- 발톱을 소독한다.
- 발톱을 짧게 깍아 준다.
- 발톱을 릴렌 프레져(Rillenfräser)와 라트 프레져(Radfräser)를 이용하여 얇게 갈아준다.
  발톱 표면 위에 쌓인 두꺼운 각질을 갈아내면 건강한 발톱이 나타난다.
- 두꺼운 나무 발톱의 경우 2주 간격으로 발톱을 규칙적으로 갈아주어야 한다.
  발톱조상이 심하게 상처를 입은 경우 발톱조상에 반흔이 발생하여 규칙적인 발톱의 성장을 저해한다. 따라서 규칙적인 발관리는 정상적인 발톱을 유지하고 건강한 발톱을 재생시키는데 필요한 수단이다.

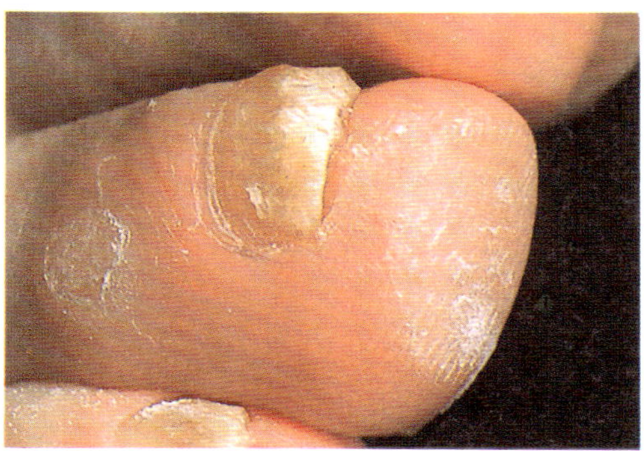

그림 10-19 나무 발톱

(2) 아치발톱(Rollnagel)

발톱의 세로와 가로 부분이 둥근 아치형태를 이루고 있으며 매우 딱딱하다. 발톱 끝은 종종 안으로 휘어지고 파고드는 현상을 나타나게 된다. 또한 발톱 끝의 아래부위에 티눈이 생길 가능성이 있다.

① 원인

발톱의 표면층이 발톱조상의 세포보다 더 빠르게 성장하여 이러한 발톱의 형태가 나타난다.

② 관리

발톱을 얇게 갈아주고 특히 발톱 끝을 잘 갈아준다. 또한 발톱 표면 위에 쌓인 각질을 제거해 주어야 한다.

(3) 끝이 뾰족한 발톱(Stulpnagel)

발톱의 세로 부분이 둥근아치 형태를 이루지 않고 발톱은 표면이 납작한 모양을 이루고 있다. 발톱 끝은 위쪽 방향으로 휘어진 형태를 나타내고 있다.

① 원인

발톱 조상의 세포와 발톱의 아래층의 세프가 윗층의 각질 세포층보다 성장이 더 빠르게 작용함으로서 발생한다.

② 관리

발톱 끝을 짧게 깎아 주고 윤기 나는 발톱모서리가 생성된 부위까지 다듬어 주어야 한다.

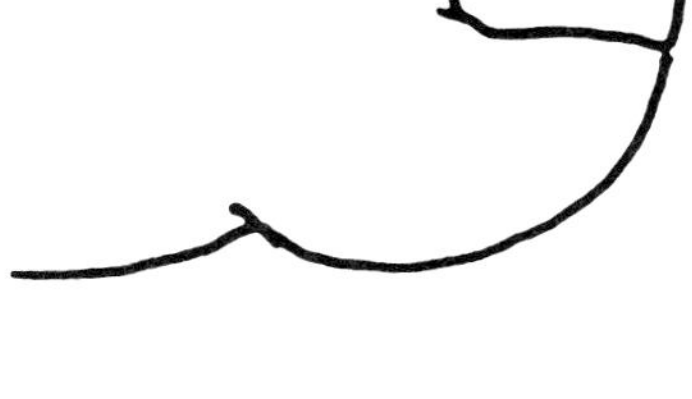

그림 10-20 아치 발톱

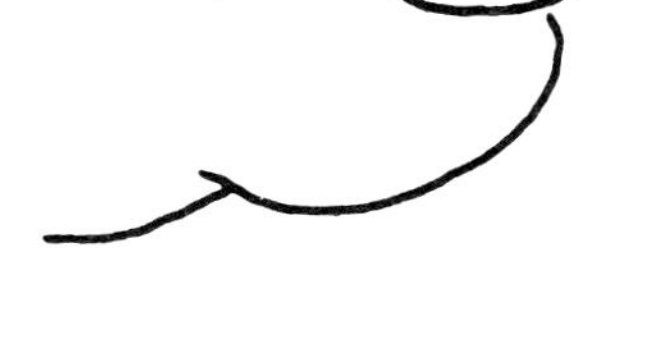

그림 10-21 끝이 뾰족한 발톱

(4) 갈라진 발톱(Spaltnagel)

발톱이 수직으로 갈라진 형태를 나타내며 지붕 모양의 기형적인 발톱 형태를 나타낸다. 발톱 뿌리와 발톱 기질이 상처를 입었을 때 생기는 현상으로 발톱 기질(조상) 위에 반흔이 형성되어 발톱이 갈라지는 현상이 나타나게 된다.

관리방법으로는 발톱을 짧게 깎아 주고 표면 위를 고르게 갈아준다. 발톱 표면이 얇은 경우 발톱 기질(조상)이 상처를 입지 않도록 주의해야 한다.

(5) 며느리발톱(Krallennagel)

일반적으로 두꺼우며 발톱의 성장 방향의 변화가 문제인데 발톱의 모양이 기형의 형태를 띠고 있다. 또한 짐승의 발톱 형태처럼 심한 아치형을 이루며 발톱의 성장 장애와 발가락 끝으로 발톱이 튀어나온 모양을 지니고 있다.

① 원인

유전적인 요인에 의해서 발생한다. 또한 발가락에 심한 하중을 받았거나 외적인 상태 또는 내적인 질환에 의해 이러한 발톱의 형태가 나타난다. 발톱의 성장장애는 발의 동상과 혈액순환 장애에 의해서도 나타난다.

② 관리

규칙적인 발관리를 통해 새롭게 형성되는 발톱은 오그라들지 않도록 할 수 있다. 더 나아가 발톱을 얇게 갈아주고 발톱의 각질을 제거해 준다. 또한 발톱 홈을 잘 청소해 준다. 발톱 아래에 있는 발톱 기질이 높게 아치를 이루고 있기 때문에 손을 모두 이용하여 조심스럽게 관리에 임해야 한다.

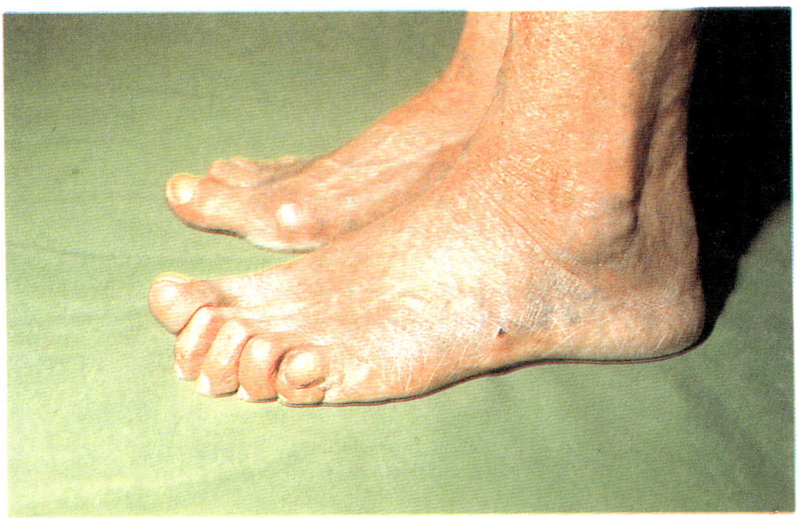

그림 10-22 며느리 발톱

(6) 파고드는 발톱(Eingewachsener Nagel)

파고드는 발톱은 발톱이 살 속으로 파고 드는게 아니라, 발톱 가장자리에 있는 발톱 벽을 누르거나 압박해서 발톱 홈으로 파고드는 현상을 말한다.

이때 피부에 상처가 나며, 이 상처를 통한 박테리아의 감염으로 인하여 화농증이 생기며 또한 딱딱한 군살이 형성된다. 주로 엄지발가락에 나타난다.

① 원인

- 끝이 뾰족한 볼이 좁은 신발을 신었을 때
- 변형된 발가락에 부담이 가해질 때
- 발톱을 짧게 잘랐을 때
- 과다한 체중

② 관리

- 존대(Sonde)로서 발톱 홈의 파고드는 발톱을 진단한다. 진단 시 파고드는 발톱 홈의 부위를 존대로 바깥쪽 발톱 벽을 눌러보면 통증을 느끼게 된다.
- 발톱 홈이나 발톱 벽을 자극하는 발톱을 스피첸 애캔창애(Spitzen Eckenzange)로 잘라 준다.
- 애캔창애(Eckenzange)로서 제거하기 힘든 부위는 스칼펠(Skalpell)을 이용하여 자른다.
- 자른 부분을 앞으로 잡아당기면 상처가 생기기 때문에 핀세트를 이용하여 뒤로 잡아당긴다.
- 제거한 부위에 나겔팔츠 탐포나데(Nagelfalztamponade)를 끼워 준다.

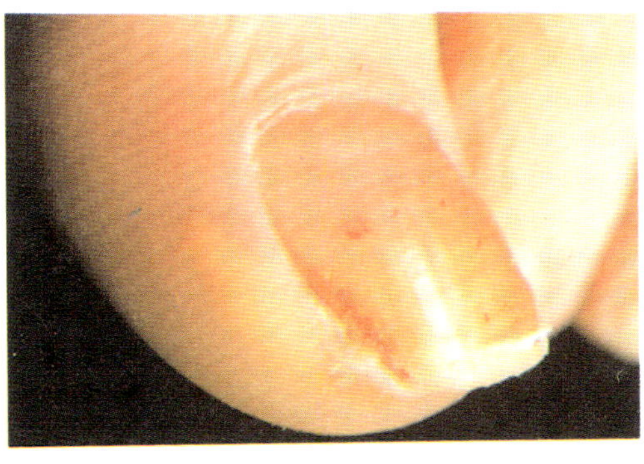

그림 10-23 파고드는 발톱

(7) 발톱 무좀

발톱 무좀은 노란 갈색을 띄게 되며 시간이 지나면 발톱이 두꺼워지고 악취가 나며 갈라진다. 곰팡이의 일종인 사상균은 발톱을 검정색 또는 연두색으로 변화시킨다.

발톱 무좀은 피부 무좀과는 달리 치료에 오랜 시간을 필요로 하기 때문에 꾸준한 인내력이 필요하다.

발톱 무좀은 통증이 거의 없으나 단지 외관상 아름답지 못하기 때문에 대부분의 사람들이 관리를 하지 않는 경우가 많이 있다.

① 원인

주로 혈액과 림프의 순환장애, 당뇨병, 발톱이 상처를 입었을 때 곰팡이의 침투로 인하여 발생한다.

노년층의 경우에는 발마사지나 발가락의 혈액 순환을 도와주면 종종 효과가 있는 것을 볼 수 있다.

② 관리

- 나겔창애(Nagelzange)를 이용하여 가능한 한 짧게 자른다.
- 프레저(Fräser)를 이용하여 발톱을 잘라 준다.
- 발톱 홈과 발톱 조상을 자주 소독해 준다.
- 도펠 인스트루멘트(Doppel Instrument)를 이용하여 발톱 홈을 깨끗하게 해준다.
- 발톱이 외관상 보기 흉할 때에는 인조 발톱을 만들어 준다.
- 발톱 무좀약을 발라 준다.

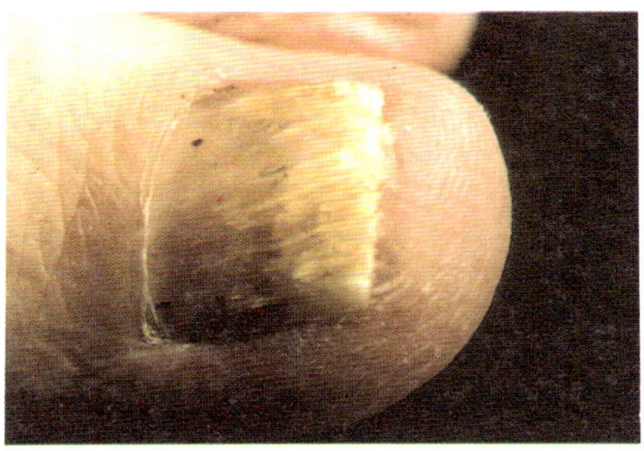

그림 10-24 발톱무좀

5. 발관리 순서

1) 발 관리 순서

① 발을 정확히 관찰하여 발과 발톱의 변형, 발의 상태, 발가락 상태, 피부의 변화 상태(예를 들어 발가락 사이의 무좀 상태) 등을 파악한다.
② 다리의 변형 상태를 파악한다(정맥류, 다리가 붓는 현상).
③ 발톱의 메니큐어를 제거한다.
④ 발과 발톱을 소독한다.
⑤ 발톱을 자른다.
⑥ 발톱의 형태를 관리해 준다.
⑦ 각피를 제거한다.
⑧ 굳은살과 티눈을 제거한다.
⑨ 기구를 이용하여 발관리를 마친 후 약 5-10분 동안 발마사지를 해준다.
⑩ 발톱에 메니큐어를 발라 준다.

2) 발톱 다듬기 순서

① 발톱을 나겔창애(Nagelzange)를 이용하여 잘라 준다.
발톱 가장자리는 애캔창애(Eckenzange)를 이용하여 둥그렇게 잘라 주는데 이때 주의할 점은 가장 자리를 짧게 잘랐을 대 파고드는 발톱의 현상이 나타난다.
② 발톱의 자른 부위를 스타인 프레져(Steinfräser)를 이용하여 다듬어 준다.
③ 발톱 홈은 머리가 작은 쿠겔 프레져(Kugelfräser)를 이용하여 각질을 제거하고 코니셔 스타인프레져(Konischer Steinfräser)나 나겔팔즈프레져(Nagelfalzfräser)를 이용하여 매끄럽게 해준다.
④ 두꺼운 발톱은 발첸 프레져(Walzenfräser)를 이용하여 갈아준다.
⑤ 각피는 도펠 인스트루멘트(Doppelinstrument), 또는 페어데푸쓰(Pferdefuß)로 위로 밀어 올린 후 하우트 창애(Hautzange)로 잘라 준다.
⑥ 발톱 표면은 쉴라이프 쾨르퍼(Schleifkörper)로 발톱 가장자리와 함께 매끄럽게 다듬어 준다.

6. 독일의 발관리 전문제품

1) 베 에스 스팡에 퀵(B/S Spange Quick, 그림 10-24)

B/S 스팡에 퀵(Spange Quick)은 파고드는 발톱에 있어서 가장 새로운 신제품으로 염증이 생겼거나 얇고 상처가 생긴 파고드는 발톱에 매우 이상적인 제품이다. 또한 이 제품의 특징은 여성에게 있어서 여름철에 발에 제품을 붙이고서 스타킹을 신으면 표시가 잘 나지 않는 미용 효과도 지니고 있다.

스팡에(Spange)의 크기는 14. 16. 18. 20. 22. 24까지 6종류의 크기가 있다

스팡에(Spange)를 사용할 때 유의할 점은 발을 각탕기에 담그거나 소독약, 발크림, 오일, 각질 연화제 등을 사용하지 않도록 해야 한다는 점이다.

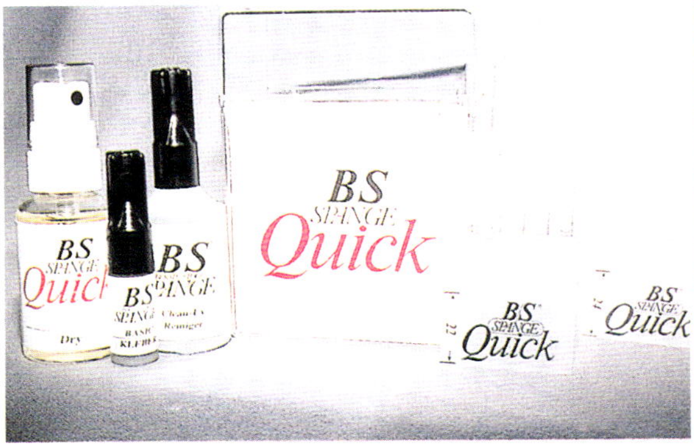

1. B/S Spange Quick

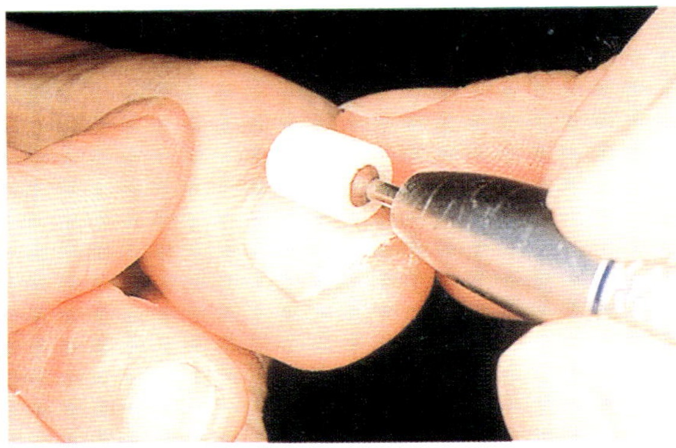

2. Schleiffräser로 발톱표면을 갈아준다

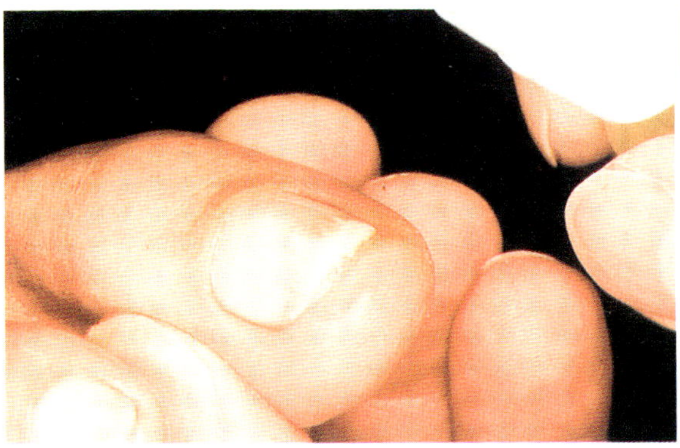

3. B/S Dry를 뿌려 준다.

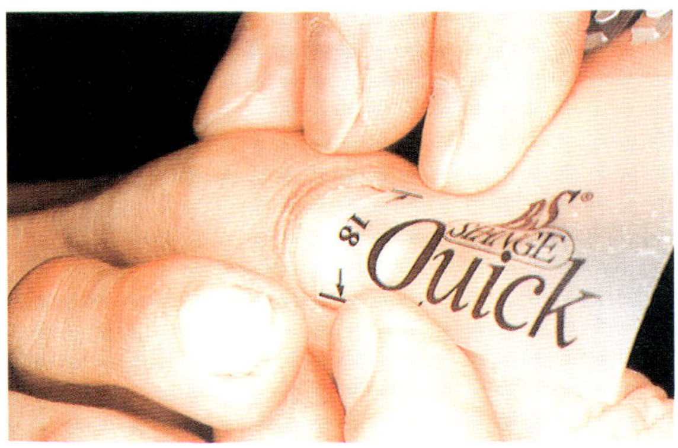

4. 발톱의 길이를 잰다

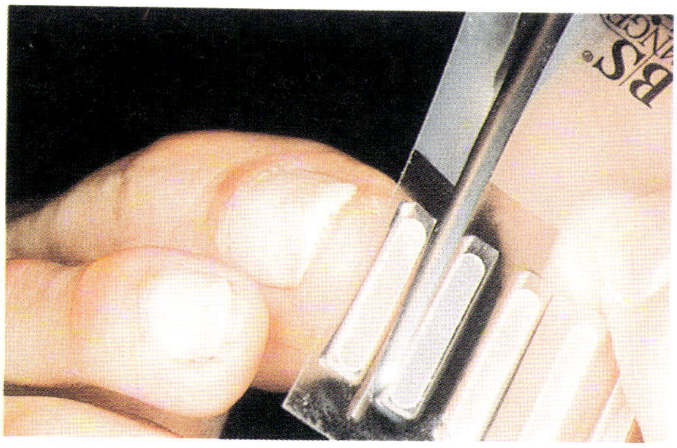

5. 알맞은 Spange를 가위로 잘라 낸다.

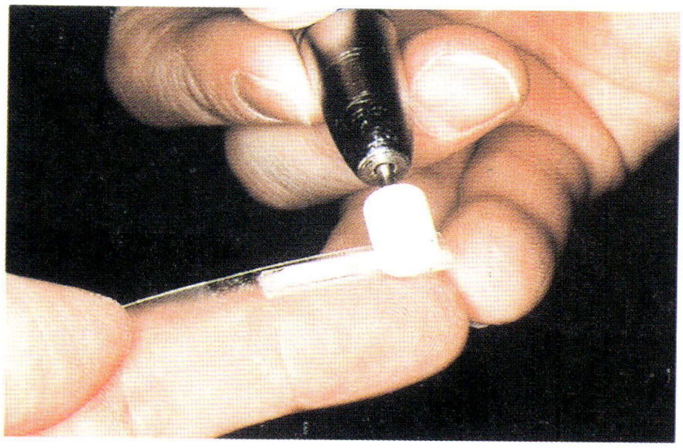

6. Schleiffräser로 가볍게 갈아준다

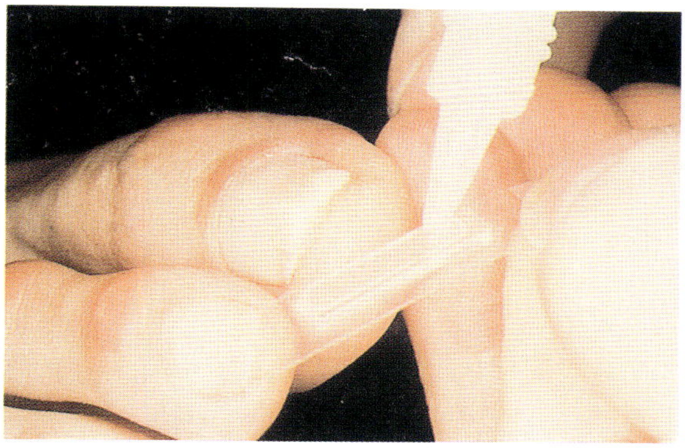

7. B/S Basic-Kleber를 Spange위에 얇게 바른다.

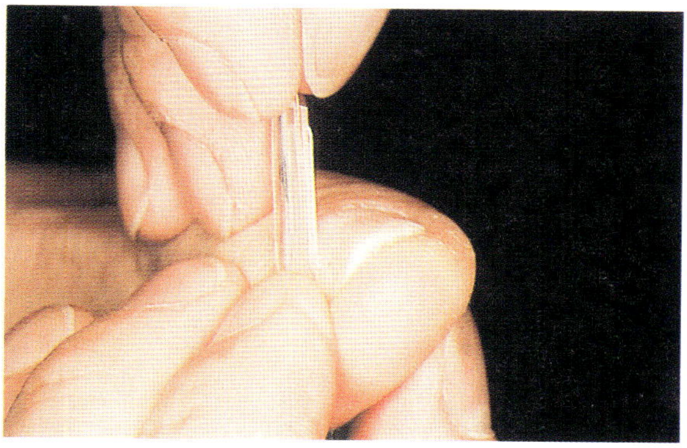

8. 왼쪽 부위부터 약 3초간 누른다.

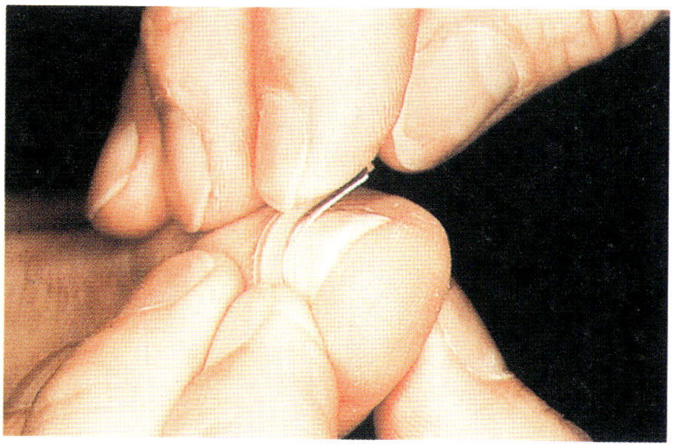

9. 서서히 오른쪽 방향으로 눌러 준다.

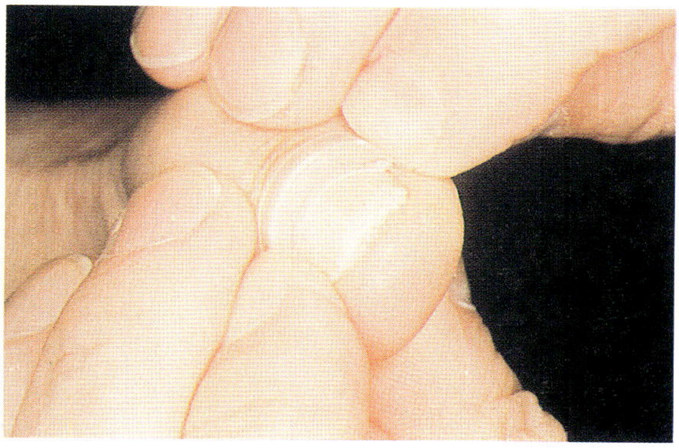

10. 약 5초 정도 눌러 준다.

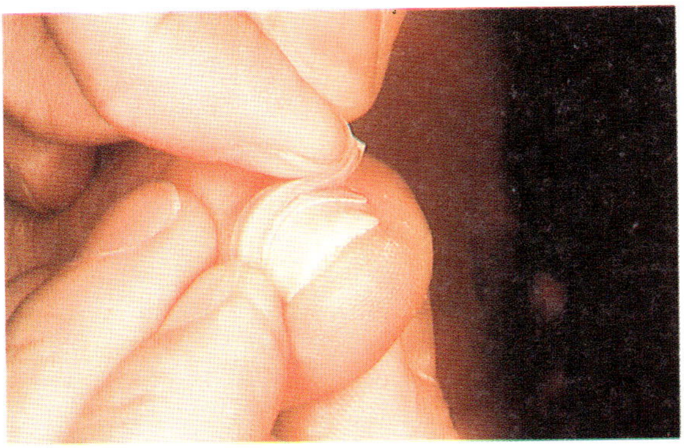

11. 조심스럽게 비닐(folie)을 벗겨 낸다.

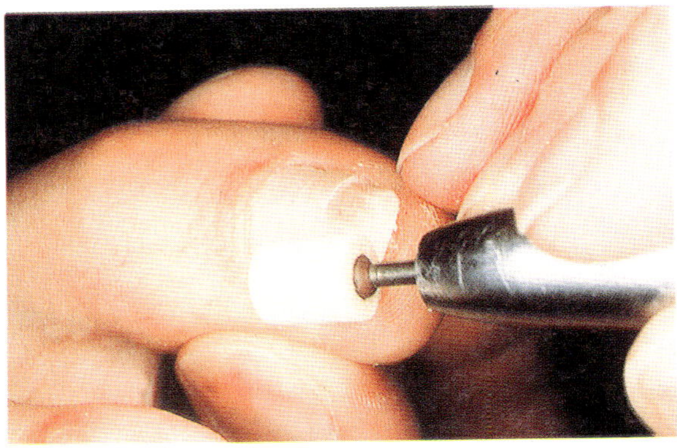

12. 표면을 Schleiffräser로 갈아준다

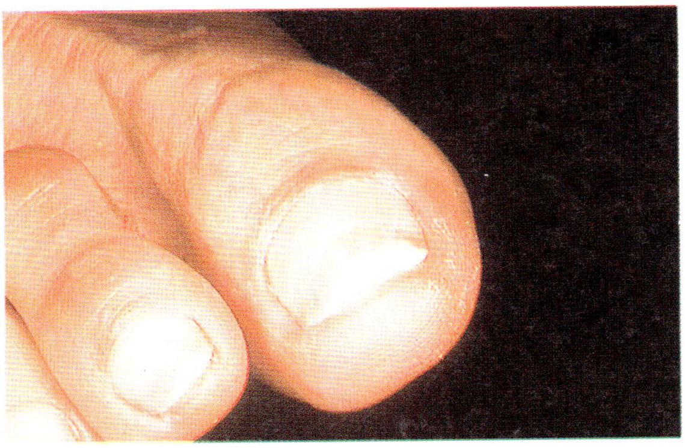

13. 완성된 B/S Spange Quick

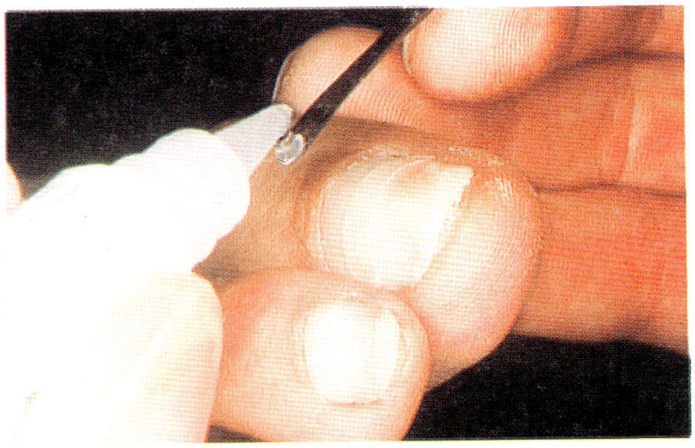

14. Spange 가장자리에 Basic-Kleber 를 바른다

2) 프라저 스팡에(Fraser-Spange)

이 Spange 또한 파고드는 발톱에 사용된다. B/S Spange보다 값이 저렴하며 원하는 부위에 정확히 연결할 수 있다.

Spange 모양은 오메가 형태와 두플렉스 형태의 두 종류가 있다.

3) 골드 스팡에(Gold-Spange)

독일의 발관리 권위자 헬무트 룩(Hellmut Ruck)씨가 1990년도에 개발한 파고드는 발톱에 대한 스팡에로서 특히 두꺼운 발톱의 파고드는 현상이나 안으로 휘감기는 두꺼운 아치형의 파고드는 발톱에 사용한다.

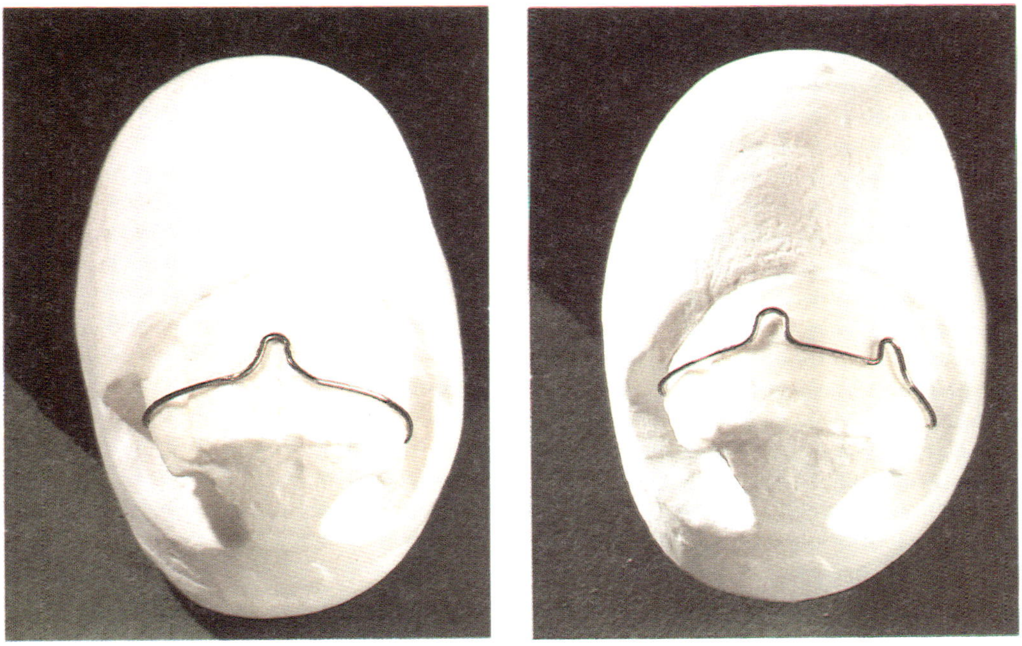

그림 10-25 Fraser-Spange

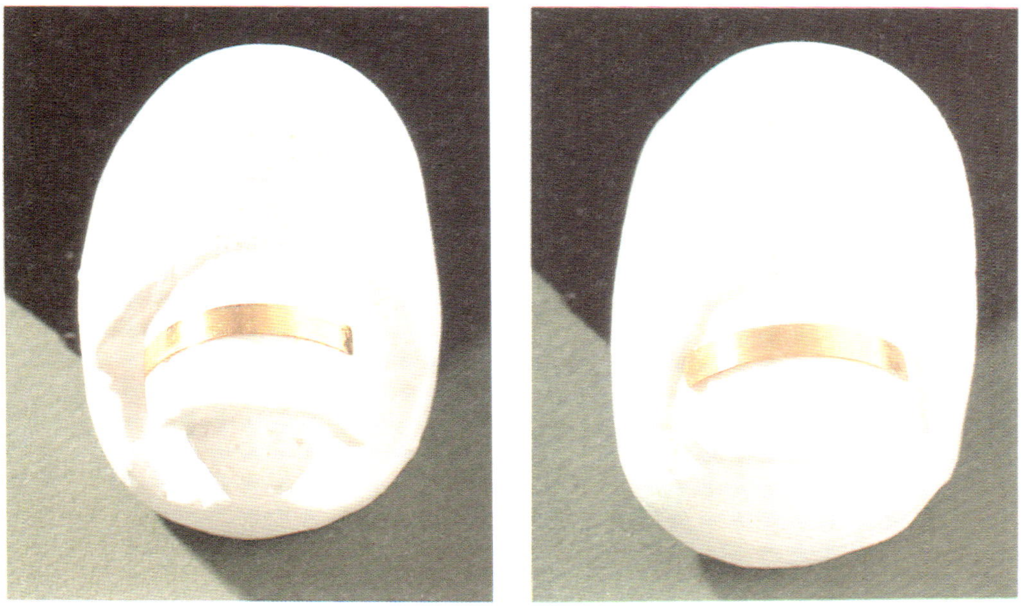

그림 10-26 Gold-Spange

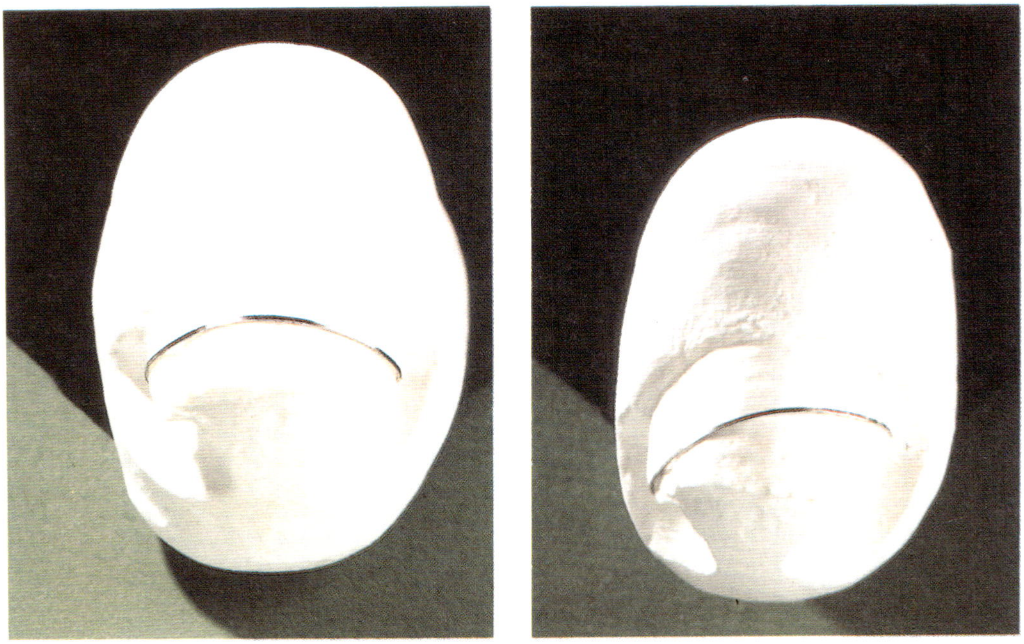

그림 10-27 Feder Spange

4) 페더 스팡에(Feder-Spange)

1970년도 스타니스라우스 고르키비츠(Stanislaus Gorkiewicz)에 의해서 개발된 스팡에이다. 프라져 스팡에와는 달리 다루기가 용이하다.

이와 같은 프라져 스팡에, 골드 스팡에, 페더 스팡에는 전문적인 기술과 특수 기구가 갖추어져 있어야 시술할 수 있다.

5) 오테제(Orthese)

(1) 오테제(Orthese ; 발 정형용 패드)

현대의 발관리실에서는 오테제 없이 발관리를 생각할 수 없을 정도로 광범위하게 사용되고 있다. 오테제는 압박 부위의 해소뿐만이 아니라 발가락 교정에도 사용되고 있다.

(2) 오테제 아우스트리아(Orthese Austria)

오테제 아우스트리아는 스타니스라우스 고르키비츠(Stanislaus Gorkiewicz)라는 사람에 의해서 오스트리아에서 처음으로 개발되었다. 폴스터용 패드와는 달리 모양을 원하는 대로 만들 수 있는 장점이 있다.

(3) 오테제(orthese)만들기

오테제는 형태를 만드는 소재와 응고액을 섞은 후 반죽해서 만드는 실리콘 종류의 합성 물질이다. 처음에는 전문적인 기술과 경험이 없기 때문에 응고액을 넣지 말고 발가락의 압박경감용 패드의 모양을 만들어 본다. 이러한 방법을 이용하면 재료를 절약할 수 있는 효과가 있다.

모델 형태를 만든 소재를 공 모양처럼 둥글게 말아서 두 손을 이용하여 납작하게 편 다음 그 위에 응고액을 골고루 펴서 바른다. 소재를 종이를 말 듯이 감아서 다시 손바닥을 이용하여 납작하게 만든다. 이 때 주의할 점은 응고제를 넣으면 소재가 빨리 굳게 되므로 빠른 시간 안에 정확하게 작업해야 한다.

오테제 소재를 발의 형태에 맞게 작업한 후에 5분 동안 고정시켜 둔다. 소재를 조심스럽게 꺼내어 최종적으로 물 속에 담가 둔다. 24시간 후에 오테제 아우스트리아(Othese Austria)가 완성된다. 이 소재는 윤기있고 탄력이 있어 피부 감촉이 좋다.

마지막 작업으로 프레져(Fräser)와 쉴라이프 스타인(Schleifstein)을 이용하여 매끄럽게 다듬어 준다.

오테제는 주로 망치발, 기마 발가락, 외번무지, 티눈(특히 발가락 사이), 모든 발가락의 덮개, 압력에 대한 보호용으로 사용한다

발가락 사이 티눈의 오테제는 티눈을 제거하기 전에 완성하도록 한다. 티눈을 제거한 후에 오테제를 적용하면 제거한 부위가 압박을 받아 통증이 나타날 수 있다.

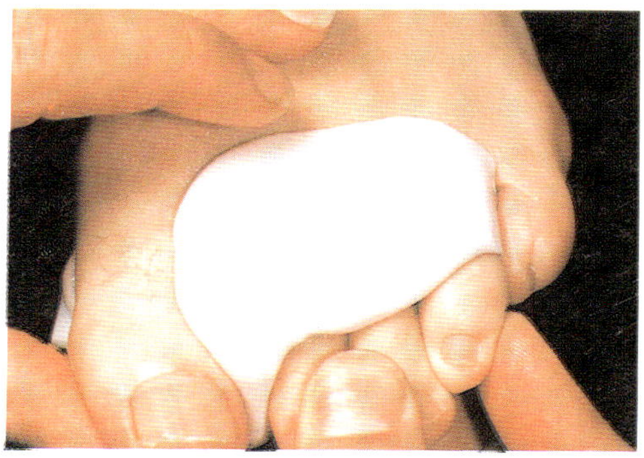

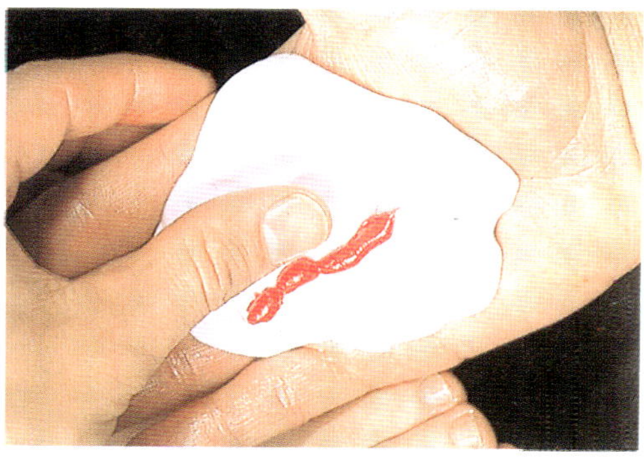

그림 10-28-A. 오테제 아우스리아의 모델 B. 응고액을 소재에 적당량 바른다.

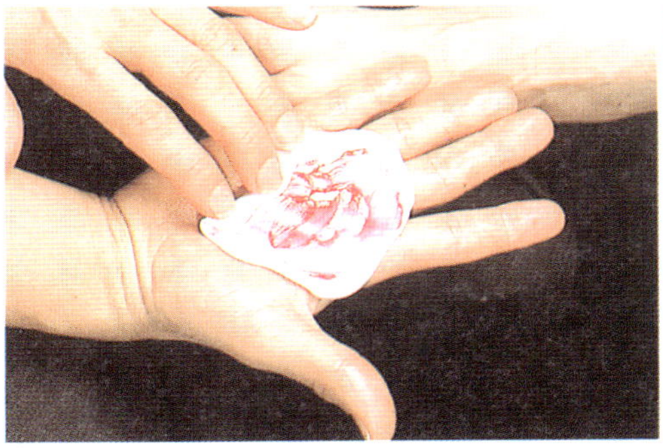

C. 응고액을 골고루 펴서 바른다.

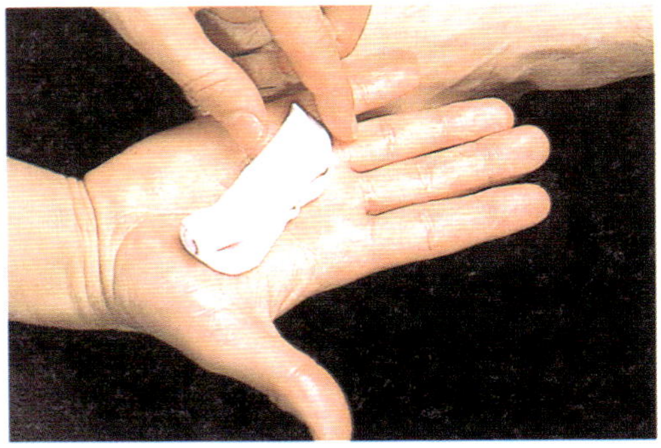

D. 둥그렇게 만다.

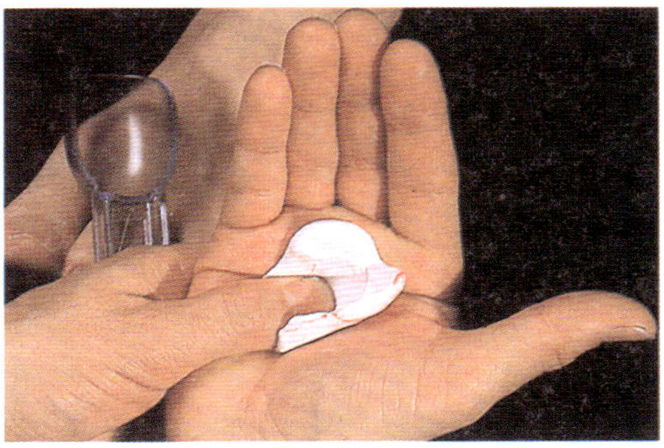

E. 엄지손가락으로 반죽을 한다.

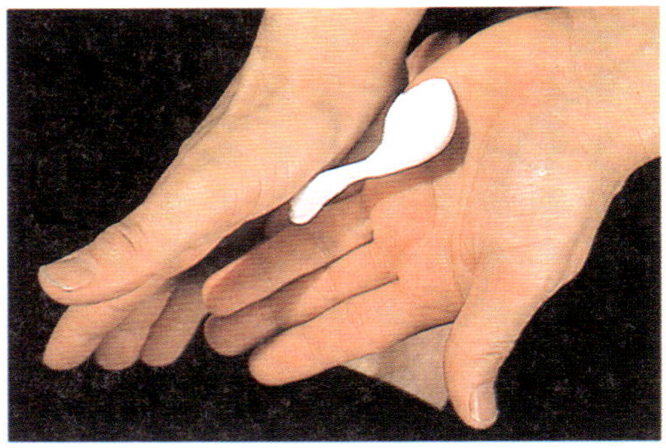

F. 응고액이 보이지 않을 때까지 반죽한다.

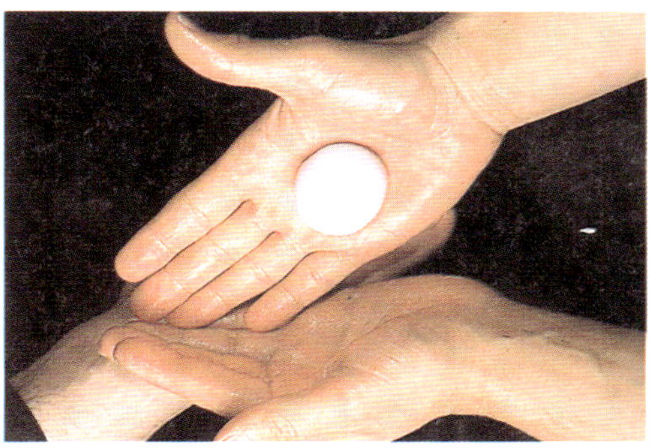

G. 둥그런 공 모양의 형태를 만든다.

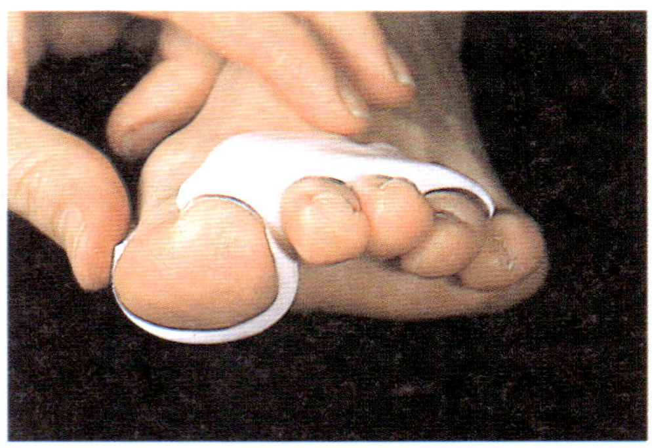

H. 발가락 사이에 끼워 원하는 모양을 만든다.

그림 10-28 Orthese Austria 제작 순서

6) 오클루시브 페르반트(Okklusivverbände)

이미 앞에서 갈라지는 발에 대해서 언급하였다. 이제 오클루시브 페르반트를 이용하여 갈라지는 발뒤꿈치의 관리를 소개하고자 한다. 오클루시브 페르반트는 발뒤꿈치에 바르는 크림의 효과가 2-3일 동안 계속해서 작용하도록 도와주는 역할을 한다. 2-3일 후에 오클루시브 페르반트를 떼어낸 후 연해진 각질을 제거하고 상태에 따라 다시 오클루시브 페르반트를 붙여 준다.

오클루시브 페르반트는 주로 발바닥, 발등, 다리 등에 크림을 바른 후 오랜 시간 동안 감싸주어야 할 때 많이 사용한다.

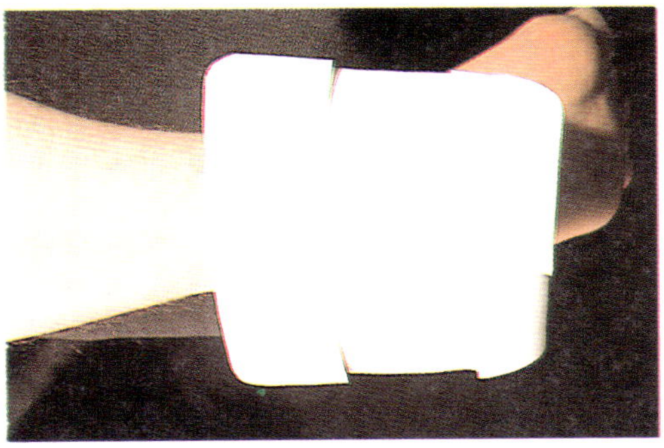

A. 폴리를 잘라낸다.

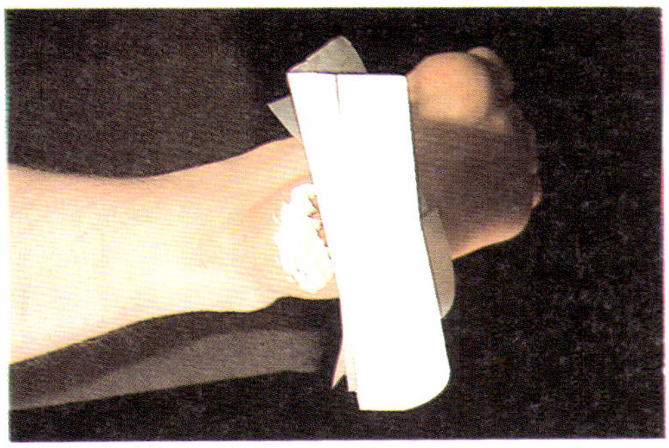

B. 갈라진 발뒤꿈치에 크림을 바른다.

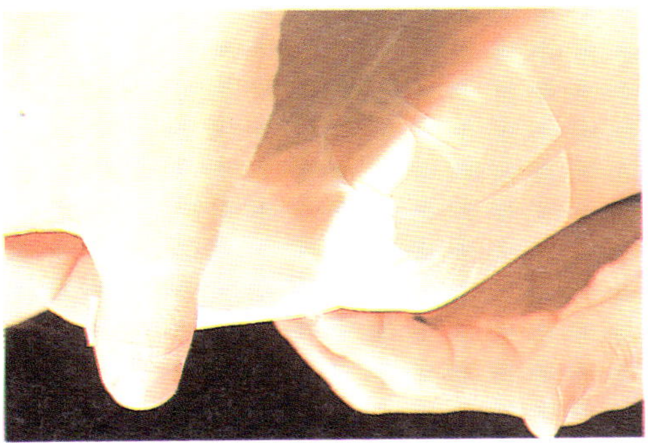

C. 덮개를 벗겨 내고 오클루시브 페르반트를 붙인다.

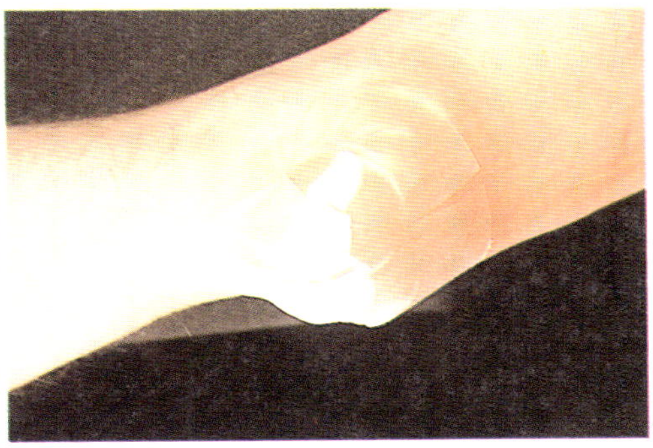

D. 가장자리와 발뒤꿈치 윗부분을 잘 붙인다.

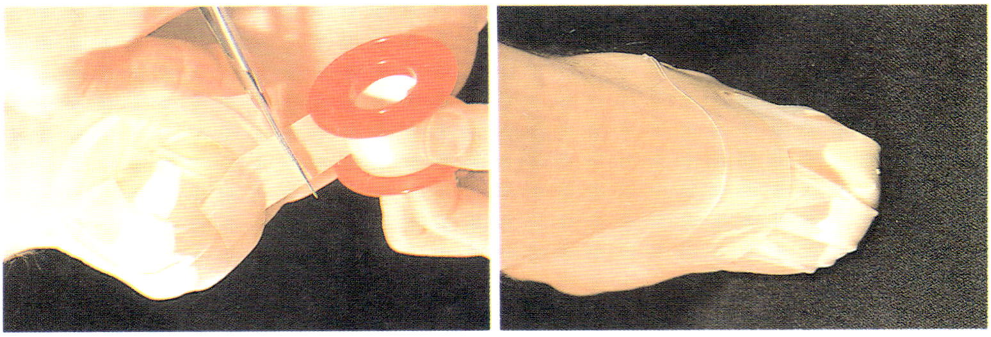

E. 반창고를 이용하여 오클루시브 페르반트를 고정시킨다.

F. 완성 후 2-3일 정도 크림의 효과가 작용하도록 둔다.

그림 10-29 Okklusivverbände 제작 순서

7) 발관리 크림

발관리 크림의 종류에는 다음과 같은 것들이 있다.

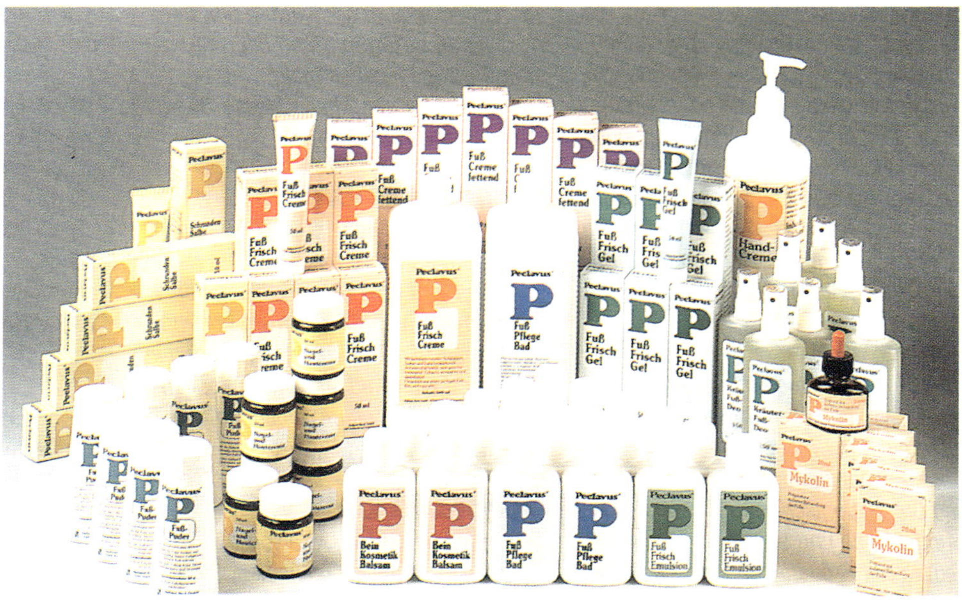

그림 10-30 대표적인 발관리 크림

(1) Schrunden Salbe

천연 성분의 마이스 카임오일과 비타민 E. 카밀레, 알로네 베라가 함유되어 있는 크림으로서, 갈라지며 빨갛게 되는 발에 사용한다.

(2) Fusscreme fettend

캄퍼와 맨톨의 천연성분이 함유되어 있어 가려움증, 발가락 사이의 무좀 예방, 땀나는 발에 도움을 준다.

(3) Fußpuder

발을 건조하고 윤기나게 하며 냄새나는 발이나 무좀을 예방하는데 사용한다.

(4) Fuß-Frisch-Emulsion

발과 다리의 특수 크림으로 열나고 피곤한 발, 갈라지는 발의 예방에 좋다.

(5) Diaped Fusscreme, Fussbalsam, Fußbadöl

만델 오일, 요요바오일, 올리브오일, 로스마린 오일 등 천연 성분이 함유되어 있어 당뇨 환자의 발관리에 도움이 된다.

7. 전문가의 발 조언

발의 변형으로 인하여 나타나는 문제점들에 대해서는 이미 앞에서 열거하였으므로 여기서는 어린이를 위한 발관리 및 당뇨병 환자와 혈우병 환자 및 B형 간염 환자의 발관리에 대해서 조언을 하고자 한다.

1) 어린이를 위한 발관리

어린이를 위한 발관리에 있어서는 발이 기형으로 변형되지 않도록 주의를 기울여야 한다. 그래서 변형된 발을 관리하는 것도 중요하지만, 훈련과 체계적인 관리를 통하여 가능한 한 어린이의 발과 다리가 올바르게 발달되도록 도와주는게 그 의의가 크다고 할 수 있다.

따라서 부모와 어린이들에게 항상 전문가의 발 조언이 필요하다. 만약 어린아이가 서 있을 때, 발바닥 전체가 바닥에 닿는 현상을 보고서 사람들은 이러한 발을 기형이라고 생각하기 쉽다.

그러나 이것은 발의 기형으로 보는 것은 잘못된 인식이고, 이러한 발은 편평족에 관한 문제이다. 이러한 경우 대부분 발 아치에 전형적인 피하지방 조직이 밀집해 있기 때문에 걱정할 필요가 없다.

새로 태어난 아이에게서는 O자형의 다리 형태를 흔히 볼 수 있는데, 모태에 있는 동안 다리를 움츠리고 있었기 때문에 나타난다. 그러나 이미 생후 1개월부터 스스로 다리를 뻗는다. 이 때에는 구루병(척추의 만곡)이 생기지 않도록 부모는 어린아이가 무리하게 걷도록 요구를 하지 않도록 각별히 주의해야 하며, 정상적으로 다리의 성장이 이루어질 때까지 인내를 갖고 기다려야 한다.

어린이의 발에 있어서 가장 중요한 시기는 걷는 시기이다. 그래서 속담에 아침(유아기)에는 네발로 걷고, 점심때(청년기)는 두발로 걸으며 저녁(노년기)에는 지팡이를 짚기 때문에 세 발로 걷는다는 말이 있다.

많은 부모들이 자식들이 일찍 걷는데 대해서 굉장한 잘못된 자부심을 지니고 있다. "내 아이는 벌써 걷는다!"라고 자랑하는데 일찍 걷는 아이는 오히려 발과 다리에 변형을 가져올 수 있다.

네 발로 기어다니는 동작은 걷기 위한 전 단계의 동작이다. 이렇게 기어다님으로서 근육이나 뼈가 강하게 형성되어 걸어다닐 때에 하중을 잘 견디도록 도와준다. 우리는 어린이의 뼈가 아직 연하며 발달되어 가고 있는 상태라는 것을 결코 잊어서는 안 된다.

한편, 많은 부모들이 어린아이들을 오랜 시간 동안 서 있게 하는 오류를 범하고 있는 것을 볼 수 있다. 부모들이 길거리에서 어린아이를 옆에 세워 두고 오랜 시간 동안 친구들과 대화를 하는 동안 어린이의 발은 고통을 받게 되고 발과 다리의 변형이 올 수 있다는 사실 또한 주의해야 한다.

이렇게 오래 어린아이가 서 있을 경우, 때때로 발 바깥쪽 부위로 서 있게 하거나 또는 앉았다 일어나기를 하도록 조언해 준다. 일반적으로 부모들이 아이들과 산보를 하는 경우 가족의 건강과 어린아이의 정서에도 많은 도움을 준다. 그러나 무리한 보행은 아직 성장기 과정에 있는 발에 좋지 않은 영향을 미친다.

어린아이들의 신발을 고르는데 있어서도 어른들과 마찬가지로 디자인만 보고서 신발을 고르지 않도록 주의해야 한다. 어린이의 신발은 가볍고 편안해야 하며, 작거나 크지 않아야 한다. 또, 신발 위 부분은 부드러운 가죽으로 된 게 좋으며 바닥은 탄력 있고, 두껍지 않으며, 뒷굽은 평평해야 한다. 어린이의 발관리에 있어서 가장 좋은 방법은 특히 주의 깊게 어린이의 발과 다리를 관찰하며, 심한 하중을 받지 않도록 유의하고, 적당한 훈련을 하는 게 중요하다.

그 밖에 예방을 위한 어린이 발관리로서는 규칙적으로 발과 다리의 근육을 부드럽게 쓰다듬어 주도록 한다. 많은 부모님들에게 사랑스런 어린아이들의 건강과 발과 다리의 올바른 성장을 위해서 베이비 마사지를 권하고 싶다.

이미 1998년 이윤덕 선생님이 사랑의 전화 초청으로 한국 최초로 독일의 베이비 마사지를 서울을 비롯하여 부산, 대구, 인천, 전주 등 전국 주요 도시를 순회하며 소개한 바 있다. 이러한 베이비 마사지를 통하여 엄마의 사랑을 아기에게 전달할 뿐만 아니라 아기의 건강과 정서 및 튼튼한 발과 다리의 형성에도 커다란 영향을 미친다.

독일의 전문 발관리 1인자인 헬무트 룩(Hellmut Ruck)씨는 독일의 포르쯔하임(Pforzheim)에 있는 보건당국의 의뢰에 의하여 어린 학생들의 발을 조사한 결과, 많은 학생들의 발이 변형된 것을 발견하고 주 2회 관리실에서 발 김나스틱(Gymnastik)을 통하여 관리해 주었는데 결과는 매우 성공적이었다. 따라서 여기에 헬무트 룩(Hellmut Ruck)씨의 경험을 소개하고자 한다.

그 당시 엄지발가락 뿌리가 볼록하게 나온 선상족의 발의 형태를 지닌 12살 짜리 소녀를 6개월 동안 관리를 해줌으로써 좋아지게 되었다. 발 김나스틱(Gymnastik) 시간에는 연습하는 어린이들이 지루해 하지 않도록 항상 서는 연습, 앉는 연습, 걷는 연습을 번갈아 가며 시도하였다.

한 예를 들면 발가락으로 연필을 들어올리는 동작 이외에도 조그마한 돌을 발가락으로 멀리 던지는 연습을 시키고, 발가락으로 서로 줄다리기 시합을 연습시켰다.

이러한 동작을 반복함으로써 많은 학생들의 변형된 발을 관리하는데 많은 효과를 보았다.

변형된 발과 다리를 예방하기에 가장 적합한 시기는 6-8살이 최적기이다. 10살 이후에는 더 많은 시간과 노력을 필요로 한다. 그러나 항상 모든 병에 있어서와 마찬가지로 치료보다는 예방에 더 신경을 쓰는 게 중요하다고 본다.

발의 궁형의 형성은 증가하는 근육기능과 더불어 2세 때부터 형성된다. 이 시기에 또한 지금까지 뼈로 이루어진 유연한 연골의 재건이 시작된다. 발의 형태적 성장은 어린이의 전체적인 성장기와 함께 진행된다. 이 시기에 지방조직을 지닌 발바닥이 형성된다. 이러한 현상을 수하족으로 잘못 인식해서는 안 된다.

전체적인 어린이의 약 98%가 건강한 발을 가지고서 세상에 태어나게 된다. 그래서 선천적인 발의 성장을 저해하는 모든 해로운 작용을 억제하는데 그 의의가 있다.

여기서 가장 중요한 요소는 신발이 발에 미치는 영향이다. 특히 어린이들의 발에 신발이 미치는 영향은 대단히 중요하다. 근본적으로 어린이들에게는 신발을 너무 일찍 신기지 않는 게 좋다. 기어다니는 상태에서 걷는 과정으로 넘어가는 단계에서 맨발로 걷거나 또는 미끄러움을 방지하는 양말을 신고서 걷도록 하는 게 발의 발달에 있어 가장 이상적인 방법이므로 부모들이 강제적으로 신발을 신겨서는 안 된다.

어린이들은 성장 속도가 빠르므로 8-12주정도 되면 새로운 신발을 필요로 하게 된다. 이미 사용한 신발은 신기지 않는 게 좋다. 조사한 바에 의하면 초등학생의 절반 이상이 자기 발보다 작은 신발을 신고 있다고 한다.

이외에도 자기 발보다 작은 양말을 신어서 발에 압박을 주는 것은 좋지 못하다.

한편 어린이들의 발은 선천적으로 외번족 형태를 하고 있는 것을 볼 수 있는데, 너무 오래 서 있거나 무리한 보행은 어린아이들의 발의 변형을 가져오므로 피해야 한다. 특히 비만형의 어린이와 vitamin D의 결핍으로 인하여 외번족의 형태가 나타나기 쉽다. 그래서 독일에서는 생후 1개월부터 이러한 현상을 방지하기 위하여 의사의 처방으로 vitamin D를 아기에게 먹인다.

또한 어린이들의 발의 혈액순환을 돕기 위해 발관리 제품을 사용하는 것은 의미가 없다. 발 부위에 다른 발관리 제품도 사용하지 않도록 한다.

어린 아기를 계속해서 엎드려 놓으면 0자형의 다리 형태로 변하기 때문에 가급적 피하는 게 좋다. 선천적인 발기형을 지닌 아이들은 발 전문의사에게 조언을 받도록 한다.

2) 노년층을 위한 발관리

노년층의 발관리는 젊은 사람에 비해 세심한 주의를 필요로 한다. 혼자서 발관리 또는 발마사지를 하는데 많은 제약을 받기 때문에 경우에 따라서는 가족들의 도움을 필요로 한다.

따라서 가족들은 가정에서 노년층을 위한 발관리로서 발을 자주 씻어서 청결하게 해준다. 노년층은 혈액순환 장애로 인하여 발톱 무좀이나 나무 발톱이 생기기 쉬우므로 발가락과 발을 약 5분 정도씩 매일 마사지 해주면 발뿐만이 아니라 건강에도 많은 도움이 된다.

발마사지를 하는 데 주의할 점은 너무 심한 자극을 주지 말고 부드럽게 만지듯이 마사지 해 주어야 한다는 점이며, 마사지 후에는 혈액순환에 도움을 주는 발 크림을 발라 준다.

노인들의 피부는 얇으며 상처를 입기 쉬우며, 상처가 빨리 아물지도 않고, 상처를 통해 감염될 위험성이 젊은 사람에 비해서 매우 높다. 그래서 발관리를 할 때에도 역시 신중하게 다루어야 한다. 특히 노년층에 있어서 발톱이 부서지는 현상이 자주 나타나며 발톱이 얇아지는데(물론 나무 발톱의 경우에는 두꺼움) 규칙적으로 발관리 전문가를 찾아가 조언을 받는 게 바람직하다. 또한 발관리를 위해서 사전에 당뇨병이나 기타 다른 질병에 대해서 기록해 놓도록 한다.

3) 당뇨병 환자를 위한 발관리

당뇨병 환자의 발관리를 할 때에는 정상적인 사람보다 더 세심한 주의를 기울여야 한다. 피부와 다른 조직이 쉽게 상처를 입을 수가 있으며, 상처가 빨리 아물지 않고, 다른 병균에 감염될 우려가 많다. 특히 발가락과 발꿈치 부위의 조직이 마비되고 농양이 생기는 현상이 나타난다.

관리 도중에 상처가 생겼을 때는, 상처를 잘 소독하고 크림을 발라 주며, 다음날 반드시 다시 한번 상처를 관찰하도록 한다. 상처에 작은 염증이 발생했을 경우에는 곧바로 의사에게 보내도록 한다. 당뇨병 환자 발의 상처를 피하기 위해 발관리사는 다음과 같은 점에 유의해야 한다.

(1) 발에 대한 사전 점검

발을 매일 검사하도록 한다. 붓는 발, 발의 갈라짐, 압박 부위, 피부의 상처, 티눈, 피부 무좀, 특히 발가락 사이의 무좀 등을 세밀히 관찰하도록 한다.

(2) 발의 위생

매일 발을 따뜻한 물(최고 37℃, 온도계로 측정)에 약 5분 정도 담가 둔다. 이때 발전용액을 첨가해 마사지 해준다. 마지막으로 발가락 사이를 심한 마찰을 일으키지 말고 부드럽게 물기를 닦아 낸다.

(3) 피부보호

발 목욕 후 발뒤꿈치와 발바닥이 갈라지는 현상을 방지하기 위하여 유분이 함유된 발 전용크림을 발라 준다.

당뇨병 환자들은 호른하우트호벨 크레도(Hornhauthobel Credo)나 살리친이 함유된 제품 또는 플라스터 등으로 자신이 직접 굳은 각질과 티눈을 제거하지 않도록 한다.

(4) 발톱관리

발톱은 일주일에 한번 나겔파일(Nagelfeil)로 짧게 관리해 준다. 만약에 나겔창애(Nagelzange)를 이용해 발톱을 잘랐을 경우 반드시 자른 부위를 둥그렇고 매끄럽게 다듬어 준다. 이 때 각피는 잘라 내지 않도록 조심한다.

(5) 신발

신발은 꼭 끼이거나 압박 받지 않는 편안한 신발을 신도록 한다. 신발이 발에 잘 맞도록 하기 위해서는 신발을 맞춰 신는 것도 좋은 방법이다. 신발의 안창은 가죽으로 된 게 좋다.

또한 맨발로 달리는 운동은 피해야 하며 야외 수영장에서는 수영장에서 신는 신발을 신도록 한다. 양말은 면으로 된 양말을 신도록 하며 매일 갈아 신고 꼭 끼이지 않는 양말을 신도록 한다.

(6) 기타

상처의 감염 또는 발 무좀이 발생했을 때 곧바로 의사에게 가도록 한다. 발이 차가워졌을 때는 물리적인 작용을 통해 발을 따뜻하게 하지 말고 면양말이나 이불을 덮어 주어 따뜻해지도록 해주거나 발 체조를 통해 발관리를 해주도록 한다.

4) 혈우병 환자를 위한 발관리

혈우병은 유전병으로서 혈우병 환자 역시 당뇨병 환자와 마찬가지로 각별히 주의를 기울여 발관리에 임해야 한다.

혈우병 환자는 출혈이 생기면 피가 잘 멈추지 않으므로 사전에 자기 피를 잘 보관해 놓아 AIDS나 B형 간염에 감염이 되지 않도록 유의해야 한다.

발관리 도중 조그마한 상처가 발생했을 경우 압박 붕대를 이용하여 상처를 감싼 후에 의사에게 보이도록 한다. 이때 혈액으로 인하여 감염의 우려가 있으므로 관리자는 항상 위생적인 면에도 신경을 써야 한다.

5) B형 간염 환자를 위한 발관리

B형 간염은 전염성이 매우 강한 병으로서 B형 virus가 혈관을 통해서 감염되는데 성교를 통해서 감염되는 경우는 드물다. B형 간염의 전형적인 증상은 구토, 간장비대와 비장의 비대 현상이 나타난다. 약 50% 가량이 피부에 노란색을 띠게 된다.

간염 환자의 90%정도는 3개월 정도 치료하면 건강을 회복할 수 있으나 1% 정도의 간염 환자는 만성으로 되어 간경화와 간암의 과정을 거쳐 사망하기도 한다

이러한 환자의 발을 관리할 경우는 당뇨병이나 혈우병 환자와 마찬가지로 각별히 주의를 기울여 관리하도록 하며, 위생에도 신경을 쓰고 관리자 자신이 예방접종을 하는게 좋다.

6) 아로마와 발관리

Holistic Healing 이라는 말은 아로마테라피의 성격을 가장 핵심적으로 집어낸 낱말이다. 홀리스틱(Holistic)은 전체를 의미하고 힐링(Healing)은 치유라는 뜻으로 더 구체적으로 말하자면 인간의 육체와 정신 그리고 마음 전체를 다스림으로써 내면의 자연치유 에너지에 의해 병을 극복하고 스스로 건강해 지는 것을 말한다. 즉 건강한 정신과 건강한 육체는 자연건강에서 오며, 자연건강은 건전한 정신 활동과 건전한 섭생으로 자연의 리듬에 맞는 생활에서 온다.

이러한 자연건강요법 중의 하나인 아로마를 이용한 발관리라는 말이 요즈음 유행되고 있다. 아로마라는 단어의 의미는 방향(芳香), 즉 좋은 향기가 나는 물질이라는 뜻으로 인조, 인공 향과는 엄격히 현저한 차이가 있다. 인조 향에는 살아 있는 기가 없지만, 자연 향에는 기가 살아 있다.

한편 자연에서 얻어진 향료의 역사를 살펴보면 이집트에서 6천년의 역사를 지니고 있으며 희랍과 페르시아를 거쳐 인도의 종교적 영향을 받으면서 정신과 마음 또는 영혼에까지 발전되었다. 이러한 인도의 향문화는 불교와 함께 발전하여 종교의식에 준하는 여러 행사의 필수품으로 발전하였으며, 중국을 거쳐 우리 나라에도 들어오게 되었다.

동양에서는 약초를 달여 먹는 의학이 발전되었고, 이집트에서는 초목에서 추출한 향유를 피부에 바르고 복용함으로써 건강을 유지하고 질병과 상처를 치유하며 면역계를 활성화시키는 의학이 발전하였다.

살아 있는 식물에는 자기를 성장, 번식시키는 물질 외에도 자기를 방어하는 물질, 즉 병을 고치고 상처를 낳게 하고 새살이 나오도록 작용하는 물질을 갖고 있는데, 이것은 주위의 식물, 동물, 사람의 치유작용을 돕는 능력이 뛰어나다.

따라서 인체에 흡입된 향유분자는 세포외액, 혈액, 림프액 등의 체액과 함께 전신을 누비고 다니며 비정상적인 세포들을 정상화시키고 체외로 배출된다.

아로마테라피와 발반사요법은 많은 공통점을 가지고 있다. 아로마테라피는 4,000여 년전 이집트, 중국, 인도에서 화장품 대용이나 건강을 위한 치료 목적으로 행하여졌고, 1937년에 프랑스 화학자인 르네 가르셋 포트에 의해 재정립되었다.

발반사구 요법도 아로마테라피와 거의 같은 시기에 이집트, 중국, 인도에서 행하여지던 요법을 20세기에 재정립한 것이다. 이집트 벽화에 그려진 아로마테라피 요법과 발반사요법은 우리에게 더욱 신비스러움을 주고 있다.

아로마테라피가 발달한 나라에서는 반사요법 시술자가 정상적인 발반사 관리 후 에센셜 오일을 희석하여 림프드레나지 마사지 방법으로 사용하여 효과를 극대화 할 뿐만 아니라, 소수의 발반사구 요법자는 희석된 에센셜 오일을 직접 각각의 포인트에 자극하여 큰 효과를 얻고 있기도 하다. 그러나 여전히 많은 임상 실험이 필요한 부분이다. 일반적으로 족탕기에 3-5방울의 필요한 에센샬 오일을 떨어뜨려 사용하는 것이 일반적인 추세이다.

아로마를 이용한 발 관리법은 각탕법으로써 다음과 같다.

(1) 발이 아플 때

인체의 반사점이 발바닥에 집중되어 있으므로 조금만 발을 자극해도 전신의 피로가 사라지는 것을 느낄 수 있다. 이때 따뜻한 물에 제라늄 두 세방울을 첨가허서 각탕을 하고 나면 몸과 마음이 따뜻해진다. 겨울에는 제라늄을, 여름에는 페퍼민트를 사용한다. 특히 발냄새가 심할 경우에는 사이프러스로 정기적으로 각탕하면 냄새를 없앨 수 있다.

(2) 발이 피로할 때

티트리 6방울, 유칼리 3방울, 라벤더 3방울을 잘 희석하여 사용

(3) 땀나는 발

사이프러스 3방울, 라벤더3방울, 세이지3방울

(4) 발마사지 방법으로 상용할 때

① 피곤하고 아픈 다리에는 로즈마리 6방울과 라벤더 4방울에 호호바 오일 20㎖을 잘 희석하여 마사지한다.

② 스트레스로 인한 긴장감을 풀고 싶을 때는 라벤다, 제라니늄, 일랑일랑을 사용하면 큰 효과를 얻을 수 있다.

③ 자녀들의 기억력과 집중력을 증진시켜 학습효과를 최대한 올리려면, 바질, 로즈마리, 레몬, 페파민트 오일을 사용하면 좋다.
④ 오렌지, 제라니늄, 레몬오일은 에너지와 활력을 준다. 술을 마시고 숙취로 고생할 때는 주니퍼, 로즈마리, 휀넬오일을 사용하면 회복이 빠르다.
⑤ 전과는 다른 기분을 느끼고 싶거나 청명한 기분으로 일과를 시작하고 싶다면 로즈마리, 페파민트, 주니퍼 오일이 일의 능률을 향상시킬 것이다.

이외에도 발반사구에 소량의 오일을 직접 사용해도 좋을 것이다. 아로마테라피와 발반사구 요법의 병행은 시너지 효과를 극대화하여 빠르고 지속적인 효과를 얻을 수 있을 것이다.

7) Pedicure 발관리

발은 제2의 심장이라고 일컬을 만큼 신체의 내부 장기에 지대한 영향을 끼치며 건강을 판단하는 기본적인 척도가 된다. 그러나 문화적 수준이 높아지고 교통수단이 발달함으로써 걷는 행위가 점점 줄어들게 되어 특별히 신경을 쓰지 않는 한, 건강은 점점 나빠지게 되었다.

발에 대한 관심이 점점 높아지게 되어 혈행을 좋게 하기 위해 발반사구 마사지, 페디큐어를 해주다 보면 손님의 발끝에 균열(Foot Fissures)이 간 것을 자주 볼 수가 있는데 이런 경우의 균열이 생기는 원인, 제거 방법, 치료법에 대해서 알아놓 수가 있다.

페디큐어라 하면 발톱깍기, 발톱을 갈아서 모양 만들기, 색상 바르기와 발마사지를 모두 포괄하여 말하는 것이다. 발의 피로를 풀어 몸의 혈액순환을 도와 줄 뿐만 아니라 굳은살을 없애 주고 부서진 발톱을 자연스럽게 예쁜 발톱으로 만들어 준다.

일반인들이 페디큐어의 역할에 대해서 알게 되면 결코 사치스러운 행위가 아니고 굳은살 예방에 있어서 가장 중요한 일이라는 것을 이해하게 될 것이다.

발의 지속적 압력은 물집을 만들고 간헐적 압력은 굳은살을 유발시킨다. 굳은살은 두껍고 가죽같은 살이 발전체를 덮어 싸고 있어 쉽게 제거가 되지 않는 것으로써, 압력과 자극의 결과로 인한 딱딱한 바깥 표피의 과다 현상이라고 할 수 있다.

굳은살이 발생되는 것은 일반적으로 잘 맞지 않는 신발을 신고 걸을 때 뒤꿈치에 가해지는 간헐적인 압력에 의해 유발된다. 또한 비만은 발의 압력을 가중시키고 신발 속의 발의 압력을 발 전체에 고루게 분산시키지 못하는 결과를 초래해서 걸을 때 발에 과다한 압력을 가중시키고 굳은살 생성에 직접적인 영향을 미친다.

이런 굳은살은 발에 균열을 일으키며, 표피에 나타난 깊은 균열들이 두꺼운 굳은 살들로 악화된다. 나타나는 근본적인 문제점(땀이 지나치게 나서 냄새가 나고 무좀을 동반하거나 굳은 살, 티눈,사마귀, 외반모지등)을 해결하기 위한 여러 가지 제품들과 관리 방법들이 나오기 시작했다.

간단한 예방법으로 따뜻한 온수에 사과식초 용액을 5 : 5로 섞은 물에 발을 담그거나 다른 산성화 처방액에 발을 담근 후, 피부연화제 등의 피부를 부드럽게 하는 크림을 발라 주면 도움이 된다.

굳은살 생성을 방지하기 위해서는 정기적으로 페디큐어를 해야 한다. 굳은살을 줄이는데 가장 중요한 관점은 발을 충분히 물에 담근 후 살을 벗겨 내기 위해 발을 잘 문질러 주어야 한다는 것이다. 이 단계에서 페디큐어 기술자는 제거보다는 벗겨내는 정도로 하면서 적당한 로션과 용구를 이용해서 잘라 내기보다는 부드럽게 벗겨내준다. 집에서 간단히 할 수 있는 6가지 방법을 제시해 본다.

① 집에서 맨발로 다니거나 발에 맞지 않는 신발을 신지 말 것.
② 나일론 제품의 사용을 금할 것.
③ 뒤쪽이 터진 신발을 신지 말 것.
④ 목욕을 한 후에 발을 부드럽게 해주는 크림이나 기름을 사용할 것.
⑤ 목욕 후 발의 물기와 비누의 잔재를 깨끗이 씻어 낼 것.
⑥ 50%의 사과식초액에 발을 담그어 줄 것.

8) 임산부와 발관리

몸 안에 새로운 하나의 생명을 잉태한다. 모든 임산부가 그렇진 않더라도 엄마가 되기 위한 완벽한 준비에 대한 불안감 때문에 정신적으로 힘이 들며, 또한 엄마의 몸은 두 사람 몫의 영양분이 필요하게 되므로 섭취하는 음식의 양이 늘어남에 따라 많이 먹게 되어 살이 찌게 되는 것은 당연한 이치이다.

이렇듯 임산부는 갑작스런 몸과 마음의 변화로 인해 보이지 않는 스트레스와 싸우게 되고 체중 증가에 따른 여러 가지 순환장애로 인한 하지의 부종과 발바닥 통증 등으로 고통을 받게 된다. 또한 임신 초기에는 갑작스러운 호르몬 변화로 인해 몸이 나른해지고 졸음이 쏟아지며 입맛이 변해 입덧을 하게 되며, 몸이 불편하고, 임신 중기나 말기가 되면 태아의 성장으로 인해 엄마의 몸은 더욱 힘들게 된다.

임신 중기 이후가 되면 태아가 많이 자라고 엄마 몸의 체중도 많이 증가해서 더욱 힘들게 된다. 이때는 지압봉을 이용해 부신, 신장, 수뇨관, 방광, 부위를 연결해 자극한 다음 전체적인 부위를 주물러 주면, 신진대사의 활성화를 돕고, 부종을 해소시킬 수 있으므로, 엄마의 몸과 기분이 가벼워져서 심신이 평온해 진다.

임신 초기에는 무리하게 발관리를 시행해서는 안 된다는 점을 명심해야 한다. 일반적으로 임신 4-5개월 이상의 임산부에게 발건강법을 하면 좋다. 손끝으로만 만져주는 가벼운 마사지를, 발바닥 부위를 4등분해서 부위마다 완전히 쓸어 준다.

발등 부위도 마찬가지로 발가락 끝 부분부터 발목, 종아리 순서로 올라가며 가벼운 대응을 해주면 임신 초기에 느끼게 되는 불안함이나 초조함으로 인한 신경성 변비를 해소할 수도 있다.

임신 중기나 후기가 되면 태아에게 많은 영양분이 필요하게 되며, 엄마 몸 속의 영양분이 필요하게 되어 엄마 몸 속의 영양분을 태아에게 빼기게 되는데 이때 칼슘부족으로 인해 산모의 치아가 손상을 입어 임신 6개월 이후부터 치통을 호소하는 산모가 많다. 그럴 때는 2.3.4..5지 발가락 부위를 양손 엄지손가락 끝으로 지긋이 누른 후 발가락 끝 쪽으로 당겨주는 방법을 10회정도 되풀이하면 서서히 통증이 완화됨을 느낄 수 있을 것이다.

임신 말기가 되면 움푹 들어간 부위인 소화기계통을 섬세하게 지압봉과 손을 이용해 위로 쓸어 올려주고 태아의 순산을 도와주는 방법으로 안에서 바깥쪽으로 보내주게 되면 산모 몸 속 호르몬의 배런스를 맞춰 줌으로써 산모의 몸은 건강한 아가를 순산할 수 있는 몸 상태를 갖출 수 있게 된다.

아기를 출산한 후 산모의 몸조리에도 발건강법을 꾸준히 해주는 것이 좋다.

엄지발가락 바로 아래에 볼록 튀어나온 갑상선 부위와 발목의 정상에 복부 림프가 몰려 있는 부위는 산전에 나왔던 배를 원래대로 날씬하게 만들어 줄 수 있는 부위이므로 산후에 정성껏 집중적으로 자극을 해주면 아기를 갖기 전 날씬한 몸으로 빨리 돌아갈 수 있게 된다.

부부간에 이러한 발관리요법을 체득하여 서로 상대방을 관리해 준다면 손끝에서 전달되는 풍요로운 사랑으로 몸과 마음이 편안해지고 더불어 화목한 가정도 함께 할 것이다.

8. 각탕기 사용법

독일에서는 일반적으로 각탕기를 발관리실에서 잘 사용하지 않으며 집에서 각탕기를 많이 이용하고 있는 실정이다.

각탕기는 물의 진동으로 인하여 발반사 부위를 자극함으로서 약간의 발반사법의 효과를 볼 수 있다. 이때 각탕기에 발을 적어도 10-20분 동안은 담가 두어야 효과를 볼 수 있다.

1) 차가운 물을 이용한 각탕법

갑작스러운 찬물의 자극에 의하여 동맥을 수축시킨 후 점차 확장시키는 요법이다. 차가운 물을 이용한 각탕법은 혈액순환을 높임으로써 혈관의 기능을 더욱 더 향상시켜 주는 역할을 한다.

이러한 각탕법은 혈액순환의 기능장애, 만성적으로 차가운 발, 피곤한 발, 또는 발과 하퇴부(종아리)에 열나는 현상이나, 오랜 시간 동안 서 있어서 발에 많은 부담을 가했을 때, 또한 정맥류에도 사용된다. 이외에도 긴장을 완화시켜 수면을 도와주는 작용을 한다.

각탕기를 사용할 때 주의할 점은 우선 발을 따뜻하게 해야 한다는 점이다. 각탕기가 없을 때에는 집에서 발을 담글 수 있는 기구를 이용해도 좋다. 물의 온도는 15℃-18℃ 정도가 좋다.

발을 각탕기에 담가 두는 시간은 5分 정도가 좋으며 각탕 후에 차가워진 발을 손으로 주물러서 따뜻하게 해준다.

하복부, 방광, 신장에 염증이 있는 사람은 사용하지 않도록 하며, 심한 동맥경화증이나 동맥경화로 인한 정맥류 때문에 발가락 부위에 혈액순환 장애가 나타날 경우에 역시 차가운 물을 이용한 각탕법을 사용해서는 안된다.

2) 따뜻한 물을 이용한 각탕법

물의 온도는 약 36℃-38℃를 유지하고 시간은 약 15-20분 정도 담가 둔다. 이 각탕법 또한 동맥을 확장시키며 혈액순환을 촉진시키는데 도움이 되므로 혈액순환의 장애를 가진 사람에게 많은 도움이 된다.

발과 하퇴의 혈관 염증, 또는 정맥류 그리고 고혈압 증상을 가진 사람은 이 각탕법을 사용해서는 안된다.

3) 차가운 물과 더운물을 이용한 각탕법

이 각탕법은 발뿐만이 아니라 우리 몸의 혈액순환에도 도움을 준다. 사용 기구로 집에서 플라스틱으로 된 기구를 2개 준비하며, 크기는 다리의 하퇴부까지 들어가는 정도가 좋다. 더운물의 온도는 약 38℃가 좋으며, 차가운 물은 18℃-20℃가 좋다.

사용하는 방법은 따뜻한 물에 5분 정도 담가 두었다가, 다시 차가운 물에 10초 정도 담근 후, 다시 한번 똑같은 방법으로 반복하여 실시한다.

사용 후 발바닥과 발가락 사이를 마른 천으로 깨끗이 닦아 건조시킨다. 또한 각탕기를 사용한 후에는 약 1시간 동안 안정을 취하도록 한다.

이 방법은 수면을 취하는데 많은 도움을 주기 때문에 저녁에 이용하는 게 바람직하다.

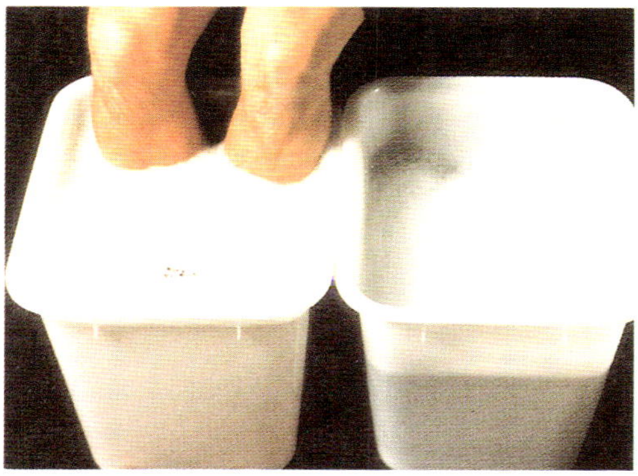

그림 10-31 찬물과 더운물을 이용한 각탕법

9. 올바른 신발의 선택

이미 앞에서도 언급했듯이 신발의 영향으로 인하여 발의 변형 및 문제점등에 대해서 설명하였다.

발관리사는 발을 관리하는 데에만 그치지 않고 신발의 영향으로 인하여 생기는 발의 문제점과 올바른 신발의 선택에 대해서도 조언을 해주어야 한다.

1) 신발선택시 중요 포인트

① 구두의 구부러지는 부위와 발가락이 구부러지는 부위가 일치해야 한다.
② 구두의 길이가 발의 길이보다 1cm정도 길어야 한다.
③ 볼이 편안해야 한다. 볼의 넓이는 (E)로 표시를 하며 (E)의 수가 많을수록 볼이 넓이가 큰 신발이다.
④ 구두의 굽 높이는 3cm 이상은 피한다. 때와 장소에 따라서 하이힐을 신어야 할 경우도 있지만 장시간 걸을 때에는 바람직하지가 않다.
⑤ 신발 바닥이 발바닥 장심아치에 맞는가를 살펴본 다음 종횡아치를 떠 받쳐 줄 수 있는 구두가 적당하다.
⑥ 신발을 고를 때에는 발이 약간 부어 있는 오후에 고르는 것이 더욱 좋다.
⑦ 반드시 양쪽 다 신어보고, 실제로 걸어 보아서 편하게 신고 걸을 수 있는 것을 골라야 한다.

이와 같은 조건들을 명심하여 발이 숨쉴 수 있는 신발을 골라 신음으로써 가능한 제2의 심장인 발바닥의 기능을 살리는 것이야말로 건강한 생활을 누릴 수 있는 지름길이다. 한 연구 결과에 의하면, 약 90%의 여성이 볼이 좁은 신발을 착용함으로써 엄지발가락에 나타나 있는 머리의 반사대가 압박을 받아 편두통을 일으킨다는 사실이 밝혀졌다.

올바른 신발을 선택하기 위해서는 다음과 같은 사항에 유의해야 한다.

(1) 신발의 크기

신발의 넓이와 크기가 발에 맞아야 한다. 볼이 좁은 신발을 착용함으로서 엄지발가락과 새끼발가락에 티눈이 생기지 않도록 유의하고, 길이는 앞 발가락으르부터 3-5mm 정도 여유가 있어야 한다.

신발을 신고 걸을 때 압박을 받거나 조이는 현상이 나타나는 신발은 피해야 한다. 이러한 현상으로 인하여 발이 쉽게 피곤해지며 발의 변형의 현상이 나타난다.

(2) 신발의 형태

신발의 형태는 발가락이 자유롭게 움직일 수 있어야 하며 볼이 좁거나 끝이 뾰쪽한 신발의 유형은 피해야 한다.

굽이 높은 신발은 발가락 밑에 많은 부담을 주게 되어 선상족의 발의 유형을 유발하게 되는데 이러한 현상으로 인하여 발바닥에 굳은 각질이 생기게 된다.

굽의 높이는 5cm 이내가 적당하다. 너무 굽이 높은 신발을 신었을 때 요족의 현상을 초래하며 관절에 심한 하중이 가해져 부담이 될 뿐 아니라 척추에도 좋지 않은 영향을 미친다. 또한 발의 궁형에도 주의를 기울여 자신의 발과 신발의 궁형이 원만한 아치를 이루고 있는지 살펴보아야 한다.

(3) 발바닥

신발의 바닥은 여러 가지 필요조건을 잘 갖추어야 한다. 딱딱한 바닥을 걸을 대 완충작용을 해야 하며 발의 관절이나 인대뿐만 아니라 다리의 관절이나 인대도 보호되어야 한다.

고르지 못한 바닥에서도 균형을 잘 이룰 수 있어야 하며, 미끄럽지 않고 탄력이 있어야 한다. 발이 자연스럽게 굴러가듯 편안함을 느끼고 선회운동이 가능해야 한다. 또한 한쪽 부위가 급격히 마모되어 변형되지 않도록 견고해야 한다.

(4) 땀의 조절기능

신발은 땀을 외부로 잘 배출하여 발이 자연적으로 차가워지는 기능을 해야 한다. 이와는 반대로 신발 안에 습기가 많거나 따뜻하면 무좀균이 번식하기 좋은 조건을 갖게 되기 때문에 이러한 현상을 피해야 한다. 신발의 통풍이 잘 되기 위해서는 여기에 알맞는 재질의 선택이 중요하다.

이와 같은 기능을 갖추지 못한 신발은 발을 상하게 하기 때문에 신발을 고를 때 세심한 주의를 기울여야 한다. 또한 개인적인 사정으로 인하여 집이나 사무실에서 발에 적합하지 못한 신발을 신게 되는 경우에는 김나스틱이나 마사지 등을 통하여 발을 관리해 주도록 한다.

신발 이외에 스타킹이나 양말의 선택도 발에 영향을 미친다. 스타킹이나 양말을 고를 때 발가락이 압박을 받지 않도록 유의해야 한다. 또한 통풍이 잘 되고 차가운 날씨에 발을 따뜻하게 보호할 수 있어야 한다. 면양말이나 순모로 된 양말을 살 경우에는 세탁 과정에 수축될 경우가 있기 때문에 신발의 크기보다 반치수 가량 큰 것을 사는 게 좋다.

일반적으로 발의 건강을 위해서는 맨발로 모래 위를 걷거나 물 속에 들어간다든지 찬물과 더운물의 각탕법을 이용하면 좋다. 그러나 다리의 혈액순환 장애를 가진 사람과 당뇨병 환자 그리고 중병 환자인 경우는 피하는 게 좋다.

2) 발관리의 출장업무

독일에서 발관리사의 출장업무는 가정방문 뿐만 아니라 병원, 그리고 특히 양로원에서의 역할이 매우 크다. 우리 나라와는 달리 사회보장제도가 잘 발달되어 있는 독일에서는 양로원에서 생활하고 있는 사람들이 많기 때문에 거동이 불편한 사람과 노년층에서 주로 나타나는 각질, 티눈, 나무발톱, 발톱무좀 등을 위주로 관리를 하고 있다.

발관리사는 출장업무시 발관리 휴대용 케이스와 발관리 기구 세트, 발 받침대 등을 휴대하도록 한다. 거동이 불편한 사람은 혼자서 움직이게 하지 말고 부축하여 의자에 앉히는 등 세심한 주의를 기울여야 한다. 또한 작업 도중에 관리 받는 사람의 상태를 잘 관찰하여 필요할 경우에는 잠시 휴식을 취한 후에 관리에 들어가도록 한다. 만약의 사태에 대비하여 응급처치의 요령도 익혀 놓도록 한다.

이와 같이 발관리사는 발을 관리하는 발관리사로서의 역할은 물론, 때로는 상대방의 대화 파트너로서의 두 가지 역할을 동시에 해 나가고 있다.

앞으로 우리 나라의 사회상에 비추어 볼 때 발관리사의 출장업무가 미래의 직종으로서 전망이 매우 밝다고 본다.

제 11 장 건강한 발 운동

1. 발 운동의 종류

1) 발 강화 운동

건강한 발과 다리근육, 무릎관절은 균형과 움직임, 좋은 자세를 위해 기본적인 것들이다. 그러나 꾸준히 규칙적으로 운동을 하지 않으면 이것들은 경직된다. 따라서 오랫동안 앉아 있거나 꽉 조이는 신발은 근육과 인대, 뼈에 압박을 주고 운동성을 감소시키며 혈액순환을 방해하므로, 발이 쉽게 피로해지며, 티눈이나 물집, 무좀이 생기는 원인이 된다.

(1) 다리, 발목, 발 운동

균형과 민첩성은 좋은 자세에 중요한 요소이다. 달리거나, 가볍게 뛰거나, 빨리 걷거나 할 때에는 발과 발목, 무릎과 넓적다리와 엉덩이 부분의 유연성에 의존하므로 하체의 뒷부분 근육과 더불어 다리와 발이 유연해야 한다.

다리 인대와 엉덩이는 자주 활동을 하지 않으면 경직되기 쉬운 곳이다. 또 다리 근육이 경직되면 무릎, 엉덩이, 발목도 경직된다. 따라서 다리를 굽히거나 당기는 운동 자세는 발과 다리에 아주 효과가 좋다.

① 양손으로 의자의 뒤를 잡는다. 발뒤꿈치가 마주보도록 발을 붙인다.
② 무릎을 굽히는데 처음에는 반을, 그 다음엔 완전히 굽힌다.
③ 다리를 펴면서 발뒤꿈치를 위로 든다.

(2) 무릎 굽히기 운동

다리, 무릎, 발목을 강화시키려면 무릎을 굽히거나 많이 움직여 준다. 다리는 가능한 한 엉덩이에서 벌려 주고 다리 근육까지를 팽창시킨다. 더 힘껏 근육을 당기면 다리와 발의 굽힘을 통하여 힘을 얻게 된다.

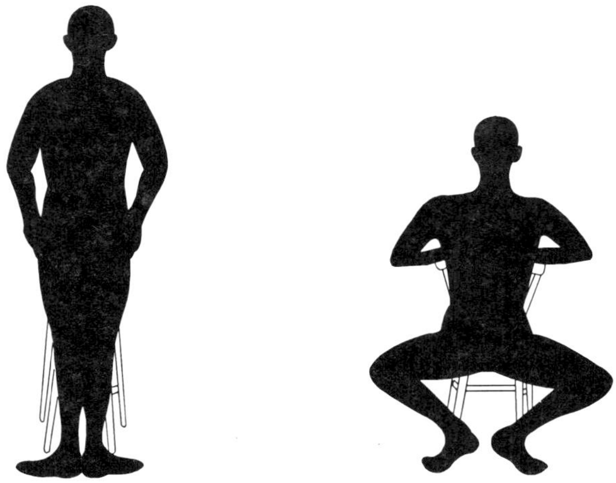

그림 11-1 다리, 발목, 발 운동

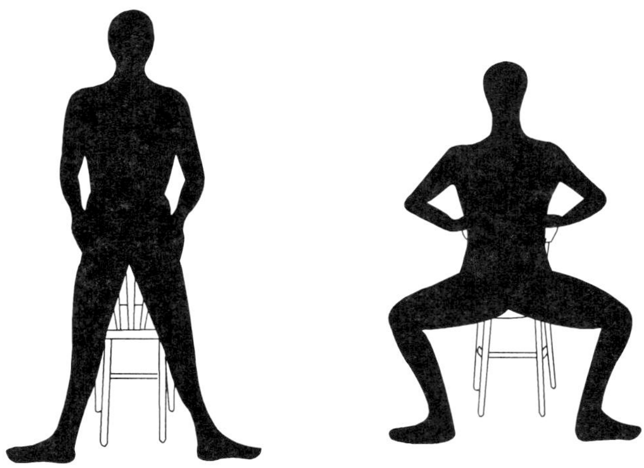

그림 11-2 무릎 굽히기

① 60cm 정도 다리를 벌리고 발은 바깥으로 벌린다.
② 무릎을 굽히고 발을 땅에 붙인다. 엉덩이와 허벅지가 시작되는 부분과 안쪽 무릎의 근육을 당겨 준다.

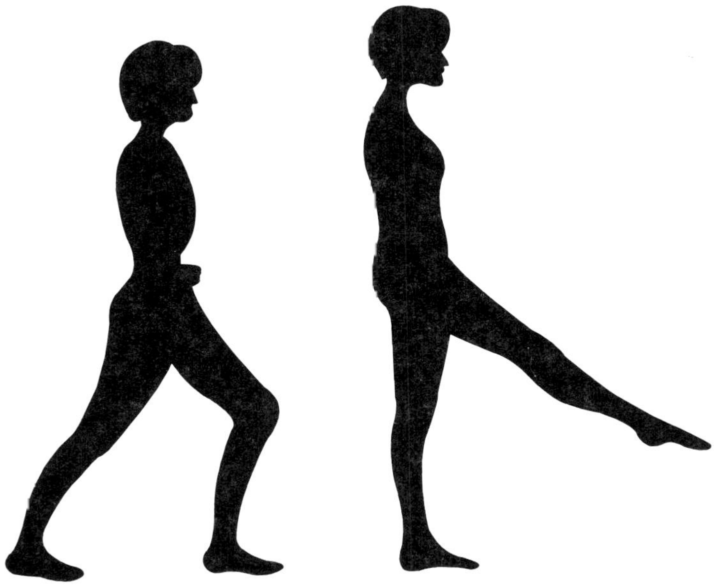

그림 11-3 무릎의 이완 운동

(3) 무릎의 이완 운동

오랫동안 활동을 하지 않거나 피곤하거나, 화가 날 경우에도 무릎을 둘러싼 근육과 인대에 긴장을 준다. 이때 다리를 차는 것이 무릎근육의 이완을 준다.

맨발로 또는 그두를 신고 적당한 높이로 차고 찬 후에는 즉각적으로 이완시킨다.

① 바로 서서 자신의 체중을 다리 하나에 싣는다. 한쪽 무릎은 굽히고 한쪽 다리는 직선으로 편다. 발바닥은 땅에 편편하게 붙인다.
② 다리는 쭉 펴서 찬다. 발목과 다리는 이완하고 무릎을 굽혔다가 앞으로 찬다. 10번 정도 행한다.

(4) 발목과 발의 운동

이 자세는 발의 운동성과 유연성을 증진시키도록 도와주며, 처음에는 힘이 들지만 발을 유연하고 활동하기 쉽게 해준다. 항상 맨발로 운동을 한다.

① 의자에 앉아서 발을 모은다.
② 발가락을 올린다.
③ 발을 위로 들면서 올린다.
④ 발가락을 내린다.
⑤ 발을 모은다.
⑥ 발가락은 닿게 하고 발 안쪽을 벌린 다음 다시 처음의 상태로 돌아간다.

(5) 발의 이완 운동

신발을 신으면 발을 조이게 하고 발이 땅에 닿는 느낌을 제대로 받지 못한다. 또한 발근육의 경련이나 비틀림, 경직, 통증 등의 원인이 된다. 다리와 발의 동작은 언제나 신발이나 양말을 신지 않은 상태에서 행한다. 맨발로 카펫이나 마루 위에서 발가락에만 힘을 주어 딛고 발뒤꿈치는 바닥에서 뗀다.

이 운동은 기동력을 증가시키고 경직을 풀어 준다.

① 무릎을 살짝 구부리고 서서 두 발 사이를 12인치(30cm)정도 떨어뜨린다. 팔은 앞으로 쭉 뻗는다.
② 발가락으로 지탱한 채 뒤꿈치를 치켜들고 무릎을 접은 다음 다시 내린다.
20번 정도 행한다.

(6) 발 운동

인간의 발은 놀랍도록 복잡한 구조를 가지고 있다. 발은 두개의 큰 뼈와 26개의 뼈마디, 인대와 근육으로 구성되어 있다. 발은 단독적으로 충격을 흡수하도록 되어 있다.

① 발을 펴 준다. 두 손으로 발을 잡고 손가락과 손으로 발을 누르면서 안 쪽에서 바깥쪽으로 밀면서 쭉 펴 준다.
② 발가락을 당기고 흔들어 준다. 각 발가락을 엄지와 검지로 잡고 당기면서 부드럽게 흔들어 준다.
③ 엄지손가락으로 발바닥 누르기 한 손으로 발을 잡고 엄지손가락으로 깊게 눌러 준다. 발바닥에서 엄지손가락을 회전시키면서 위에서 밑으로 내려간다.

(7) 발의 조임 운동

발가락과 작은 근육들은 발의 여러 부분들의 유연성과 동작에 도움을 준다. 단순하게 발가락을 오므리고 펴는 동작이 구두에 의해 조여진 근육들의 압박감을 극복하게 하고 발가락에 유연성을 주며 죄어진 발가락을 풀어 준다.

① 부드럽고 작은 공이나 연필 등을 발가락으로 움켜쥔다.
② 발가락을 부채 모양으로 편다.

(8) 발목 돌리기 운동

발목 관절이나 장딴지 앞쪽, 발 근육에 긴장이 쌓이기 쉽다. 이것은 오래 앉아 있거나 서 있을 때, 또는 조이는 신발을 신었을 때 일어난다. 뒷굽이 높은 신발을 신는 여성의 관절은 특히 경직되어 있다. 이런 현상은 장기간 여행을 했을 때도 일어난다

가능하면 자주 신발을 벗어 발가락을 움직여 주고 발목을 돌려주도록 한다.

① 다리를 높이 들고 무릎을 쭉 편채 발은 유연하게 시계 방향과 시계 반대 방향으로 각각 8번씩 돌린다.
② 두 발을 같은 방법으로 행한다.

2) 요통과 운동요법

우리는 질병이 발생하였을 때 치료하기보다는 미리 예방하는 것이 더욱 중요하고 효과적이라는 것을 잘 안다. 그러나 일상생활을 하다 보면 알고 있으면서도 그대로 실천하지 못하는 경우가 많으므로 어려서부터 습관화시키는 것이 좋다.

올바른 자세라고 하는 것은 단순히 똑바로 서거나 앉아 있는 자세를 의미하는 것만은 아니고 항상 몸을 바르게 사용하는 것이다. 즉 근육·관절·골격·인대 등에 부당하고 무리한 힘이 가해지지 않도록 하는 것이다.

요통을 예방하기 위해서는 눕거나 앉거나 서거나 보행 중이거나 작업 중이거나 또는 운동 중이거나 모든 일상 활동에서 긴장을 완화시키는 것이 습관화되어야 한다.

평소의 자세가 바르면 복강 내 장기의 활동도 원활해지고 혈액순환도 좋아진다.

3) 편평족의 운동요법

발바닥이 납작한 발이므로 흔히 마당발이라 한다. 오랫동안 서 있거나, 많이 걸으면 발바닥에서 발등에 걸쳐 동통을 일으키는 수가 있다.

편평족은 그 원인에 따라 다음과 같이 구분된다.

(1) 선천성 편평족

유아기에 발바닥에 지방이 많이 쌓여서 발의 장축궁이 소실되어 생기며, 발등 가운데가 움푹 패어 골곡 되어진 상태이다.

(2) 외상성 편평족

골절에서 많이 볼 수 있다.

(3)마비성 편평족

하퇴의 여러 근육의 마비에 의한 것으로 척주성 소아마비에 의한 경우가 많다.

(4)정역학적 편평족

발을 구성하고 있는 여러 개의 뼈를 유지하는 근육 및 인대가 계속되는 압력을 지탱하지 못해 생기는 것인데 많은 편평족이 여기에 속한다.

편평족의 교정운동은 다음과 같다.

① 일직선상을 걷는 것이 좋으며, 이 때 엄지발가락을 세게 굽히는 것이 좋다.
② 뜨거운 모래사장을 걷는다. 맨발로 잔디밭을 걷는 것도 편평족 예방과 치료에 도움을 준다.
③ 발바닥의 중족지관절부에 둥그런 막대기를 놓고 이것을 계속하여 굴린다. 200회 이상하여야 좋다.
④ 발바닥 밑에 공을 놓고 발바닥으로 움직이거나 발가락만으로 굴리고 밀어내는 운동을 반복한다.

4) O각(안짱다리)과 X각(밭장다리)의 운동요법

O각과 X각은 여러 가지 원인으로 일어나지만, 가장 많은 것은 구루병에 의한 것이므로 이러한 증세를 구루병 O각, X각이라고 한다.

특히, 비만아에서는 슬관절에 체중에 의한 부담이 가해지기 때문에 하지의 하중과 과로는 내반사의 발생을 촉진하는 요인이 되므로, 성장기에는 하지의 부담을 주는 중노동이나 과로의 운동을 삼가는 것이 좋을 것이다.

운동요법은 다음과 같다.

① O각의 경우는 앉은 자세에서 한발을 벽에 붙이고 양팔로 무릎을 눌러 준다. 이때 오른쪽 판에 강하게 힘을 주며, 하루에 25회씩 2번 실시한다.
② 엄지발가락과 발가락을 서로 붙이고 족관절 사이에 야구공을 집어넣어 슬개골 중점상부, 비골두점, 전경골하점의 세 곳을 끈으로 잡아매고 오래 서 있는 동작을 반복한다. 이때 공이 밖으로 나오면 정확한 동작이 아니다.

③ X각의 경우는 편한 자세로 앉아 양쪽 발바닥을 붙이고 양팔로 무릎을 누른다. 다시 누워서 한쪽 발을 높이 들어올려 반대편 발 쪽으로 이동하는 동작을 5-6회 한다. 잠자기 전과 아침에 일어나서 20회씩 실시한다.

④ 슬관절 사이에 연식공을 집어넣고, 슬개골 중점상부, 비골두점, 전경골하점 등 세 곳을 끈으로 잡아매고 오래 서기를 한다.

⑤ O각이나 X각인 사람은 체조 이외에 마사지, 전기치료, 비타민 D를 투여하며 일광과 신선한 공기를 즐기도록 노력하면 더 효과를 얻을 수 있다.

2. 바른 자세 유지 방법

1) 올바르게 서는 방법

배가 앞으로 나오지 않게 유의하는 것은 척추 관절의 안정도를 유지하는 기초적인 요소이다. 즉, 올바로 서 있는 자세는 머리를 위로 쳐들고, 턱은 아래로 당기며, 가슴을 쭉 펴고, 복부 근육에 힘을 주며, 허리를 편평하게 하고, 골반이 기울지 않게 똑바로 서 있는 상태라고 할 수 있다.

나쁜 자세는 아래 허리가 앞으로 휘거나, 배가 툭 튀어나온 상태, 골반이 앞으로 기울어지고, 턱이 들리며, 등뼈가 구부정한 상태로서 모두 좋은 자세가 아니다.

결론적으로 바른자세는 쉽게 생각하면 사관생도들의 자세를 말하는데, 간혹 허리의 곡선이 너무 심한 것을 볼 수 있다.

올바른 자세를 취하기 위한 가장 좋은 방법은 벽에서 한 걸음쯤 떨어져 서서 벽에 등을 기대고 무릎을 서서히 구부리면서 앉는 자세를 취하게 되면 복부와 둔부의 근육이 동시에 긴장되며 아래 허리가 똑바로 펴지게 된다. 이것이 바르게 서는 자세이다.

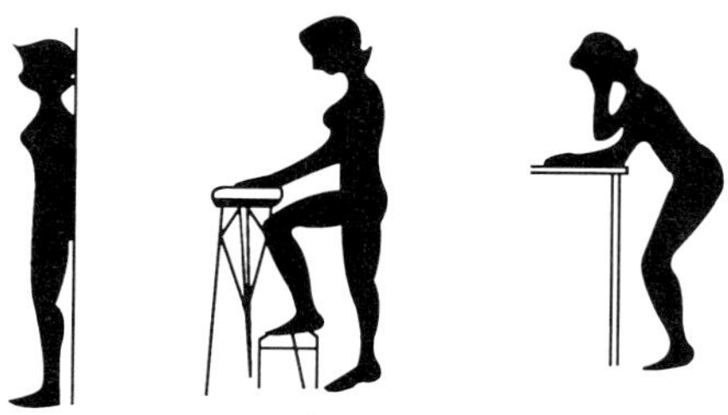

<바른자세>

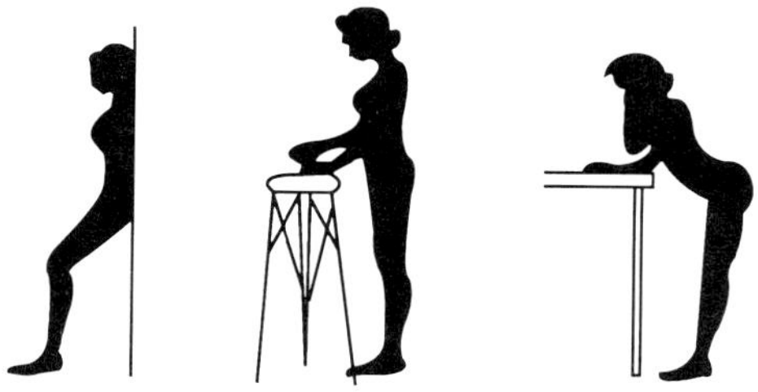

<나쁜자세>

그림 11-4 올바르게 서는 자세

2) 올바르게 앉는 방법

몸이 앞으로 기울거나 뒤로 제쳐짐이 없이 똑바로 앉아야 되는데, 바르게 설 때와 같이 머리를 쳐들고 턱을 안으로 잡아당겨 허리가 똑바로 되도록 하고 복부근육에 힘을 주고 가슴을 편다. 이렇게 하면 모든 근육이 긴장하게 되는데, 가볍게 무릎을 둔부보다 약간 높임으로써 허리 곡선을 바르게 유지할 수 있다.

앉은 자세 중, 맨 땅이나 온돌방에 앉는 좋은 방법은, 흔히 볼 수 있는 책상다리를 하고 있는 방법이라든지 또는 시골 아낙네들의 김맬 때 쪼그리고 앉는 자세인데, 이것은 허리에 부담을 적게 주고 요통을 감소시킬 수 있는 비교적 발전된 자세이다.

이러한 두 가지는 허리에 부담을 주지 않고 장시간 앉아 있을 수 있는 자세인데, 쪼그린 채 무릎을 벌리고 앉으면, 목과 허리가 비교적 적은 부담을 받게 되며, 고관절과 슬관절도 완전히 굴곡 된 상태에 있게 되므로, 안정감을 줄 수 있는 좋은 자세이다.

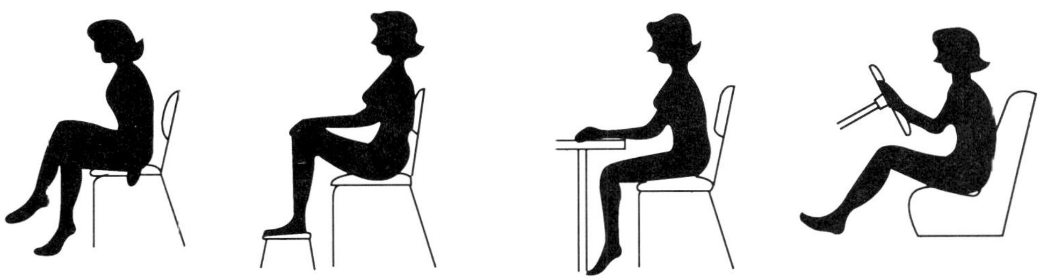

<바른자세>

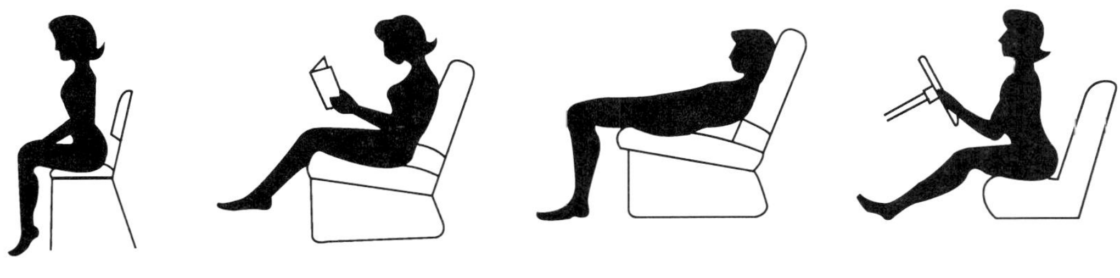

<나쁜자세>

그림 11-5 올바르게 앉은 자세

3) 올바르게 눕는 방법

허리의 곡선이 유난히 심한 사람이 있다. 이러한 사람은 누울 때 종아리 부위에 베개를 고여서 고관절과 슬관절을 구부려 주어야 허리 곡선이 바로 잡히고 방바닥에 허리가 밀착된다.

또한 똑바로 천장을 바라보고 눕게 되면 허리의 곡선이 증가하고, 높은 베개를 사용하면 목, 어깨, 팔에 긴장을 가져오게 되며, 엎드려 누우면 허리 곡선의 증가뿐만 아니라 목, 어깨 등에도 긴장감을 준다. 특히 어깨가 넓은 사람은 척추의 선과 방바닥이 평행이 되도록 알맞게 베개를 사용하는 것이 좋다. 옆으로 누울 때는 무릎과 고관절을 약간 구부려야 한다. 그러면 허리가 바로 펴지게 된다.

몸을 앞으로 구부릴 때에는 언제나 허리 관절에서가 아니고 고관절에서 굴곡이 일어나도록 노력해야 한다. 그렇지 않고 목이나 허리를 앞으로 구부리게 되면 척추 근육의 긴장을 가져오기 때문이다. 흔히 소파에 앉아서 텔레비전을 시청할 때나 음악을 들을 때의 자세도 푹신한 의자에 목, 허리 등을 구부려 반쯤 누운 자세를 취하는 경우가 많은데, 이럴 때는 목, 허리 등에 심한 긴장감을 가져오게 되므로, 결코 좋은 자세라고 볼 수 없다. 올바른 눕는 자세는 다음과 같다.

① 베개를 무릎 아래에 적당한 높이로 굄으로써 허리의 과로(긴장)를 푼다. 이러한 자세로 10-30분간 계속 휴식을 취하고 있으면 충분한 효과를 얻을 수가 있다.
② 목 부분은 낮은 베개를 괴고 고관절과 슬관절을 40° 정도 구부러지도록 하체를 높여 주면, 허리의 곡선이 방바닥에 밀착하게 되어 긴장이 완화되므로, 즐겁고 편안한 휴식을 취할 수가 있다.

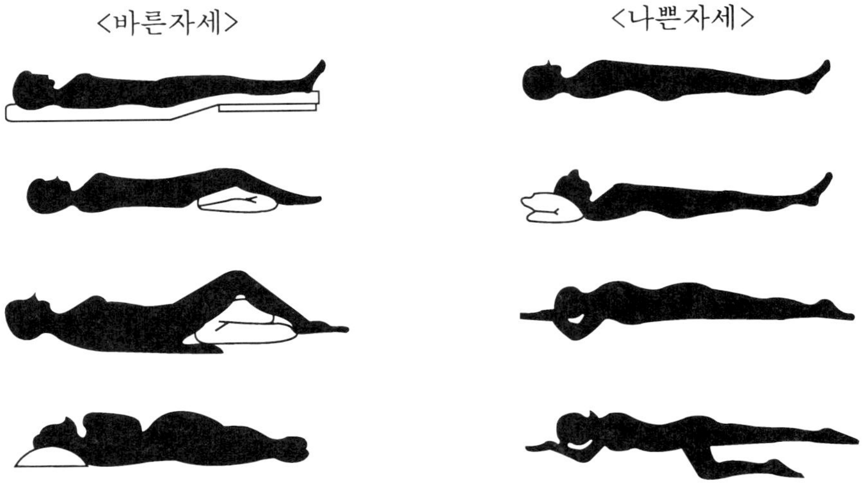

그림 11-6 올바르게 눕는 방법

3. 운동과 건강

1) 조깅

(1)조깅의 효과

1960년대 초 미국에서 일어나기 시작한 조깅 붐은 건강과 미용에 도움을 준다는 소문이 나자 세계 각국으로 급속하게 번지기 시작하여 요즈음에는 많은 사람들이 곳곳에서 달리는 것을 볼 수가 있다.

조깅을 하면 기분이 좋아지고 스트레스 해소에 유효하며, 숙면을 하게 된다. 또한 식욕이 증진되고 일에 만족감을 느끼며, 성생활에 큰 도움을 준다. 뿐만 아니라 체중조절과 몸매를 다듬어 주는 등 건강에 많은 도움을 준다.

조깅의 효과는 크게 다음과 같이 분류한다.

① 생리적인 효과

㉠ 혈관벽 및 혈중의 지질 농도를 격감시킨다.

㉡ 산소 섭취능력이 향상된다.

㉢ 심장을 강화한다.

㉣ 혈관의 발달을 촉진시킨다

② 육체적인 효과

㉠ 근력을 강화시킨다.

다리 근육의 약화는 노화와 깊은 관계가 있다. 다리는 신체 부위 중에서 가장 많은 혈관이 분포된 곳으로 강력한 혈액순환을 추진 할 수 있는 곳이므로 다리의 근육이 약해지면 혈액이 다리에 정체되어 부종과 정맥류가 생겨 전신의 혈액순환에 나쁜 영향을 끼쳐 노화가 가속화되는 것이다.

㉡ 체중 조절의 효과가 있다.

매일 달리기를 계속하면 하루에 200-300cal 이상의 열량이 소모되는 결과가 되며 동시에 수분이 땀으로 배출되기 때문에 체중이 자연히 감량된다.

③ 정신적인 효과

성격이 격하면 수명이 짧고, 느긋한 사람일수록 수명이 길다는 연구가 있다. 이것은 긴장감을 얼마나 해소할 수 있는가에 따라 달라질 수 있다.

이처럼 운동은 스트레스 해소에 크게 도움을 주고 있을 뿐만 아니라 근육의 긴장도를 낮춰 준다는 사실이 여러 학자들에 의해서 밝혀졌다.

(2) 조깅의 방법

세계적인 조깅의 권위자인 제임스 풀러 픽스가 1984년 7월 20일 조깅을 하다가 심장마비로 사망했다.

1977년 완전한 달리기 법(The Complete Book of Running) 이라는 책을 저술하여 1백만부 이상의 판매 실적도 올린 픽스는 1주일에 총 80-90km를 달렸으며 그날도 10마일의 거리를 달리다가 조깅 15년의 종지부를 찍은 것이다.

그는 달리기를 하는데 있어서 무엇보다도 중요한 것은 의사와 상의해서 자신의 신체조건을 파악하고 서서히 달리기에 적응해야 한다고 역설하였지만, 그의 시체 해부결과 2개의 심장의 관상동맥에 콜레스테롤이 쌓여 혈관 내강이 막혀 있었고 나머지 한 개의 관상동맥에도 반쯤 지방이 엉켜 붙어 있었다고 한다.

세인트 루이스에 있는 워싱턴 의과대학 의료팀은 심장병이 있는 환자들에게 적당한 운동을 규칙적으로 시킨 결과, 심장의 손상 부위에 혈액과 산소의 공급이 증가한다는 사실을 발견하였다고 한다.

심한 운동은 돌연사의 위험이 뒤따르겠지만 가볍게 규칙적으로 운동을 한다면 심장이 튼튼해져서 근육에 산소를 원활히 공급해 줄 수 있으며 콜레스테롤 치도 떨어뜨릴 수 있는 것이다.

① 조깅 가능 여부의 체크

조깅을 하려면 신체조건 특히 심장의 이상 유무를 체크하는 것이 가장 중요하다.

② 조깅의 강도 산출법

조깅의 강도를 결정하는데 있어서의 주안점은 첫째, 어떻게 달려야만 건강에 도움을 줄 수 있느냐 하는 것이다. 만약 바쁜 일과 중의 일부를 조깅에 할애하여 꾸준히 운동하였음에도 불구하고 아무런 이득이 없다면 시간과 노력만 낭비한 결과가 된다.

두 번째로 중요한 것은 건강을 해쳐서는 안 된다는 점이다. 신체조건에 부적합한 무리한 운동은 오히려 해가 되는 경우가 많으므로 달리는 시간과 강도에 세심한 주의를 기울여야 한다.

③ 조깅의 지속시간

이상의 연구 결과를 종합해 볼 때 조깅의 지속시간은 20-30분이면 충분하다.

유산소 운동은 30분씩 1주에 3회하는 것보다는 12분씩 매일 하는 것이 더 유익하다. 따라서 조깅은 매일 한다면 무리하게 속도를 내지 않아도 될 뿐만 아니라 먼 거리를 달리지 않아도 되므로 개인의 건강 상태와 기타 사항 등을 고려하여 실천한다면 큰 효과를 거둘 수 있을 것이다.

표 11-1 유산소 운동에서 요구되는 운동 지속시간

운동종목	제자리 달리기 팔 옆위로 들며 뜀뛰기 의자 오르내리기	조 깅 달 리 기 댄 싱	걷기 자전거 타기 수영, 롤러 스케이팅
운동시간	12분	15분	20분

2) 줄넘기

줄넘기는 경비가 거의 안들뿐만 아니라 좁은 장소에서도 할 수 있으며, 별다른 기술이 필요치 않으므로 남녀 노소에 구애됨이 없이 누구나 할 수 있는 장점을 갖고 있어 에어로빅 운동으로 권장할 만한 운동이다.

더구나 줄넘기는 기술이 숙달되면 줄넘기 하나로도 가족 전체가 여러 가지 형태로 즐길 수도 있으므로 건강증진 뿐만 아니라 가정화목의 매체 역할도 한다. 더구나 소비열량도 1분간에 12-25cal이나 되기 때문에 남아도는 지방을 빼고 근육을 단련하며 호흡기능과 순환기능을 높여 주는 효과도 있다.

줄넘기의 요령은 다음과 같다.

① 초보자가 줄넘기를 할 경우에는 모듬발 뜀뛰기는 피하고 좁은 개울이나 아주 낮은 장애물을 뛰어 넘듯이 몸 앞쪽에서 한발로 줄을 넘고 곧이어 다른 한발도 줄을 넘도록 하여 발과 무릎의 충격을 최소로 줄인다.
② 5분 정도는 쉬지 않고 할 수 있도록 한다. 이때 줄의 회전 속도는 1분에 70~80회 정도의 느린 속도가 바람직하다.
③ 5분 줄넘기 후에 휴식을 취하면서 2-3회 실시하다가 익숙해지면 10분, 15분 넘기로 운동량을 늘려가도록 한다.
④ 준비 및 정리운동을 하되 무릎, 발목, 허리 운동을 특히 많이 하여 충격에 대비한다.
⑤ 콘크리트 위에서는 줄넘기를 하지 않는다.
⑥ 줄넘기를 30분 이상 계속하지 않도록 한다.
⑦ 고혈압, 동맥경화증, 심장병, 만성 질환자는 절대로 피해야 한다.

3) 걷기

(1) 걷기의 효능과 자세

운동이 부족하면 우선 심장이 약해져 심박출량이 감소하며 따라서 맥박수는 증가한다. 혈관벽도 굳어져 경화되며 혈압이 상승할 뿐만 아니라 근육의 장력과 지구력을 잃게 되고 관절 또한 굳어져서 몸의 기능은 점차 퇴화 현상을 일으키게 된다.

인간은 본래 네발로 걸어 다녔었기 때문에 모든 기관이 네발로 걷기에 적합하게 만들어져 있다. 그러나 점점 진화되면서 두발로 걷게 되었고 그로 인해 신체의 여러 기관에 무리가 가게 되었다. 그 중에서도 가장 무리한 힘을 받게 된 곳은 발로서 자칫 잘못하면 쉽게 발에 이상을 초래하게 되고, 발의 고장은 또 다른 신체의 이상을 초래하므로 걸을 때는 바르게 걷도록 해야 한다.

올바른 걷기 방법은 다음과 같다.

① 발을 질질 끌 듯이 걸어서는 안 된다. 보폭이 좁은 경우, 또는 기운 없이 걸을 때 이런 걸음걸이가 되기 쉽다.
② 머리나 상체가 앞으로 나온 자세라든지 반대로 배가 불룩하여 상체가 뒤로 젖혀진 자세로 걸어서는 안 된다.
③ 걸을 때는 굽이 있는 신, 특히 구두를 신고 걷지 않도록 한다.
④ 팔을 자연스럽게 앞뒤로 흔들면서 걷도록 한다.
⑤ 간혹 한쪽 어깨가 아래로 쳐진 사람을 보게 되는데 이러한 자세는 빨리 고쳐야 한다.

(2) 걷는 속도와 거리

안정 시에는 1분에 70번 정도이던 맥박수가 걷기 시작하면 천천히 걸어도 90번 정도까지 오르고 빨리 걸으면 130번을 넘는다. 이에 따라서 혈압도 오르게 되며 심장이나 폐의 활동도 활발해진다.

걷는 속도와 거리는 다음과 같다.

① 걷는 속도를 1분간에 120보까지는 이르도록 해야 한다.
② 하루에 6km는 걸어야 한다. 연구에 의하면 하루에 5,000보 이하를 걷는 사람에게서는 운동부하 시험에서 심전도으로의 40% 정도가 이상이 나타난 데 비하여, 하루에 12,500보 이상을 걷는 사람에게서는 아무 이상이 나타나지 않다고 한다. 건강 상태에 따라 맥박 수에 차이가 있으므로 몇 차례의 측정을 통하여 걷는 속도를 맥박 수에 맞도록 찾아내야 한다(40대 이상은 1분에 130번이 좋다).

③ 처음부터 빠르게 걸어서는 안 된다. 처음부터 빠르게 걸으면 심장과 관절 그리고 근육에 부담을 주어 사고를 당할 우려가 있으므로 30-40분간 걷기를 한다면 준비운동 후 5분간은 매분 50-60m의 속도로 서서히 걷기 시작한다. 그리고 5분이 지나면 점차 속도를 높여 1분간에 80-100m의 속도로 빠르게 걷는다. 마지막 3-5분간은 속도를 낮춰 걸어서 맥박과 호흡이 서서히 회복되도록 한다.

④ 매일 걸을수록 좋다.

⑤ 비만 체중의 소유자가 체중조절을 위해서 걷기를 한다면 걷는 시간을 늘리도록 해야 한다. 약 20분간을 최대의 속도로 걸어도 불과 100cal 정도밖에는 소모되지 않으므로 걷는 시간을 늘려야만 효과를 거둘 수 있다.

제 12 장 발에 생기는 병

1. 문제성 사례별 문답

문1) 가끔 외출할 때 아이가 신을 신고 다니는데, 어떤 신발이 아이에게 좋은지, 어느 정도에 새 신을 사주어야 하는지 궁금합니다.

답1) 보통 1년 전후로 아이가 걷게 되며, 성장이 빠르게 일어나므로 신도 자주 갈아주어야 합니다. 잘못된 신을 신는 경우 굳은살이 생기거나, 모지 외반증, 망치족 변형, 발톱 변형 등이 발생할 수 있습니다.

일반적으로 소아의 발은 왕성하게 자라므로 이 시기에는 약 3~4개월 간격으로 새로운 신발이 필요합니다. 발의 성장 속도는 나이에 따라 달라집니다. 처음 발 크기의 1/2만큼 자라는 데에는 보통 16개월까지는 2달, 16~24개월은 3개월, 24~36개월은 4개월, 3년 이후의 어린이는 약4-6개월 정도 걸립니다.

따라서 이와 같은 성장 속도에 맞추어 신을 바꿔 주시되, 발목까지 올라오는 신발이 좋고, 폭을 잘 조절할 수 있는 끈이 있는 신발이 좋습니다. 또한 신발 끝이 둥글고 발가락이 눌리지 않을 정도의 여유가 있어야 합니다.

신은 통풍이 잘되는 가죽이나 천이 좋으며, 플라스틱 같은 합성섬유 제품은 피하는 것이 좋습니다. 깔창은 쿠션을 잘 흡수하는 것이 좋으며 특별한 족궁 지지대가 필요하지는 않습니다. 왜냐하면 보통 소아는 16개월까지는 평발이 정상이며 6-8세 사이에 족궁이 완성되기 때문입니다.

보통 이 시기는 계속적으로 발모양이 변하는 시기로 평발이나 발아치가 너무 높은 경우 대부분은 특별한 치료를 요하지 않으며, 특별한 증상이 있는 경우 전문의와 상의 할 것을 권합니다.

소아 신발은 굽이 없는 것이 좋고, 밑창은 바닥과 마찰이 많은 것은 피하는 것이 좋은데 마찰이 많은 경우 잘 넘어지게 됩니다. 밑창은 손으로 만져서 미끄러운 느낌이 약간 있는 것이 좋습니다. 한 살 전의 신발은 발 모양과 같은 것이 좋습니다.

문2) 당뇨를 앓은지 약15년 정도 되었습니다. 당뇨가 오래되면 발에 혈액 순환이 좋지않아 나중에 발을 절단한다고 이야기를 들었습니다. 지금 발에 특별한 문제는 없으나 앞으로 이런 문제를 예방할 수 있는 좋은 방법이 있는지 문의 드립니다.

답2) 당뇨를 오래 앓은 경우 이에 따른 합병증이 여러 가지가 있습니다. 대표적으로 눈, 콩팥, 발에 문제가 생기며 이를 3대 합병증이라고 합니다. 특히 발의 합병증은 나중에 다리를 절단하는 일까지 발생하여 당뇨를 앓고 있는 분들이 가장 무서워하는 합병증입니다. 이러한 당뇨성 발 질환의 원인은 피가 잘 안 통해서 생기는 혈액순환 장애, 신경이 부어서 생기는 신경성 장애, 피부과적 문제가 복합적으로 작용하게 됩니다. 또한 사소한 상처도 위의 3가지 장애와, 면역기능의 저하로 치유가 지연됩니다. 이러한 발의 합병증은 보통 당뇨를 오래 앓았거나 당조절이 잘 안되는 사람에게 호발합니다.

당뇨성 발 질환으로 발을 절단한 경우 그 첫 시작은 보통 사소한 상처, 즉 발톱을 깎다가, 무좀, 좁은 신발에 의한 상처가 원인이었습니다. 따라서 이러한 상처를 예방하는 것이 가장 중요하고, 평상시 발관리가 또한 중요하다 하겠습니다.

우선은 본인이나 보호자가 관심을 갖고 자주 발에 상처가 있는지 관찰하여야 합니다. 당뇨 환자는 땀이 잘 나지 않으므로 저녁때마다 발을 미지근한 물에 15분 정도 담가 주고 발을 잘 닦은 다음 발전용 크림을 발라 주어 갈라지지 않게 해야 합니다.

또한 당뇨 환자는 감각이 둔해져 있어 화상을 입기 쉬우므로 주의를 요합니다. 발톱을 깎을 때는 너무 깊숙히 깎지 마시고 여유 있게 일자로 잘라야 합니다. 신발은 조이지 않고 넉넉하고 부드러운 천이나 가죽이 좋으며, 굽이 낮은 것을 선택하십시오. 신은 신기 전에 반드시 안에 이물질이 있는지 확인하여야 합니다. 맨 발로 다니면 상처가 생기기 쉬우니 절대 맨발로 다니지 않도록 주의를 요합니다. 술, 담배는 절대 금하며, 티눈이나 굳은살은 손톱 깎기와 같은 불결한 것으로 제거하면 안되고 꼭 의사와의 상의가 필요합니다.

여러 가지 주의할 사항을 열거하였지만 조금씩 평소에 발에 대한 관심과 습관만 잘 익히시면 큰 문제없이 지내실 것으로 생각됩니다. 마지막으로 특별한 이유 없이 갑자기 발에 부종이 발생하면 꼭 병원에 가셔서 전문의와 상의하여야 합니다. 보통 부종의 원인은 감염이나 골절 초기에 발생하므로, 조기에 진단을 받는다면 잘 치료될 수 있다고 생각됩니다.

문3) 발에 무좀이 생겨서 고민입니다. 증상이 심할 때 바르는 약을 바르면 금방 가려움증이 없어져 약을 안 바르면 몇 개월 후에는 또 증상이 심해집니다. 좋다는 무좀약을 다 발라 보았지만 소용이 없습니다. 무좀을 뿌리째 뽑아 버리는 방법은 없을 까요?

답3) 우리를 괴롭히는 것 중의 하나가 바로 발의 무좀입니다. 땀이 많은 발에는 이미 무좀이 생기기 시작합니다. 무좀은 크게 3가지로 종류를 나눌 수 있습니다. 첫 번째는 가장 흔한 발가락 사이에 생기는 지간형으로 셋째와 넷째 발가락 사이에 가장 잘 생깁니다. 두 번째는 물집이 아주 작게 생기는 수포형으로 수포 안에는 황색장액이 들어 있습니다. 세 번째는 발바닥이 두터워지는 각화형이 있습니다.

무좀의 원인은 곰팡이 균이며 무좀의 감염은 수영장이나 대중목욕탕 등에서 환자로부터 매개물을 통해서 감염됩니다. 특히 발은 땀이 많이 나고 신으로 밀폐되고 걸음으로 인한 기계적 자극으로 쉽게 곰팡이가 잘 자라는 환경을 제공하기 때문에 발에는 무좀이 잘 생기는 것입니다.

이 곰팡이 감염은 발에만 생기는 것이 아니라 우리 몸의 어느 부위에나 생길 수 있습니다. 예를 들면 얼굴에 무좀같이 곰팡이가 감염되는 안면부 백선과, 주로 남자들의 사타구니에 생기는 완선, 그리고 전에는 기계충이라 불렀던 병으로 두피에 아주 심하게 곰팡이가 감염되어 탈모가 동반되기도 하는 두부 백선이 대표적입니다.

치료는 항진균제를 국부 또는 경구 투여하면 되는데, 이때 유의할 점은 급성 염증이나 2차 감염 등이 있을 때는 습포로 치료하고 항생제나 부신피질 호르몬제 등을 사용하여 치료한 후 무좀 치료를 하여야 합니다.

한편 습한 환경에 노출된 무좀은 발가락에만 머물지 않습니다. 발바닥 심지어는 발톱까지 파고듭니다. 발톱이 변색되고 망가지는 조갑진균증이 가장 흔한데 우리는 흔히 손발톱 무좀이라 부릅니다.

치료는 먹는 약을 3~6개월 가량 먹으면서 국부 도포제로 항진균제나 각질 용해제 등을 병용하기도 합니다. 먹는 약은 종류에 따라 간장의 독성이나 임신 등에 영향을 줄 수 있으나 잘 선택하면 부작용 없이 사용할 수 있습니다. 바르는 발톱 무좀약도 있으나 근본적인 해결책은 안됩니다.

또한 발톱을 제거하고 약을 먹으면 투약 기간을 줄일 수 있습니다. 발톱의 제거시 요즈음은 레이저를 사용하여 수술합니다. 통증이나 출혈이 거의 없이 편리하게 치료를 받을 수 있는 방법입니다.

문4) 발바닥 특히, 발뒤꿈치 쪽 발바닥이 많이 아파 매우 불편합니다. 특히 아침에 자고 일어나면 더 심해집니다. 근처 병원에서 방사선 촬영을 하였으나 큰 이상은 없다고 합니다. 어떤 좋은 방법이 있는지 문의 드립니다.

답) 대부분 이러한 증세는 서서히 진행하는 경우가 많으며, 어떤 경우는 급격하게 진행되어 발을 땅에 닿지도 못하게 됩니다. 또한 특징적으로 아침에 첫 발을 내딛을 때 통증이 급격하게 진행이 되고 조금씩 움직이고 나면 그 증세가 감소하는 경향이 있습니다. 보통 이런 경우 진단은 족저건막염으로 진단하며 그 원인은 다음과 같습니다.

발바닥에는 족저건막이라고 하는 강한 인대가 발뒤꿈치의 종골에서 시작하여 중족골관절까지 연결되어 있으며 이것의 기능은 족궁을 유지시키고, 보행이나 점프시 발바닥으로 오는 충격을 완화시키는 역할을 하게 됩니다. 그런데 이 족저건막에 무리가 오는 경우 족저건막과 종골이 만나는 곳에서 건막을 잡아당기는 스트레스가 집중되어 일종의 건막염이 발생합니다. 이 때 발바닥의 뒤꿈치 중에서도 안쪽을 누르면 특히 통증이 심한 원인은 바로 이곳이 족저건막과 종골이 연결되는 곳이기 때문입니다. 이러한 건막염이 진행되면 주위 연부조직이나 신경과 유착이 일고, 건막 자체도 두꺼워져 탄력을 잃게 되어 그 증세는 더욱 심해지는 결과를 낳게 됩니다. 그러나 일반적으로 치료에 잘 반응하는 편이며, 치료가 잘 되지 않아 수술까지 가는 경우는 별로 많지 않습니다. 이러한 증세는 40, 50대 여성분에게 흔히 볼 수 있으며 적절한 치료를 받지 못하고 고생하는 예가 많이 있습니다.

일반적인 치료로써, 우선 소염진통제의 복용과 함께 아킬레스건 신전 운동을 열심히 하는 것이 큰 도움이 됩니다. 또한 운동 전후의 충분한 스트레칭과 얼음찜질이 도움이 되고 아울러 후경골근 및 비골근 강화 운동도 도움이 됩니다.

가장 중요한 것은 아킬레스건 신전운동으로, 이 운동시 족저건막의 이완이 같이 일어나 종골과의 스트레스를 줄여 줌으로써 증상의 완화를 기대할 수 있습니다. 이 운동의 방법은 양손을 뻗어 벽을 짚고 아픈쪽 발을 한걸음 뒤로 한 뒤 반대편 발의 무릎은 약간 구부립니다. 이 자세에서 둔부를 앞으로 밀면 약간 종아리가 땅겨지는 느낌을 받게 됩니다.

이때 주의할 점은 팔의 팔꿈치와 아픈쪽 발의 무릎이 펴져야 하며, 아픈쪽 발뒤꿈치는 바닥에서 떨어지지 않아야 하고, 운동량은 하루에 4번정도 나누어 약 25회씩 할 것을 권합니다. 대부분의 경우 약 95% 정도는 좋아집니다. 그러므로 발뒤꿈치나 발바닥이 아프면 아킬레스건 신전운동을 하시기 바랍니다.

문5) 몇 년전부터 조금씩 발목과 발이 아프기 시작하더니 요사이 발 안쪽이 심하게 아프고 계단을 오르기가 불편하며, 서 있으면 발이 과거보다 평발이 된 것 같습니다. 개인 병원에서 방사선 촬영을 시행하였으나 정상이라고 합니다. 어떻게 하면 좋을지 문의 드립니다.

답) 보통 평발에 대한 문제는 소아나 청소년기에 병원을 찾는 경우가 많이 있었습니다. 이런 경우 족부 검사와 방사선 검사를 시행하면 정상인 경우가 많이 있습니다.

소아기는 정상적으로 평발의 양상을 보이다가 대부분 3, 4세를 지나면서 정상적인 발의 아치를 형성하는 경우가 많으나, 간혹은 지속적으로 평발을 보이는 경우도 있습니다. 이런 경우 많은 원인으로 주상골 부골 증후군이나 족근골 결합이 있습니다.

주상골 부골 증후군인 경우는 족아치가 평편하고, 그 내측에 뼈가 튀어나와 있으며 그곳을 누르면 아프게 됩니다. 이때 단순 방사선 촬영으로도 주상골 부골을 확인할 수 있으며, 처음에는 석고 고정으로 쉽게 치료가 되는 편이나 석고 고정 후에도 계속 통증이 존재하는 경우에는 부골 제거술을 시행합니다. 비교적 수술의 결과가 좋은 편입니다.

족근골 결합의 경우에는 족궁의 평편함과 함께 족관절 주위의 관절운동이 잘되지 않습니다. 방사선 촬영이나 컴퓨터 단층 촬영으로 이를 확진하는데, 이 경우도 초기에는 석고 고정을 시행하나 필요한 경우 수술을 시행하기도 합니다.

그런데 문의하신 분은 현재 연세가 45세이고 그 증상이 천천히 시작된 점, 그리고 방사선 검사상 특히 소견이 없는 것으로 보아 후경골건 부전(posterior tibial tendon insufficiency)이 의심됩니다. 이 질환은 특히 성인이 되어 정상이었던 발이 평발이 된 경우에 가장 많은 원인이 됩니다.

후 경골건 부전의 원인은 아직까지 정설은 없으며 여러 가지 원인에 의해 후 경골건이 약해지면서 특히 발 안쪽에 통증이 있고 발아치가 조금씩 무너지게 되어 결국은 평발에 이르게 됩니다. 방사선 검사로 발아치가 평편해진 것을 확인할 수 있습니다.

초기에는 관절이 굳어지지 않았기 때문에 석고 고정 및 약물치료를 시행한 후에 발아치를 받쳐 주는 보조기를 사용합니다. 그러나 실제적으로는 대부분 족관절의 변형이 진행된 후에 병원을 찾는 경우가 많이 있습니다. 이런 경우에는 건 재건술이나 관절 유합술로서 치료가 가능하게 됩니다.

다른 원인으로는 당뇨병, 신경 및 근육계 질환 또는 골종양 등이 있을 수 있습니다. 그러므로 발이 지속적으로 불편하고, 발의 아치가 주저앉은 느낌이 있는 경우에는 꼭 병원에서 확인을 해야 합니다.

문6) 여학생입니다. 왼쪽 종아리가 부어 있고, 발목 바깥 부분과 뒤꿈치가 아픈 지 한 달쯤 지났습니다. 원인이 무엇인지 궁금합니다.

답) 운동을 많이 하거나, 갑자기 심한 정도로 운동의 강도를 올려 발뒤꿈치가 아플 경우, 당연히 생각해야 할 것은 아킬레스건 문제입니다. 급성으로 생긴 경우는 아킬레스의 건막염인 경우가 많으므로, 이럴 때는 조금 운동량을 줄이고 약을 쓰는 정도로 일주일 내에 좋아지는 경우가 많습니다. 그러나 아킬레스건을 만져 보았을 때 부은 정도가 심할 경우 단순하지 않은 힘줄 자체의 퇴행성 변화가 있을 수 있습니다.

이번에 질문한 여고생의 경우 아킬레스건을 움직이는 종아리의 근육까지 부어 있는 경우에 속하는 상당히 심한 경우인 것 같습니다. 또한 다리를 뒤쪽에서 보아 다리의 축이 내번(오다리)되어 있는 경우는 발목 바깥쪽이 아픈 경우가 있습니다. 상식적으로는 안쪽이 아플 것 같지만 그렇지 않습니다.

운동량을 줄이는 것은 필수적인 상황이며 심한 정도에 따라서는 다리에 기부스를 하는 것도 고려해야 합니다.

예방을 위해서는 조금씩 자기 능력에 맞게 운동량을 늘려 가는 게 좋지만 더욱 중요한 것은 Warm-Up/Cool-down, 즉 운동 전의 준비운동과 끝난 후의 마무리에 훨씬 더 신경을 써야 합니다.

심한 운동 후 얼음찜질을 하는 것은 권장할 만한 매우 좋은 사항입니다. 그러나 충분한 준비운동, 부상 예방을 위한 유연성 강화, 운동 후 마무리에 각별히 신경을 써서 아킬레스건을 보호해야 할 것입니다.

문7) 요사이 잠시 외출 만해도 발이 아프고 많이 걸을 수가 없습니다. 또한 처녀 때 보다 발 모양이 많이 이상해졌습니다. 엄지발가락이 밖으로 삐뚤어졌고, 엄지발가락 뿌리가 안쪽으로 튀어나왔습니다. 저희 어머님도 발 모양이 저와 비슷합니다. 왜 이렇게 되었는지, 또 좋은 치료 방법이 없는지 문의 드립니다.

답) 상담하신 분의 발을 무지외번증이라고 합니다. 옛날 분들은 이를 버선발 기형이라고 했습니다. 발을 예쁘게 하려고 작고 폭이 좁은 버선을 신어 이와 같은 모양이 생겼다고 합니다. 요새는 젊었을 때 굽이 높고, 끝이 뾰족하여 폭이 좁은 하이힐을 많이 신은 경우에 많이 발생합니다.

이러한 신발을 신으면 엄지발가락이 밖으로 돌아가는 힘이 계속 작용하여 그 상태에서 굳어지면서 발가락의 뿌리가 안으로 튀어나오게 됩니다. 이러한 상태에서 엄지발가락에 체중 부하가 되지 않아 그 하중이 둘째 발가락으로 옮겨지게 되며, 그 발바닥에 굳은살이 생기게 됩니다. 또한 엄지발가락의 튀어나온 부위가 신발에 계속 닿게 되어 통증도 유발됩니다. 이런 경우 방사선 검사를 시행하면 엄지발가락의 변형 정도에 따라 상중하로 나누게 됩니다.

보통 초기에는 폭이 넓은 신발을 신고 통증시 소염진통제 정도를 복용하면 좋아지게 됩니다. 보조기를 착용하는 경우도 있으나 아직 그 효과는 미지수입니다. 일반적인 치료로 증상의 호전이 없는 경우 수술요법을 시행하게 되며, 수술방법은 그 정도에 따라 다르게 됩니다.

보통 수술을 하면 재발되는 경우가 많고 고생을 많이 한다고 알려져 있으나, 수술기법의 발전으로 무지(엄지발가락)변형의 교정 및 그 결과가 매우 만족할 만합니다. 무지의 변형을 수술로써 원래의 자리로 옮겨 놓음으로써 체중부하시 무지에 부하가 증가되어 제2 족지의 굳은살이 없어지고, 발 뿌리의 돌출이 제거되어 신발을 신을 때 통증도 사라지게 됩니다.

일반적으로 수술을 받은 대다수의 환자들이 수술에 만족해하며 발 자체의 기능도 매우 향상됩니다. 특히 넓은 신발의 착용 후에도 불편함이 있는 경우 수술을 권합니다. 또한 젊은 여자들은 너무 굽이 높고 앞이 뾰족한 신발은 무지외반증 예방을 위해 피하는 것이 좋을 것으로 사료됩니다.

2. 발에 생기는 병

1) 중족골통

중족골 부근의 동통이 있는 경우를 통틀어 말하며 급성, 재발성, 만성으로 나눌 수 있다. 원인으로는 혈관, 무혈성, 신경인성 및 국소적인 기계적 자극에 의한 경우 등으로 나눌 수 있다.

(1) 제 2, 4 중족골통

주로 체중을 지지하는 생체역학에 문제가 있는 경우 즉, 걸음걸이가 정상적이지 않거나, 발의 수술 후, 선천적 또는 오랫동안 걷지 않아 발의 구조에 문제가 생겨서 오는 경우가 많다.

편평족의 경우 종골이 거골에 대해 외측으로 밀려나면서 전족부가 외전됨으로써 중족골들의 사이가 벌어져 정상적인 횡아치가 무너지게 된다. 또한 정상 발에서는 제1과 제5 중족골두 부분은 연부조직으로 두텁게 쌓여져 있으나 제2,3,4 중족골두는 얇게 덮여 있으므로 편평족에서는 제2,3,4 중족골두의 압박이 더욱 심해진다.

환자는 신발속에 자갈을 넣고 걷는 느낌을 호소하며 압박을 받는 중족골두의 피부에는 굳은살이 박히고 이로 인해 더욱 압박은 심해진다.

(2) 건막류에 의한 무지 중족골통

무지의 중족골통은 건막류, 관절염, 종자골 등과 관계가 있다. 건막류에 의한 동통은 나쁜 신발을 신거나 무지외번증이 있는 환자에서 흔하다.

무지외번증이란 제1중족골이 안쪽으로 구부러지고, 2차적으로 제1 근위족지골이 바깥쪽으로 구부러져서 엄지발가락의 모양이 안쪽으로 휘어진 삼각형 모양을 하게 되는 발가락 기형을 말한다.

이러한 사람이 꼭 끼는 신발을 신을 경우 제1 중족지 관절의 내측에 있는 점액낭이 압박을 받아 염증이 생기며, 차차 두꺼워지고 석회화 되어 마침내 건막류를 초래한다.

또한 내측 종자골인대 또한 두꺼워 지며 탄력성을 잃게 되고 외부의 압박에 의해 지속적으로 마찰이 일어나 얇아지고 장력에 견디지 못하게 된다. 결국에는 평발에서 중족골간 인대가 약해지고 족부 근육이 약해져서 족저부의 횡아치가 없어지고 정상적으로 바닥에 닿아 있지 않는 제 2,3,4 중족골두가 강한 압력으로 바닥에 닿게 되는 퍼진발이 된다.

(3) 관절염에 의한 무지 중족골통

제1중족지관절에 퇴행성 관절염이 잘 생기며 동통, 마찰음, 관절이 제대로 움직여지지 않을 뿐 아니라 동통으로 인해 정상적인 걸음걸이를 할 수 없게 된다.

(4) 종자골에 의한 무지 중족골통

제1,2중족골간의 신경종에 의해 유발하는 동통인 Morton신경종과 감별해야 하는 질환이다. 즉 종자골에 의한 경우는 제1중족골두를 손가락으로 눌렀을 때 동통이 유발되며 Morton신경종에 의한 경우는 제1,2종족골 사이의 신경과 혈관다발을 압박할 때 동통이 유발된다.

스트레스성 족부 동통이나 중족골통에 대한 치료는 신발교정으로 내측 종아치를 만들어 주어야 하며, 과도하게 한꺼번에 발에 체중을 오래 싣는 기회를 없애야 한다.

2) Morton's disease

짧은 무지에 의한 동통, 선천적으로 제1중족골이 짧아 제2중족골두에 체중의 대부분이 실리게 되어 주위의 인대, 관절낭과 근육 등이 비정상적으로 잡아당겨져 제3 및 제4 중족지 관절에 동통을 유발한다.

짧고 기저부가 과도하게 움직여지는 제1중족골과 뒤쪽으로 위치하는 종자골, 과도한 체중부하로 인해 두꺼워진 제2중족골 등이 특징이다

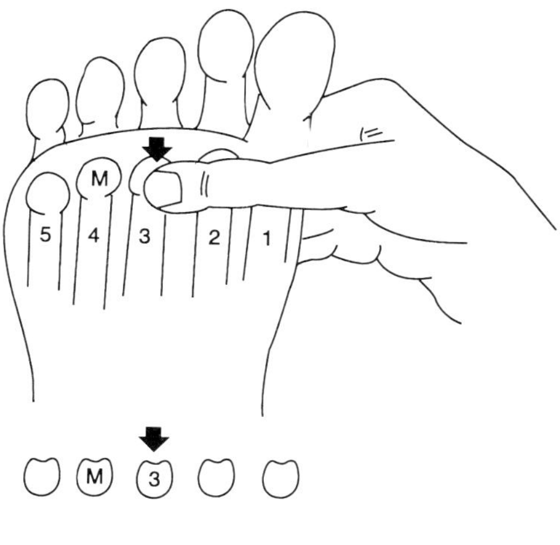

그림 12-1 Morton's disease

3) 행군골절

특별히 다친 기억이 없어도 과도하게 오래 걸은 경우에 발생할 수 있다. 대부분 제2 또는 제3 중족골에 실같이 가는 골절선이 생기지만, 골절된 뼈가 어긋나는 일은 없어 골절을 진단하지 못하는 경우가 있다. 초기에는 골절선도 보이지 않는 경우가 있으며 가골이 형성된 후에야 골절임을 확인하는 경우도 있다.

골절이 생긴 곳에 동통이 있으며 특히 체중을 실었을 때나 그 발가락을 움직였을 때 더욱 심해진다. 쉬면 동통이 없어지고 다시 체중을 실으면 동통이 다시 생긴다.

4) 굴곡된 발

발의 내측 종아치가 비정상적으로 심하게 구부러져 발등이 곱사등 같이 휘어진 경우를 말한다. 발의 길이가 짧아지고 중족골두가 휘어져 땅에 닫는 부위에 심한 압박을 받게 되어 동통이 유발된다.

이 부위에 굳은살이 생기며 심하게 구부러진 족지관절의 발등 쪽이 구두에 닿게 되어 굳은살이 박힌다. 또한 중족지 관절은 심하게 구부러진 양쪽의 뼈 때문에 탈구되어 있는 상태가 되어, 새의 발과 같은 모양을 하게 되며 걸을 때 발가락이 땅을 차며 얻는 반발력을 얻지 못하므로 보행이상을 초래한다.

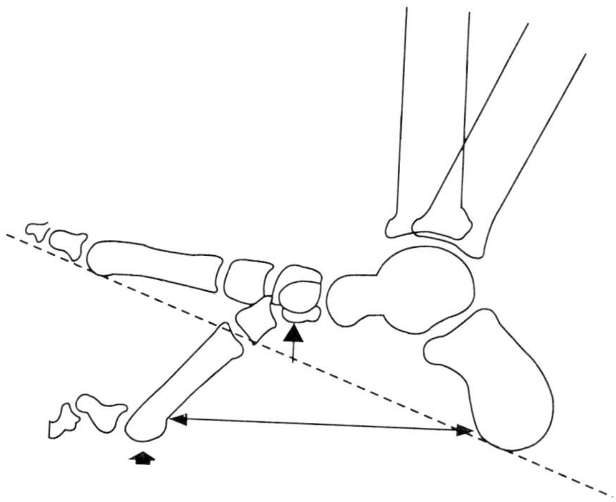

그림 12-2 굴곡된 발의 증상

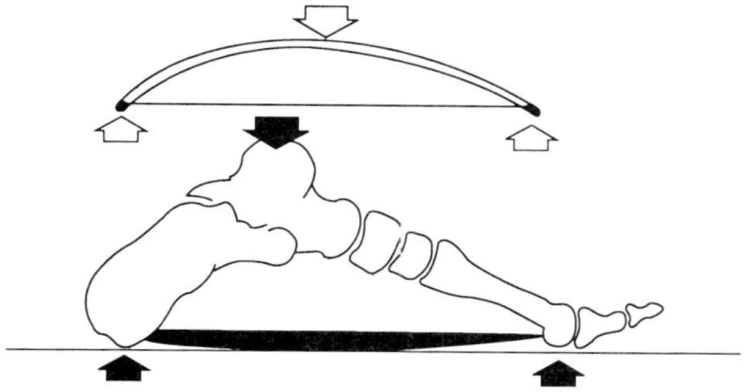

그림 12-3 족저 근막이 종아치에 미치는 영향
활의 끈과 같이 체중에 눌리면서 팽팽하게 당겨지며 체중을 지탱하므로 과도하게 사용하면 인대가 붙는 종골의 골막에 염증이 생긴다.

5) 족저 근막염

발뒤꿈치 종골의 바로 앞부분에 동통을 호소하는 환자에게 많이 온다. 보통 때는 거의 걷지 않던 사람이 갑자기 오래 서 있거나 걸었을 때 나타나며, 특히 평발에서 흔하다.

족저근막이 종골에 연결되는 부분인 종골의 전방 내측 부분에 압통이 생기며 방사선 검사상 종골에 비정상적인 뼈조각이 발견되기도 한다. 발에 체중을 실리면 활의 끈과 같이 제1 중족골두와 종골이 잡아당겨지고, 족저근막의 끝이 붙는 종골의 골막에도 장력이 작용한다. 결과적으로 골막에 염증이 생기게 되고, 결국 이 조직은 석회화된다.

대개 평발인 경우가 많으므로 평발에 대한 구두 처방을 하여 교정해야 하며 종골의 돌출된 뼈에 의해 동통이 유발되는 경우가 많으므로 뼈가 닿는 부분의 깔창을 오려 내어 닿지 않게 하거나 스펀지로 대치하는 방법이 있다.

염증이 생긴 부분에 국소 마취제와 스테로이드를 주사하는 방법도 많이 쓰이고 있다. 치료와 신발 교정에도 걸을 수 없을 정도로 동통이 심한 경우, 수술적인 방법도 고려할 수 있으나 결과는 다양하다

6) 지방괴사에 의한 종부 동통

발뒤꿈치 전체가 아플 때에는 의심해 보아야 한다. 발뒤꿈치는 지방조직과 탄력섬유로 이루어져 있는데 이들은 섬유로 된 칸막이에 의해 여러 개의 부위로 나뉘어 있다. 나이가 들거나 점프 등의 운동에 의해 반복적인 손상을 받았을 경우 각 부위에 반흔이 생기며 종골의 골막은 스트레스를 직접 받게 되어 염증이 생긴다. 칸막이들은 결국 터지며 각 부위에 있는 체액은 구역 밖으로 새어 나간다.

치료는 대개 발뒤꿈치 지방조직을 대치할 부드럽고 탄력있는 종골보호대를 깔창에 설치하며 항염제를 국소 주사한다.

7) 종골 후방 점액낭염

폭이 좁고 굽이 높은 하이힐을 자주 신는 여자에게 많이 나타나며 아킬레스건과 피부 사이의 점액낭에 염증이 생겨 발뒤꿈치의 상방이 붓고 빨개지는 염증 반응을 나타낸다. 치료는 하이힐을 신지 말고 점액낭을 누를 수 있는 신발의 발뒤꿈치 부분을 제거하고 신으며 국소적으로는 점액낭의 고름을 제거한 후 스테로이드를 주사하는 방법도 이용된다.

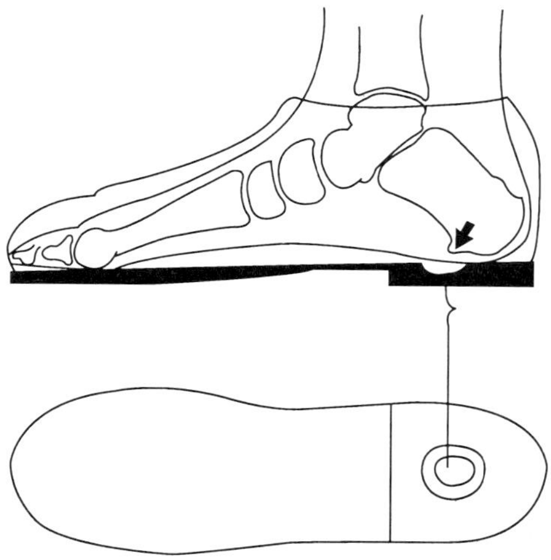

그림 12-4 종골의 bony spur에 대한 신발 교정

spur가 닿는 heel 부분을 도려내고 highly pressure-relief 되는 pad를 깔창으로 사용한다.

3. 발의 과용성 질환

1) 발의 과도한 사용

급성, 아급성 및 만성으로 분류할 수 있으며 주로 연부조직에 한번에 과도한 힘이 작용하거나 적은 힘이라도 너무 오랫동안 작용하여 연부조직에 변형이 일어나는 병적인 상태를 말한다.

(1) 급성

보통 때에는 하지 않던 활동, 즉 오랜 시간 서 있거나 걷거나 뛰었을 때 일어난다. 또는 익숙지 않은 울퉁불퉁한 길을 걷거나 발에 맞지 않는 신발을 신었을 경우에도 생길 수 있다.

내측 종아치가 낮아지며 족저인대와 근막이 늘어나게 된다. 또한 발의 앞부분에 체중이 많이 쏠리게 되며 내측 족부 인대 및 후경골 근육의 건이 많이 늘어나게 된다. 이로 인해 발이 바깥쪽으로 쏠리면서 짧아지게 되므로 발의 앞부분은 더욱 체중을 많이 받게 된다.

발을 살펴보면 발적, 부종, 급성 굳은살 또는 국소적인 조직의 동통 등이 동반된다. 발의 동통은 엄지발가락을 굴곡시키는 무지굴근이 지나가는 안쪽 발목뼈의 뒤쪽에 자주 오게 된다. 또한 후경골근의 스트레스로 인해 발바닥의 안쪽에도 동통을 느끼기도 한다.

치료로는 발을 씻어 올려놓은 상태로 쉬게 하고 냉·온찜질을 하며 항염제 등을 복용한다.

(2) 만성

정상적인 발에 과도한 스트레스가 반복되거나 이미 변형된 발에 일상의 활동에 필요한 정상적인 스트레스가 가해지는 형태로 일어난다. 지속적으로 스트레스를 받아 왔던 인대, 건, 관절낭 등은 탄력을 잃어버리게 되므로 지지력이 소실되어 관절이 헐렁거리게 되고 고유수용체 감각도 마비된다. 이렇게 헐거워진 관절은 제대로 붙어 있지 않게 되어 손상 받게 되고 염증반응이 일어나게 되어 동통을 느끼게 되며 결국 연골의 퇴행성 변화를 일으킨다.

거골은 발목에서 경골 및 비골을 통해 체중을 받게 되며, 비스듬한 각도로 종골위에 얹혀 있으므로 체중을 받게 되면 종골의 내측 앞쪽으로 미끄러져 내리려는 모멘트를 받게 된다. 종골은 거골과 매우 강한 인대로 연결되어 있으므로

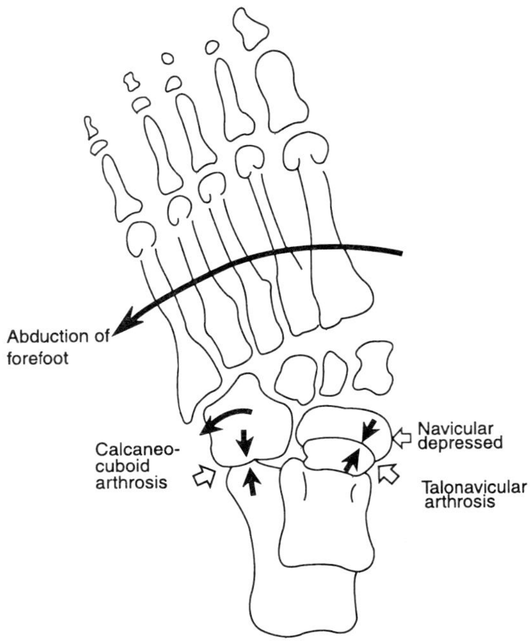

그림 12-5 만성적인 발의 과용성 질환

이러한 모멘트에 의해 외전하게 된다. 이로 인해 발이 바깥쪽으로 쏠리면서 짧아지게 되므로 발의 앞부분은 더욱 체중을 많이 받게 된다.

발의 동통은 엄지발가락을 굴곡시키는 무지굴근이 지나가는 안쪽 발목뼈의 뒤쪽에 자주 오게 된다. 또한 후경골근의 스트레스로 인해 발바닥의 안쪽에도 동통을 느끼기도 한다.

(3) 발뒤꿈치 동통(Heel pain)

발뒤꿈치의 뒤쪽과 아래쪽의 모든 통증을 통합하여 말하는 것으로 가장 대표적인 질환은 족저건막염과 아킬레스건염으로 생각된다. 그 외에 신경이나 뼈, 근육의 이상으로 발뒤꿈치 동통이 발생할 수 있다. 보통은 달리기를 많이 하는 육상 선수에게서 많이 관찰된다.

초기는 걷는 것을 줄이고 얼음찜질, 신발 교정, 깔창 치료, 관절염 약물 복용, 스트레칭 운동 등을 복합적으로 사용하여 치료를 하며, 필요한 경우 통증이 있는 곳에 직접 주사를 놓기도 한다. 수술까지 가는 경우는 흔하지 않다.

(4) 골절

보통 발가락의 골절은 돌부리를 걷어차거나 발가락에 물건이 떨어져 일어나는 경우가 많은데, 이때 약 2-3일 이 지나도 부종이 계속되고 멍이 심하게 있으면 골절을 의심해야 한다. 간혹은 이러한 골절이 초기에 발견되지 않아 골절 부위가 서로 붙지 않거나 부정유합, 즉 똑바로 붙지 않아 계속적으로 발의 문제를 야기하게 된다.

발가락의 손상 후에 가능하면 바로 병원에 가서 X-ray를 촬영하는 것이 좋으며, 발의 다른 부위도 골절 시에는 골절 부위의 정확한 진단이 필수적이다. 이것이 되지 않을 경우 추후 보행시 발바닥에 굳은살이 발생하거나 신발 착용에 문제가 발생할 수 있다.

발의 염좌는 발목 염좌, 흔히 발목이 삐었다고 하는 손상이 제일 많다. 우선 발목을 삐게 되면 골절이 있는지를 X-ray 촬영으로 확인해야 한다. 보통 발목을 삔 발목 염좌하면 그 손상을 우습게 보는 경향이 있으나 실제적으로 우리 주위에서 발목이 한 번 심하게 삔 뒤에는 계속적으로 발목에 불안감을 느끼거나, 굽이 높은 신발을 신거나, 계단을 내려갈 때 어려움을 많이 호소하고 조금만 많이 걸어도 발이 쉽게 붓고 통증이 있는 경우를 종종 보게 된다.

다라서 발목릉 삔 경우 초기 치료가 대단히 중요한데, 우선 손상 후 발생한 붓기를 가능한 한 빨리, 최소한 3일 이내로 빼는 것이 중요하다. 그 뒤 발목 관절운동 및 비골근 강화운동을 통해 발목이 불안해지거나 흔들거리는 느낌을 줄일 수 있다.

발의 상처는 다른 부위와 달라 청결을 유지하기가 쉽지 않으므로 쉽게 큰 상처로 번지기 쉽고, 계속 걸어다녀야 하므로 상처에 자극을 주게 된다. 특히 바늘, 철사, 압핀 등에 의해 다친 경우 겉의 상처가 크지 않아 소홀히 대하는 경우가 많기 때문에 발 속에서 염증이 생기고 커져 추후 심각한 상태까지 진행하게 된다.

발의 상처는 파상풍이 생길 가능성이 많아 특히 주의해야 한다. 그러므로 평소에 파상풍 예방주사를 맞는 것이 좋고, 손상 시에도 파상풍 예방주사를 맞는 것이 좋다. 맨발로 밖을 다니는 것은 발의 상처가 생길 가능성이 많으므로 주의해야 한다.

(5) 무지외반증

무지외번증이란 엄지발가락이 바깥쪽으로 휘고 엄지발가락의 뿌리가 튀어나오는 흔히 버선발 기형이라고 하는 변형 질환이다. 지금까지도 이것이 병이라는 인식이 없고 그냥 통증을 참으며 살아가는 경우가 많이 있다.

보통 좁고 끝이 뾰족한 신발을 신는 경우 발생하기 쉬우며, 폭이 좁은 경우 엄지발가락을 바깥쪽으로 밀고, 엄지발가락의 뿌리 부분을 눌러 통증이 유발된다. 보통 초기의 경우는 샌달이나 폭이 넓은 신발을 신는 것이 일반적인 치료이며, 지속적인 통증이 있는 경우 수술을 해야 한다.

그러나 수술도 그냥 단순히 모양을 위해서 해서는 안되며, 그에 따르는 증상, 즉 통증이 있는 경우에만 수술을 권한다. 수술의 방법은 그 변형 정도에 따라 다양하며 수술을 하는 부위도 조금씩 달라진다.

엄지의 튀어나온 부분만 단순히 절제한 경우 재발이 잘 되므로 근본적인 원인을 제거해 주어야 한다. 변형의 정도가 작은 경우는 뼈 주위의 연부조직만을 교정하거나 Chevron절골술을 시행하며, 변형의 정도가 큰 경우는 중족골 절골술과 연부조직 교정술을 동시에 한다.

보통 엄지발가락이 붓거나 아픈 경우, 무지외번증뿐만 아니라 통풍의 가능성을 항상 생각해야 하며, 이 경우는 피 검사를 통해 쉽게 진단할 수 있다. 통풍은 몸에 요산이 많아 생기는 병으로 요산을 제거하는 약과 식이 요법을 병행해야 한다.

(6) 신경종

신경에 계속적인 자극이 가해지는 경우 통증과 부종이 생기게 되는데 이런 경우를 신경종이라고 하며, 우리 몸의 어느 곳에도 생길 수가 있다.

보통 발의 경우에는 발바닥의 발가락 사이에서 발생하는 Morton's 신경종이 대표적인데, 이는 발가락의 중족골 사이로 지나가는 신경이 신발에 의해 중족골 사이가 조여지면서 발생을 하게 된다. 이런 경우 조금만 걸어도 바로 발가락에 통증이 유발되며, 시간이 지나면 발가락 사이가 무감각해지기도 한다.

치료는 폭이 넓은 신발을 신고, 발바닥에 패드를 대서 중족골 사이를 넓게 해주며, 필요한 경우 소염진통제 복용과 호르몬 주사를 직접 신경종 부위에 놓기도 한다.

이러한 초기 치료가 실패할 경우는 신경을 직접 제거하는 수술을 한다.

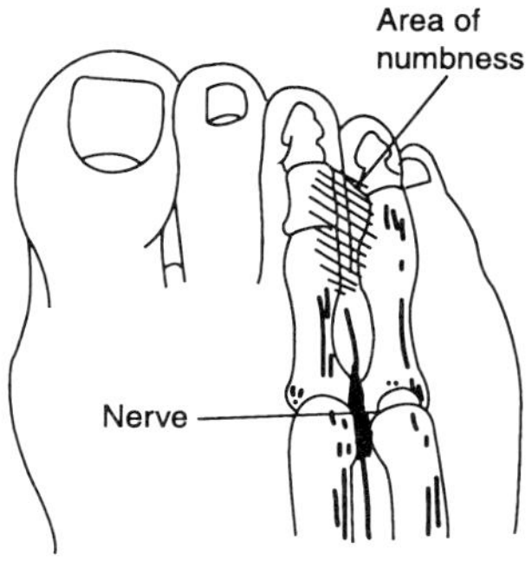

그림 12-6 Morton's 신경종

(7) 당뇨병성 족부 질환

당뇨병은 이로 인한 신경의 기능장애가 발에 특별한 문제를 발생시킨다. 이러한 경우 통증에 대한 우리 몸의 보호 기능이 떨어져 발에 쉽게 손상이 가해지게 되며, 감염에 대한 저항도 약해지고, 혈액의 순환장애가 동반되어 쉽게 손상을 받게 된다.

일단 손상을 받으면 쉽게 감염이 되나 저항력이 떨어져 있기 때문에 급속하게 진행이 되며, 심지어 발을 절단하는 사태로 이어지기도 한다.

따라서 당뇨가 있는 사람은 운동 시에도 주의를 해야 한다. 무엇보다도 발에 상처가 생기지 않도록 하는 것이 제일 중요하고, 발에 잘 맞고 편안한 신발을 신도록 하여 외부 손상으로부터 발을 보호해야 한다.

결론적으로 당뇨환자는 조그만 상처도 가볍게 생각하지 말고, 굳은살, 티눈을 직접 자르지 말고 전문의와 상의해서 하는 것이 좋다. 발톱을 자를 때도 상처가 생기지 않도록 주위를 요한다.

주의해야 할 사항을 다시 한 번 더 정리하면 다음과 같다.

- 당뇨병성 족부질환시 꼭 해야할 일

· 매일 발을 2번 이상 볼 것(특히 발가락 사이, 발톱 주위).
· 신발을 신기 전에 신발 속에 이물질이 있나 꼭 확인을 할 것.
· 매일 미지근한 물에 발을 씻을 것.
· 정기적으로 발 전문의와 상담을 할 것.

- 당뇨병성 족부질환시 해서는 안되는 일

· 맨발로 다니지 말 것.
· 티눈 제거하거나 화학 약품을 사용하지 말 것.
· 직접 티눈이나 굳은살을 제거하지 말 것.

제 13 장 하지경락 시술법

1. 발판밟기

스위스의 Hedi Masafret는 서로 다른 돌출부위가 있는 발바닥 지압용 발판을 매일 10분에서 20분 정도 밟아주면 관절염이나 류마티스는 물론 소화기계, 비뇨기계 등 여러 가지 만성질병의 증세가 호전되거나 자연치유 된다는 사실을 알게 되었다.

이러한 보고에 착안하여 약석(若石)신부는 발바닥 지압용 발판을 만들어 가정이나 직장에서 수시로 밟아 발반사요법의 효과를 대신할 수 있도록 하였다. 발판을 밟는 순서와 요령은 대략 다음과 같다.

1. 양발을 발판에 대고 무릎을 구부리고 호흡정지 4초 호흡기 3회
2. 용천 상응부의 무릎 맞대고 구부리고 뒤꿈치 들기 4초
3. 용천, 소화기계 상응부와 뒤꿈치 밟기 3회 정도 3등분, 등분하기 반복(왼쪽, 오른쪽 1초씩 바꾸어서)
4. 옆으로 서서 앞뒤로 워킹하기. 체중을 이동
5. 소화기 상응부 훑어서 내려주기(위, 췌장, 십이지장)
6. 미골 상응부 훑어주기
7. 뇌하수체 상응부 자극하기(치매예방, 머리상응 부위)
8. 체중을 이동해서 앞으로 워킹
9. 엄지발가락 사이 자극하기(외반모지 예방)
10. 눈, 귀 상응부 자극하기
11. 심장, 비장, 간담 상응부 자극하기(다른 뒷꿈치로 지그시 누르기)
12. 1번 기본자세 다시 반복 마무리

* 주의사항 : 발판은 움직이지 않는다.

1) 발판 밟는 방법

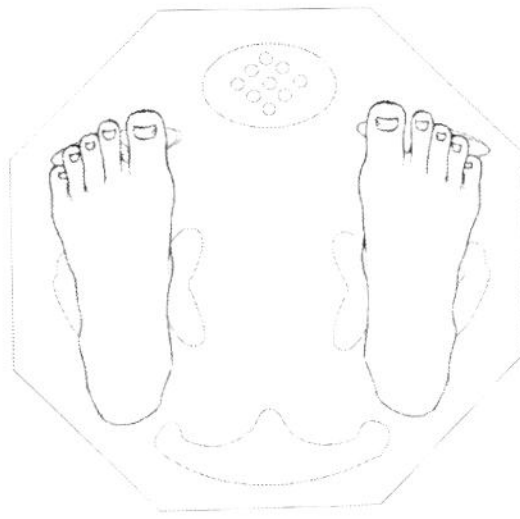

(1) 요통 · 허리

양손을 뒤로 잡고, 양 무릎을 붙여 앞으로 굽히면서 숨을 멈추고 4초간 머무른 후에 일어서면서 숨을 내쉬기(양발 동시 실시)

횟수 : 3회 반복

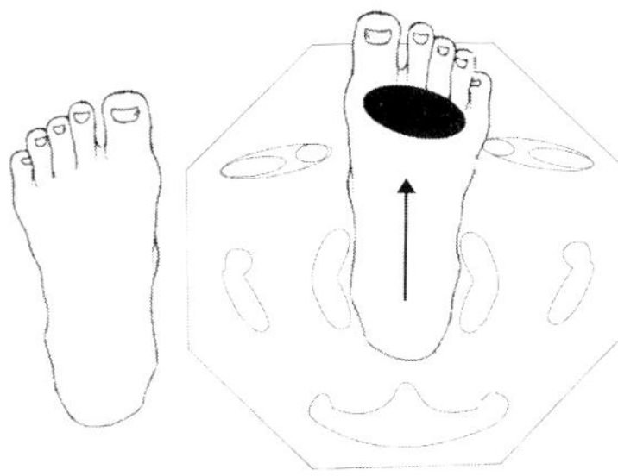

(2) 머리 부분, 소화기계통, 생식선

발전체를 3등분한 후, 앞으로 이동하면서 각 부분을 4초간 밟아 주고, 반대 발 들어주기(안 좋은 발부터 시작, 양발 교대로)

횟수 : 각 부위 1회

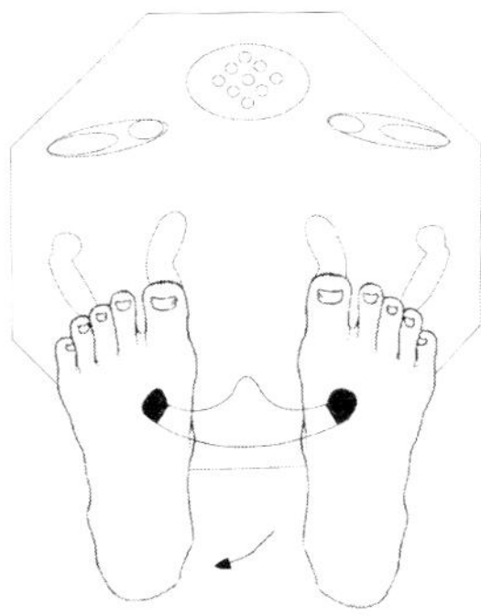

(3) 용천

양 무릎을 맞대고 용천을 4초간 지그시 누른 후, 일어서면서 발뒤꿈치를 들고 4초간 머무르기(양발을 동시에 실시)

횟수 : 3회 반복

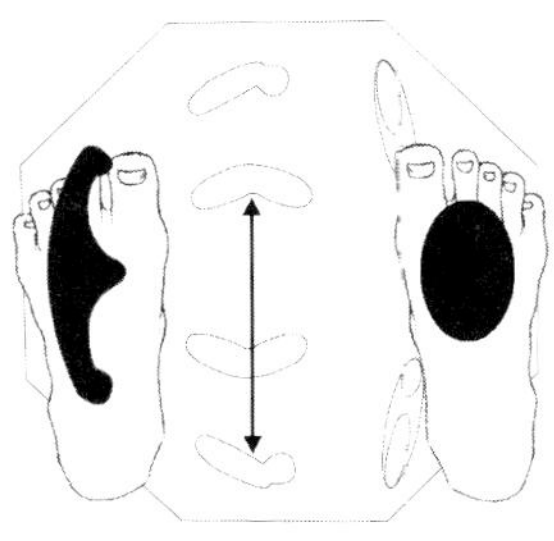

(4) 소장, 대장, 생식선

왼발과 오른발을 1스텝씩 걸어가면서 머리 ⇔ 생식선 반사구까지 1초씩 앞 ⇨ 뒤 ⇨ 앞으로 걸어 다니기(양발을 교대로 실시)

횟수 : 양발 1회

(5) 당뇨

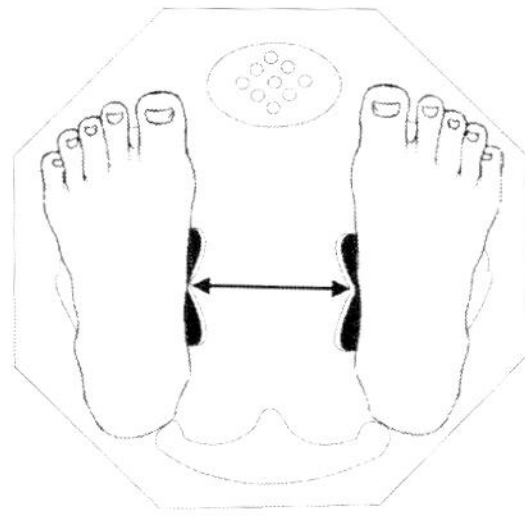

발바닥 아치 부위를 왼발과 오른발을 1-스텝씩 좌 ⇔ 우로 바꿔가면서, 안쪽에서 바깥쪽으로 지그시 훑어 내리기(양발을 동시)

횟수 : 총 9회

(6) 뇌하수체

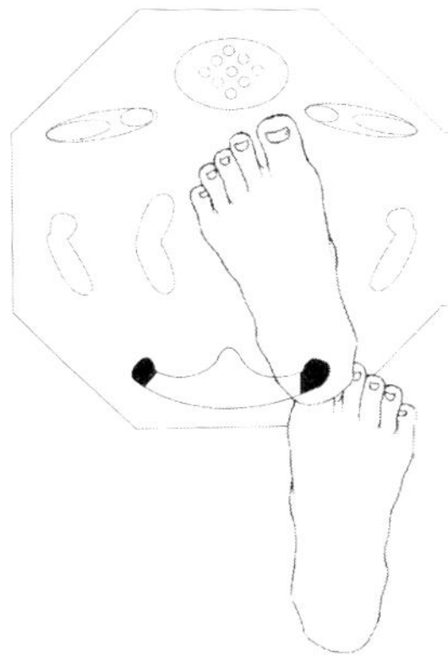

뇌하수체를 발판 위에 놓고 엄지발가락 위를 반대편 발뒤꿈치로 4초간 지그시 누르면서 머무르기(양발을 교대로 실시)

횟수 : 3회 반복

(7) 엉치 뼈

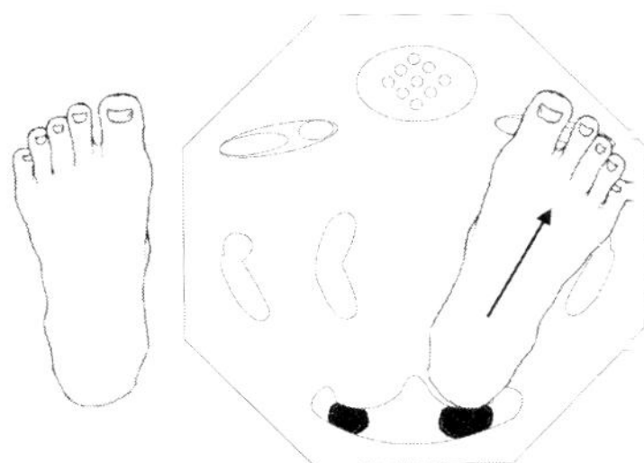

발뒤꿈치를 3동작씩 연속으로 위에서 아래쪽으로 훑어 내리기(양발을 교대로 실시)

횟수 : 3회 반복

(8) 소화기계 가스배출

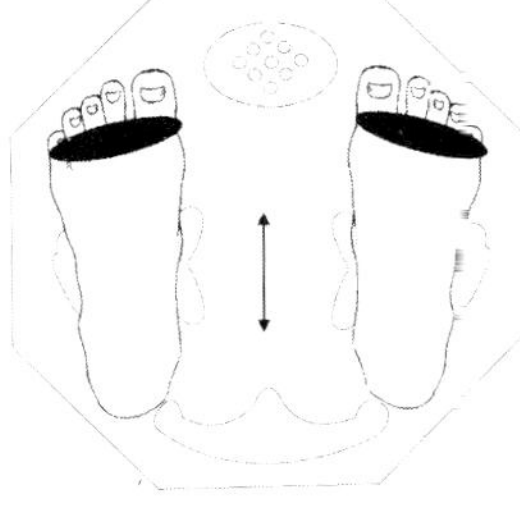

왼발과 오른발을 1스텝씩 걸어가면서 머리 ⇔ 생식선 반사구까지 1초씩 앞 ⇨ 뒤 ⇨ 앞으로 걸어 다닌 후, 생식선 반사구에서 발가락을 들고 4초간 서 있기(양발 동시 실시)

횟수 : 3회 왕복

(9) 눈 · 귀

둘째+셋째 발가락(눈) ⇨ 넷째+새끼발가락(귀)을 발판 위에 차례로 놓고, 반대편 발뒤꿈치로 각 부위를 4초간 지그시 누르면서 머무르기(양발을 교대로 실시)

횟수 : 각 부위 3회

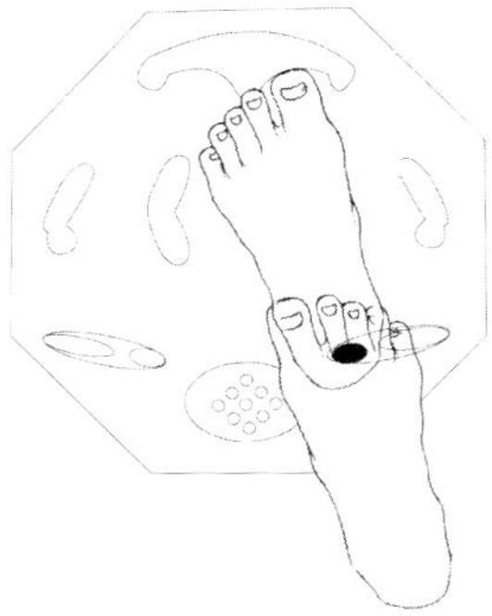

(10) 발가락

엄지 ⇨ 새끼발가락까지 발가락 사이사이를 차례로 벌려서 위 ⇨ 아래로 지그시 누르면서 벌려주기(양발을 교대로 실시)

횟수 : 각 부위 1회

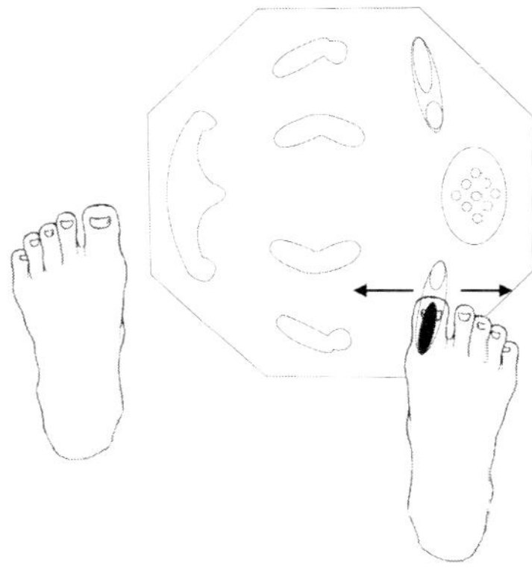

(11) 간 · 담

오른발 먼저 간 4초 담낭 4초 → 심 · 비 왼발 심장 4초 비장 4초 실시(다른 뒷꿈치로 지그시 누르기)

(12) 1번 동작(기본동작으로 마무리)

2. 하지경락 시술하기

1) 족양명위경

시행순서

독비에서 시작(외슬안)해서 해계(발목)를 거쳐 2, 3지에서 끝남

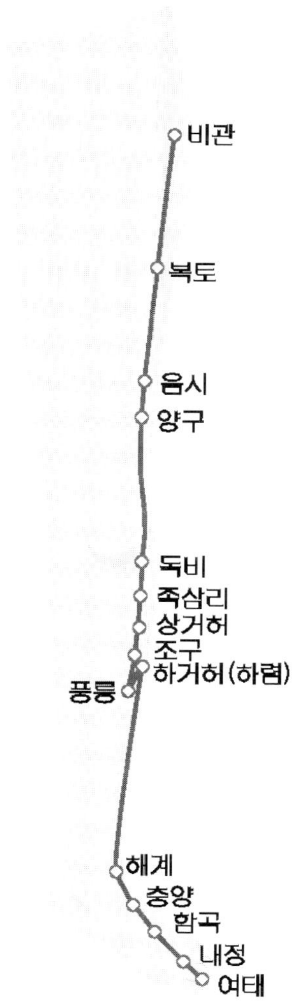

2) 족태음비경

시행순서
엄지안쪽(은백혈)에서 시작하여 복숭아뼈 앞쪽을 지나 음릉천까지 쓸어준다.

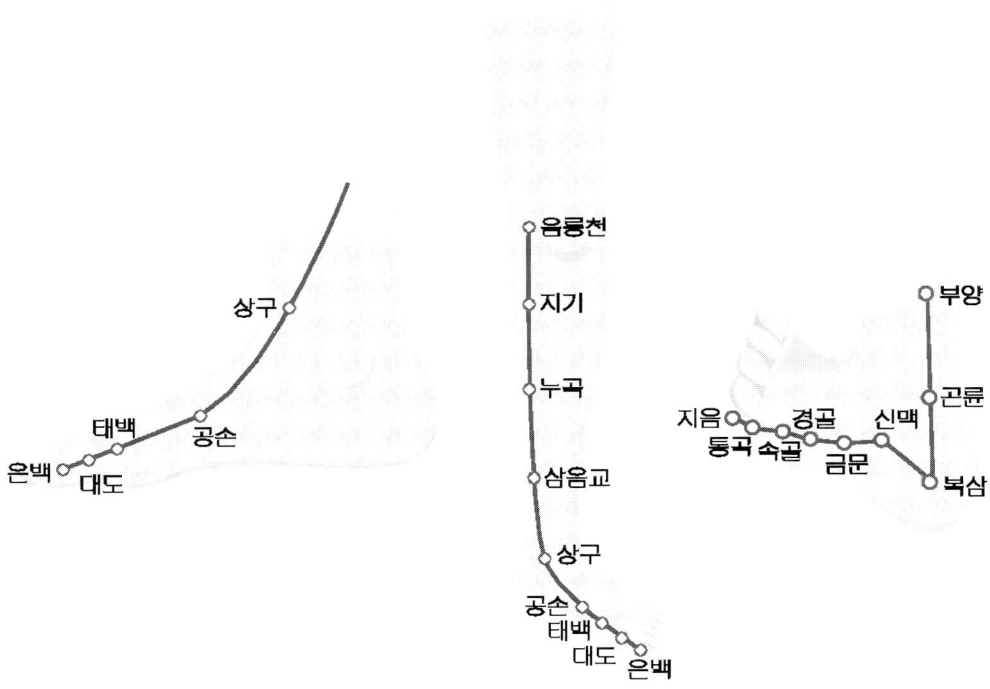

3) 족태양방광경

시행순서
뒷종아리 위중에서 7촌(人자)꺽여 복숭아뼈 바깥쪽을 지나 5지에서 끝냄

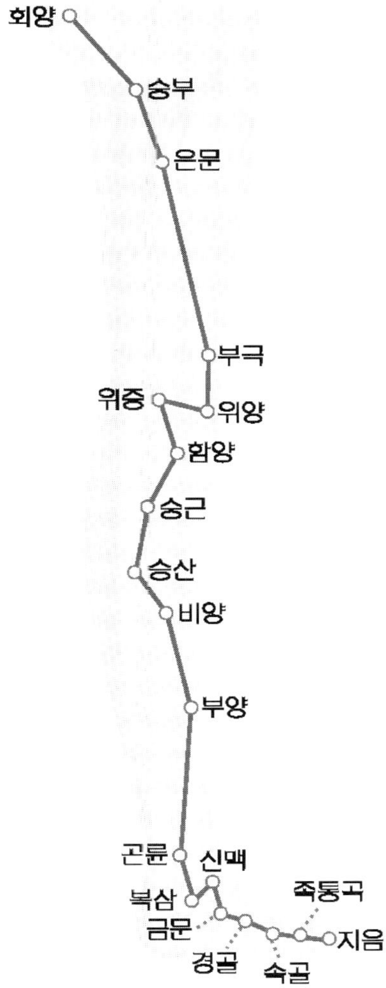

4) 족소음신경

시행순서
용천에서 시작해서 요추뼈 위로 복숭아뼈 안쪽에서 돌아준 뒤 음곡혈까지 쓸어준다.

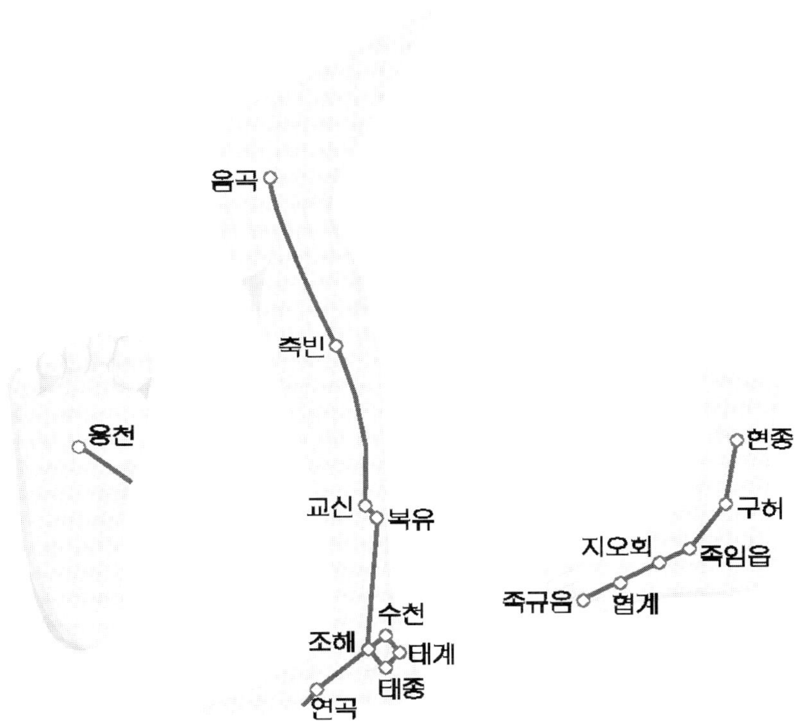

5) 족소양담경

시행순서

경골비골사이 양릉천 7촌 껵여 복숭아뼈 안쪽 4~5지 사이에서 끝냄

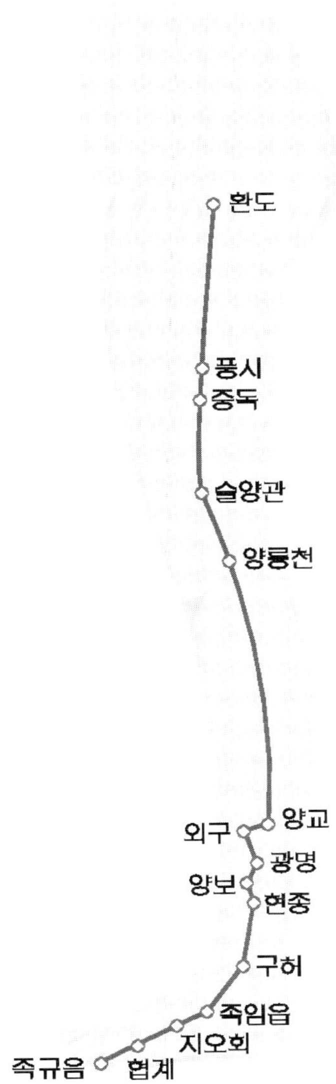

6) 족궐음간경

시행순서
엄지 바깥쪽 경골을 타고 올라감
태돈에서 시작해서 중봉을 지나 슬관까지 쓸어준다.

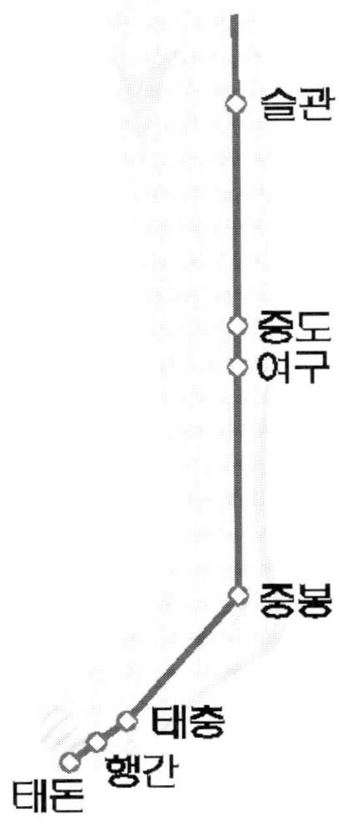

찾아보기

INDEX

참고문헌

건강교육학, 김종훈 외3인, 교학연구사.
건강마사지, Lucy Lidell저, 박지명 옮김, 하남출판사.
계통해부도, 전국전문대학 해부생리교수협의회, 정담.
공중보건학, 구성회, 고문사.
마르카트 여사의 "Reflexzonenarbeit am FuB"
맛사지의 이론과 실제, 박래준 외 3인, 학문사.
물리치료학 개론, 김용천 외 6인, 대학서림.
발건강 1999년 6월호, 1998년 1,2,3,4,7,8,10월호
발관리, 김수자, 사랑의 전화
발반사요법, 요시모도 쇼지/신혜원, 박영인 공역, 사랑의 전화.
병원미생물, 김영권, 청구문화사.
소독 및 전염병 관리, 김정혜, 이수경, 청구문화사.
소독전염병학, 한영숙 외 8인, 수문사.
스트레스 풀기, 알릭스키르스타 저, 박지명 옮김, 하남출판사.
스포츠 마사지, 김석연, 금광출판사.
인체해부생리학, 정영태, 정경아, 청구문화사.
인체해부학, 서영석, 전용혁, 청구문화사.
인치해부학, 노민희 외 3명, 정담.
인치해부학, 신문균 외 5명, 현문사.
족심도, 이영일, 문학풍경.
족탕건강법, 시가에도루 저, 장근오 역, 도지출판사.
피브관리학, 뷰티프라자, 뷰티프라자.
해부생리학, 김종대 외 5인, 고문사.
Alkiewicz, J., Pfister,R.: Atlas der Nagelkrankheiten, Schattauer Verlag, Stuttgart,1976.
Benninghoff, A.: Makroskopische und mikroskopische Anatomie des Menschen, Band1 und Band 3, 14. Auflage, Verlag Urban & Schwarzenberg, München, Wien, Bastimore 1985.
Braun-Falco, O., Plewig, G., Wolf, H., Dermatologie und Venerologie 3. Auflage, Springer Verlag, Berlin 1984.
Devaki Berkson : The Foot Book, Bames & Noble Books, 1977.
E. Sedlacek : Die Fussreflexzonen, Verlag Wilhelm Maudrich, 1982.
Eckle, Georg.: Theorie und Praxis der medizinischen Fußpflege, 1. Auflage, E. Bähr Verlag, Stuttgart, 1991.
Eunice D. Ingham : Stories the Feet Have Told Thru Reflexology, Ingham Publishing Incorporated, 1982(8th Printing).
Exner, G.: Kleine Orthopädie, 11. Auflage, Thieme Verlag, Stuttgart, 1985.

Feneis, H.: Anatomisches Bildwörterbuch der internationalen Nomenklatur, 6. Auflage, Thieme Verlag, Stuttgart, 1988.

Fleischer, Gerhard.: Der schmerzende Fuß, Band 2, 1 Auflage, Neuer Merkur Verlag, München 1991.

Freytag, Marianne.: Fußpflege in der Kosmetik, MEDI-A-DREAM Verlag, Hamburg, 1994.

Gillert, O., Rueffs, W.: Hydrotherapie und Balneotherapie, 10. Auflage, Pflaum Verlag, München 1988.

Greither, A.: Dermatologie und Venerologie, 2. Auflage, Springer Verlag, Berlin 1975.

Hedi Masafret : Good Health For The future, Trema Publishing, 1976.

Hoffa, A.: Technik der Massage, 15. Auflage, Enke Verlag, Stuttgart, 1985.

Jochen M. Gleditsch : MUNDAKUPUNKTUR, WBV Biologisch Medizinische Verlagsgesellschaft mbH & Co KG, 1979.

Kevin and Barbara Kunz : The complete guide to Foot Reflexology, Prentice-Hall. Inc. 1982.

Mildred Carter : Helping Yourself with foot Reflexology, Parker publishing Company, Inc. 1969.

Nolting, S., Korting, H.C.: Onychomykosen, Springer Verlag, Berlin 1989.

Rassner. G.: Dermatologie, 3. Auflage, Verlag Urban & Schwarzenberg, München, Wien, Baltimore 1990.

Robold, A.: Krankheitslehre Band 1, Schriften für medizinische Assistenzberufe, 2. Auflage, Verlag A. Robold, 1992.

Robold, A.: Krankheitslehre Band 2, Schriftenreihe für Masseure, 3. Auflage, Verlag A. Robold, 1992.

Ruck, H.: Das Buch der Fußpflege, 10. Auflage, Ruck Verlag, 1990.

The Joy of Reflexology, 발반사요법교수연구회, 푸른의학.

Wemer Zimmermann : Fubleiden, Drei Eichen Verlag, 1967.

李百齢譯 : 病理按摩法. 光啓出版社. 中華民國71年

水野祥太郎 : ヒトの 足. 創元社. 昭和 59年

柴田和德 : 足のツボでなおる健康法. 山手書房. 昭和 58年

星虎男 : 足のツボ症狀別ベスト爽快法. 講談社. 昭和 58年

竹之內診佐夫 : 足の裏建康法. ごま書房. 昭和 58年

五十嵐康塚 : 足のゾーンセラピー, 主婦の友社. 昭和 59年

寒河江徹 : 現代病は足が原因だつた, ヘルスメデイア. 昭和 58年

西法正 : 「足・腰・肩」病みの科學, 廣濟堂. 昭和 59年

9石塚忠雄 : 靴をまちがえると病氣たなる, 主婦の友社. 昭和 58年

アンドルー・ワイル著, 上野圭一譯, 人はなせ治るのか. 日本教文社. 昭和 59年

近藤四郎 : 足の話, 岩波新書. 昭和 54年

저자약력

최영순

- 군장대학교 피부미용과 학과장
- 전문 피부미용인증시험 실기교본 공동저자
- "발이 건강해야 오래산다" 저자
- 대한반사미용학회장 역임
- 현 대한미용사회 피부미용위원회 위원장
- 최수원 피부미용 전문학원장

강경호

- 독일 뒤셀도르프 국립대학 철학 박사
- 한성대학교 예술대학원 주임교수
- 독일 푸스플레게 1인자 Hellmut Ruck 사사
- 독일 푸스플레게(발관리) Diplom 자격 취득
- 독일 발반사요법 Diplom 자격 취득
- 독일 피부관리사 Diplom 자격 취득
- Fusspflege 발관리 저자
- gangfuss@hanmail.net(010-7601-2033)

한채정

- 건국대학교 이학박사
- THE JOY OF REFLEXOLOGY 역저자
- Han's 미용경락연구소 소장
- Han's 에스테틱 원장
- 부산영산대학교 미용예술학과 교수

이채미

- 계명문화대학교 뷰티코디네이션학부 겸임교수
- 선린대학 피부미용과 겸임교수
- 대한반사미용학회 회장 역임
- 이채미 뷰티아카데미 원장

개정3판 **발관리학**

1999년 9월 20일 초판발행
2004년 8월 30일 개정판발행
2007년 3월 20일 개정2판발행
2009년 9월 20일 개정3판발행
2012년 3월 20일 개정3판2쇄발행

지은이 : 최영순, 강경호, 한채정, 이채미
펴낸이 : 이상태
펴낸곳 : 청구문화사
주 소 : (120-831)서울특별시 서대문구 연희 1동 436-1번지
전 화 : 02-332-0541(代) FAX : 02-337-9577
등 록 : 1990년 11월 2일 제9-247호

가격 30,000원

ISBN 978-89-5616-358-1 93510